ALÉM DO HERÓI

Dados Internacionais de Catalogação na Publicação (CIP)
(Câmara Brasileira do Livro, SP, Brasil)

Chinen, Allan B.
   Além do herói / Allan B. Chinen ; [tradução Beatriz Sidou]. - São Paulo: Summus, 1998

   Título original: Beyond the hero.

   Bibliografia
   ISBN 978-85-323-0565-7

   1. Contos de fadas - Aspectos psicológicos 2. Homens - Folclore 3. Masculinidade (Psicologia) 4. Psicanálise e folclore I. Título.

98-4425   CDD-398.2081

Índice para catálogo sistemático:
1. Contos de homens : Literatura folclórica :
   Interpretação e análise   398.2081
2. Homens nos contos de fadas : Literatura
   folclórica : Interpretação e análise   398.2081

www.summus.com.br

EDITORA AFILIADA

Compre em lugar de fotocopiar.
Cada real que você dá por um livro recompensa seus autores
e os convida a produzir mais sobre o tema;
incentiva seus editores a encomendar, traduzir e publicar
outras obras sobre o assunto;
e paga aos livreiros por estocar e levar até você livros
para a sua informação e o se entretenimento.
Cada real que você dá pela fotocópia não autorizada de um livro
financia um crime
e ajuda a matar a produção intelectual de seu país.

ALLAN B. CHINEN

Além do Herói

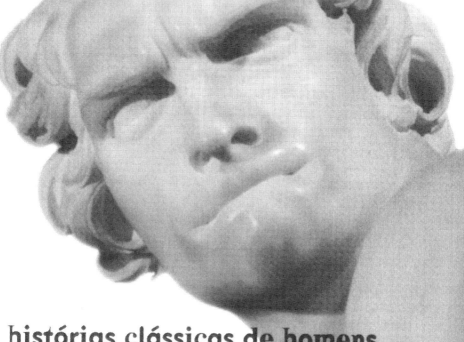

histórias clássicas de homens em busca da alma

summus editorial

Do original em língua inglesa
BEYOND THE HERO
Classic stories of men in search of soul
Copyright © 1993 by Allan B. Chinen
Publicado por acordo com Jeremy B. Tarcher, uma
divisão da The Putnam Berkley Group, Inc.

Tradução: **Beatriz Sidou**
Capa: **Suzana Laub**

Summus Editorial
Departamento editorial
Rua Itapicuru, 613 – 7º andar
05006-000 – São Paulo – SP
Fone: (11) 3872-3322
http://www.summus.com.br
e-mail: summus@summus.com.br

Atendimento ao consumidor
Summus Editorial
Fone: (11) 3865-9890

Vendas por atacado
Fone: (11) 3873-8638
e-mail:vendas@summus.com.br

Impresso no Brasil

Para Gleen e todos os
irmãos que já se foram

Este livro se baseia na vivência de muitos homens, sem nome e esquecidos, que pelos contos folclóricos passaram adiante sua sabedoria masculina. A eles, meu mais profundo respeito e gratidão. Mas este livro também não seria possível sem as percepções dos homens de hoje; desejo reconhecer a dívida que tenho para com aqueles com quem trabalhei como terapeuta. Juntos, mergulhamos em profundas questões de homens, e é deles que vem a sabedoria contida neste livro. Gostaria também de agradecer a muitos colegas por seu inestimável conselho, por suas reflexões e pela crítica das primeiras versões: Art Johnson, Ed McCord, John Martin, Larry Peters, Bruce Scotton, Miles Vich e Michael Lidbetter. Sua experiência de historiadores, psicólogos, psicanalistas, antropólogos e editores enriqueceu imensamente este livro. Por fim, quero expressar meu reconhecimento a Robert Bly, premiado poeta do movimento dos homens, por sua crítica generosa e ponderada do original; a Connie Zweig, minha editora na Tarcher, por seu entusiasmo e observações diretas; e a meus agentes literários, Jim e Rosalie Heacock, cujo apoio, amizade e orientação levaram este livro e os dois anteriores ao seu resultado.

Sumário

Apresentação à edição brasileira 9

Prefácio 11

1 O rei feiticeiro: pai/filho, herói/patriarca 21
2 O lenço do sultão: a iniciação dos homens no feminino 30
3 As orelhas do rei: a sombra do patriarca 45
4 O presente do Vento Norte: a opressão dos homens e o
  selvagem 53
5 O pequeno camponês: a sombra e o Malandro 67
6 O rei e o espírito mau: o mestre Malandro 87
7 Irmão Lustig: Parte 1 – O irmão espírito 107
8 Irmão Lustig: Parte 2 – As sociedades secretas e a iniciação
  do homem no masculino profundo 137
9 Vá não sei pra onde: Parte 1 – Do feminino interior ao
  masculino profundo.. 158
10 Vá não sei pra onde: Parte 2 – Parsifal revisitado e a busca
   espiritual dos homens 192
11 Um conto do masculino profundo: Parte 1 – Da Idade da
   Pedra à Nova Era... 216
12 Um conto do masculino profundo: Parte 2 – A evolução
   do Malandro 245

Epílogo.. 269

Bibliografia 275

Apresentação à edição brasileira

Allan B. Chinen, psiquiatra e especialista em assuntos da meia-idade, dá, neste livro, mais uma importante contribuição ao estudo das grandes transformações pelas quais o homem passa ao alcançar a maturidade.

Enquanto o desenvolvimento infantil foi e tem sido exaustivamente estudado, somente com C. G. Jung começamos a perceber que o desenvolvimento a partir dos quarenta também segue padrões específicos e comuns a toda a humanidade. Enquanto na primeira metade o homem luta sem muitas perguntas, agora começa a refletir sobre o sentido dessa luta. Uma vez conseguida uma profissão e tendo ou não construído uma família, o homem começa a se perguntar: E agora? Para onde vou? Já cumpri com as expectativas de meus pais, já me eduquei, já ganhei dinheiro. Qual o significado do que consegui? Qual o significado da vida?

A freqüência de numerosas doenças neste período, entre elas as do sistema cardiovascular, infartos, gastrites, úlceras, atesta o doloroso processo com o qual o homem da meia-idade depara. Sem pais e sem professores, agora ele tem de se orientar sozinho. Ao não ter modelos, sua angústia aumenta. Na maioria das vezes, sente-se responsável por muitos e tenta continuar mostrando uma força que já não sente. Não se pode ser herói quando não há mais batalhas, pelo menos aparentes ou conhecidas. Por outro lado, mesmo tentando, não consegue identificar-se com o mito do herói jovem, potente e sedutor.

É também comum, nesta etapa, o homem entrar em profunda depressão, a qual por ser malvista, é geralmente bem disfarçada. Assim, o homem isola-se, fingindo para si e para todos que está tudo bem: "Eu não preciso de ajuda".

Ainda estamos longe da compreensão do processo de envelhecimento. Entretanto, Allan B. Chinen, ao rever numerosas lendas de homens e sobre homens, traz à tona uma imensa riqueza. Aqui a crise é somente o primeiro passo de uma nova jornada. Outras aventuras, bem diferentes daquelas da primeira etapa, são oferecidas. É necessária uma nova atitude.

Humor, enfrentamento da vergonha, sensibilidade, reconhecimento da fragilidade e companheirismo, entre outras, são algumas das qualidades ensinadas pelos contos deste livro. A coragem agora é diferente. Talvez até mais difícil, já que não há ensinamentos ou parâmetros para enfrentar a gradual perda de certas habilidades e agilidade físicas e mentais.

Do que o homem precisa na maturidade?

Se na juventude os problemas eram enfrentados com garra e energia, na meia-idade a sagacidade, a capacidade de enxergar mais globalmente e a compreensão das fraquezas humanas são algumas das características que levam o homem ao seu desenvolvimento mais pleno.

Por meio dos contos, os personagens saltam do livro, brincam com nossa imaginação e, acima de tudo, nos surpreendem ao ensinar que a saída é bem diferente daquela a que estamos acostumados. A criatividade presente nessas histórias e nos casos descritos amplia nossa consciência e revela que a via para o sucesso e bem-estar segue por vezes caminhos bem estranhos...

Profa. dra. Denise Gimenez Ramos

São Paulo, Janeiro de 1999

Prefácio

Depois da queda do herói

Há hoje uma questão que persegue os homens. Em retiros de fim de semana e grupos exclusivamente masculinos, em livros e momentos de reflexão solitária, os homens se perguntam o que significa ser um homem. Mudam os velhos padrões, o ideal heróico tropeça, e os homens tateiam em busca de um novo paradigma de masculinidade. Em *Iron John* (João de Ferro), de Robert Bly, *Fire in the Bellye* (Fogo na barriga), de Sam Keen, e em *King, Warrior, Magician, Lover* (Rei, guerreiro, mágico, amante), de Robert Moore e Douglas Gillette, os homens abordam questões difíceis sobre o ser homem. Reunidos do mundo todo, os contos de fada neste livro oferecem as respostas.

Esta é uma reivindicação audaciosa, e não a faço à toa. Essas histórias exigem tal afirmação. Ao contrário dos contos de fada mais conhecidos que se concentram em jovens galantes, as histórias deste livro dão enfoque a homens *maduros*. Aqui, os protagonistas tomam o caminho do herói e no meio da vida buscam algo mais profundo e mais significativo. Encontram uma masculinidade amadurecida, além da característica do herói.

Hoje os homens precisam desesperadamente dessas histórias. Autores como Mark Gerzon em *A Choice of Heroes* (Alguns heróis), Aaron Kipnis em *Knights Without Armor* (Cavaleiros sem armadura) e Keith Thompson em *To Be a Man* (Ser um homem) descrevem o desmoronamento do ideal heróico e patriarcal, modelos tradicionais da masculinidade. As feministas acabaram por revelar a violência inerente no paradigma heróico e o velado desdém dos patriarcas pelo universo feminino. Os pacifistas advertem que a glorificação da guerra ameaça a sobrevivência do ser humano em uma era nuclear. Os ecologistas denunciam o sonho do herói de conquistar a natureza e a prática de devastar o planeta. Enquanto isso, minorias e grupos étnicos levantam-se contra o patriarca e discutem sua insistência em uma lei única, uma cultura e uma doutrina para todos.

Nessa turbulência, alguns homens anseiam por aquele tempo mais simples, quando os heróis eram honrados por todos e os patriarcas dominavam as mulheres e as nações. No entanto, no fundo de suas almas, a maioria dos homens sabe que não pode fazer o tempo voltar, nem pode acreditar que a Terra é chata ou que Apolo e Zeus ainda vivem no Olimpo. Contudo, sem qualquer alternativa para o herói ou para o rei, os homens sentem-se tentados a voltar aos velhos costumes, lutando contra feministas, pacifistas, ecologistas e minorias. Mas a Terra sem dúvida *é* redonda, e Apolo e Zeus se foram há muito. Esta é a importância das histórias de fada neste livro: elas revelam o caminho além do herói e do patriarca.

Sobre as histórias dos homens

A idéia de que histórias de fadas podem ter algo sério a dizer para homens crescidos pode parecer ridícula. Essas histórias são apenas para crianças, pensamos hoje. Mas isso só foi verdade nesses últimos séculos. Na maior parte da história e para muitas culturas tradicionais ainda hoje, os contos de fadas eram contados por adultos e para adultos. São histórias folclóricas, passadas de boca em boca durante séculos; elas contêm a sabedoria destilada de muitas gerações. Nos "velhos tempos", os contos de fada eram levados a sério e até usados em cerimônias de cura e ritos de iniciação. Infelizmente, nos dias de hoje os editores, em sua maioria, dirigem os contos de fada para as crianças, apagando ou denegrindo os papéis dos adultos. Isso faz com que as histórias sobre homens maduros – o que chamo de "contos de homens" – sejam incomuns e relativamente desconhecidas. Só encontrei esses contos de homens depois de ter lido cerca de cinco mil histórias de fadas e selecionado aquelas cujos protagonistas são homens amadurecidos, em algum ponto do terço intermediário da vida. A maioria dos contos de fadas fala de crianças e adolescentes. As histórias de homens maduros estavam enterradas no fundo de velhas antologias, esquecidas.

Os contos de homens são longos e complexos. Quando os encontrei, deixaram-me desconcertado. Coloquei-os de lado para trabalhar com outras histórias de fadas: contos sobre a meia-idade e as questões que tanto mulheres como homens enfrentam, as quais discuto em *Once Upon a Midlife* (Era uma vez a meia-idade), e histórias sobre a velhice, que estão em *In the Ever After* (O sempre depois). Quando voltei aos contos de homens muitos anos depois, aos poucos as histórias começaram a fazer sentido. Comparando-as entre si, seus temas em comum tornaram-se aparentes. Na verdade, as histórias de homens são espantosamente semelhantes pelo mundo afora, o que indica que revelam elementos fundamentais da alma masculina.

Ao interpretá-las, procurei permanecer fiel aos dramas. Comecei com minha coleção de histórias de homens do mundo inteiro e fui, em seguida, buscar os conceitos psicológicos que se ajustassem a todos os contos. Preferi não começar por uma teoria favorita e fazer os contos se adaptarem a ela. Afinal, os contos de homens foram contados durante milênios e provavelmente permanecerão sendo por mais alguns – muito tempo depois de as teorias psicológicas de hoje serem substituídas por novas. No início, interpretei as histórias a partir de conceitos da psicologia junguiana e da pesquisa no desenvolvimento do adulto, pois eram-me mais familiares. Todavia, nenhuma dessas duas disciplinas mostrou-se eficaz o suficiente para desvendar o significado das histórias. Por isso, passei a explorar campos não muito familiares, da antropologia à paleontologia, e descobrindo aqui e ali descrições de sociedades secretas masculinas, o folclore de tribos caçadoras e a arte do homem pré-histórico. Noviço, cambaleei e hesitei, confuso, muitas vezes sentido-me um tolo. No entanto, em pouco tempo percebi que este é um tema importante nesses contos: os dramas mostram homens que se aventuram pelo desconhecido e desajeitadamente se movimentam em direção a uma compreensão mais profunda da masculinidade. A minha pesquisa repetia o drama dos contos de homens!

Ao refletir sobre as histórias, descobri também que seus temas eram-me misteriosamente familiares. Motivos semelhantes haviam aflorado em meus próprios sonhos e fantasias durante anos. Minha exploração dos contos de homens logo se tornou um empreendimento intensamente pessoal. Mais importante ainda: os mesmos temas apareciam nos sonhos e fantasias de homens com quem eu trabalhava como psicoterapeuta – conflitos com os pais, dúvida secreta sobre a própria masculinidade, medo e fascínio pelo feminino e, acima de tudo, a busca pela alma masculina e um anseio pela profunda energia masculina geradora da vida. Os contos de homens refletem essas questões rudimentares, enquanto a vida dos homens ilustra essas histórias. Uma ilumina a outra. As histórias ofereciam conselho e esperança a mim e aos homens com quem fiz viagens interiores. Entretanto, a experiência e as reflexões de homens em terapia ajudaram também a esclarecer o significado das histórias. Sem a sua coragem e percepção, este livro não teria sido concebido. Os contos de homens permeiam a vida dos homens.[1]

Embora cite algumas pequenas histórias da vida dos homens com quem trabalhei e de minha própria vida, nem por isso afirmo ter resolvido as questões retratadas nos contos de homens; muito menos cheguei à sabedoria contida nessas histórias. Essa é a vantagem dos contos: eles contêm mais experiência do que qualquer homem pode obter no tempo de uma vida. Os contos são um legado de homens que já se foram, proporcionando um mapa para todos os que espiam ansiosamente à frente.

Os contos de homens e o masculino profundo

As histórias de homens retratam o que Robert Bly oportunamente batizou de "masculino profundo". Esta é a parte da psique masculina que normalmente está por trás dos papéis masculinos tradicionais, os ideais heróicos e as ambições patriarcais. Na verdade, os contos de homens rompem de modo impressionante com os valores masculinos tradicionais e zombam de heróis e patriarcas. A sátira é surpreendente, porque mitos e lendas da maioria das culturas exaltam as virtudes de guerreiros e reis. Os contos de homens fogem a essa conformidade por diversas razões. Em primeiro lugar, são contos de fadas e não foram concebidos para que se acreditassem neles. Os contos de homens podem troçar de qualquer coisa e falar o indizível como simplesmente "Era uma vez..." – o que significa: "Este é apenas um conto de fadas". Em compensação, os mitos e as lendas afirmam ser verdadeiros, e devem obedecer às convenções heróicas e patriarcais prevalecentes.

Os contos de homens dirigem-se também especificamente a homens amadurecidos, que já dominaram os papéis masculinos tradi-

---

1. Ao apresentar exemplos da vida real, alterei nomes e pequenos detalhes para proteger a privacidade dos homens.

cionais e agora precisam de ajuda para se libertar. Aqui esses contos diferem das histórias de fadas sobre jovens, como "Cinderela" ou "O Pequeno Polegar". A principal função dos "contos de jovens" é doutrinar crianças e adolescentes nos ideais heróicos e nas regras patriarcais. Livres desse peso, os contos de homens exploram outras imagens da masculinidade. Por essa razão, essas histórias oferecem aos homens uma visão pós-heróica e pós-patriarcal da juventude.

Os contos de homens falam diretamente do inconsciente na voz original da psique masculina. Talvez porque sejam histórias contadas em particular pelos homens, entre soldados ou em lojas maçônicas secretas masculinas. Sem a presença de mulheres e crianças, os homens deixam de lado as pretensões heróicas e revelam seus temores e sonhos secretos. Certamente, também contavam suas histórias depois de muita bebida. Esses estados de consciência alterados propiciam a emergência espontânea de material inconsciente. Assim, os contos de homens são como sonhos: trazem à baila questões postas de lado na vida consciente, ou reprimidas pela convenção social. Temas do inconsciente também aparecem nos mitos, nas lendas e na literatura, mas foram censurados e editados por sacerdotes e escritores. Os contos de homens, ao contrário, falam com a voz primordial da psique masculina.

Mulheres, jovens e o masculino profundo

As histórias dos homens ligam o masculino profundo à meia-idade, especificamente. Isso ocorre porque os homens tradicionalmente perseguem sonhos heróicos na juventude, sem questionar esses ideais. Apenas na meia-idade, depois ou do divórcio, ou da doença e ou de revezes na carreira profissional é que os homens questionam o paradigma heróico e patriarcal, e buscam algo além. Assim, o masculino profundo em geral se torna uma questão na meia-idade. Não obstante, na cultura de hoje, a contagem do tempo começou a mudar. Enquanto o feminismo se solidifica, muitos homens rejeitam o heroísmo na juventude, e não na meia-idade. Os jovens muitas vezes agarram-se ao masculino profundo na escola secundária e na universidade, buscando alternativas para o herói. Histórias sobre o masculino profundo não são apenas para homens na meia-idade, mas para qualquer homem pego no meio – depois da morte do herói ou da queda do patriarca, mas antes que apareça seu sucessor.

Se os contos de homens são sobre homens, também o são para as mulheres: para as esposas, mães, filhas, amantes e colegas de trabalho, desorientadas e enfurecidas pelos homens à sua volta. Os contos de homens ajudam a explicar as razões mais profundas por trás do comportamento masculino estereotipado, como a repressão espinhosa dos homens entre si ou seu silêncio sobre as emoções. Essas histórias também desafiam os homens a ultrapassar o chauvinismo masculino tradicional. Contudo, os contos de homens não defendem um homem delicado, domesticado, "feminino" ou "dócil". As histórias retratam homens violentos e arrebatados pela emoção. Afirmam o feminismo *e* celebram a vitalidade masculina. Isso não se trata tampouco de uma invenção da Nova Era, pois são histórias que vêm de sociedades tradicionais pelo mundo afora. Os contos de homens refletem a imagem original da masculinidade.

Como o livro está organizado

Os contos de homens são cheios de significado, para que baste uma explicação isolada qualquer. Aceitar uma única explicação nos levaria de volta ao caminho do herói e do patriarca, que, em geral, insistem em que há somente uma verdade, ou seja, a deles! Portanto, estimulo as pessoas a fazer suas próprias interpretações, incluo as histórias em si para que os leitores reflitam sobre elas, fazendo alguns comentários, para facilitar sua compreensão. Conto as histórias à minha maneira, pois as versões originais muitas vezes se utilizam de uma linguagem arcaica, cheia de floreados, que hoje não dizem nada aos homens. Além do mais, contos de fadas são para ser contados e recontados; somente após ter contado numerosas vezes essas histórias para mim mesmo e para amigos é que passaram a fazer sentido.

Escolhi as histórias para este livro com base em sua representatividade. Onde havia muitas versões, preferi a que parecia mais completa e mais fascinante. Cada história está voltada a alguns aspectos da psicologia masculina – mas, quando reunidos, os contos mostram um quadro mais amplo, como as peças de um mosaico. Organizei o livro de forma que cada um dos contos se some aos anteriores, acrescentando novos temas e novas percepções. Cada história pode ser lida e apreciada isoladamente; mas, se colocadas em seqüência, revelam a viagem do homem para além do herói.

O primeiro conto, "O rei feiticeiro", vem da França, apresentando um poderoso patriarca lutando contra seu filho, um príncipe heróico. A história dramatiza o fato de o herói e o patriarca serem, na verdade, dois aspectos de um arquétipo masculino. O herói é o embrião do patriarca, e o patriarca, um herói envelhecido; os dois lutam pelo poder. Sua mais remota luta será familiar a muitos pais e filhos e a suas esposas e mães. Como a história deixa claro, há uma tragédia quando o pai não consegue renunciar a seu poder patriarcal.

O Capítulo 2 apresenta um conto marroquino, "O lenço do sultão", em que um monarca *realmente* se liberta das tradições heróicas e patriarcais. Ele o consegue escutando sua esposa e aprendendo com ela as habilidades femininas, como agir por intuição, compreender as emoções e valorizar os relacionamentos. A história do sultão enfatiza duas grandes tarefas dos homens que se aventuram além do herói: a reivindicação do lado feminino e o respeito às mulheres de suas vidas. Diversas culturas nativas, na África e na Nova Guiné, formalizam essas duas tarefas num único rito de passagem, em que homens maduros são iniciados no serviço a uma deusa.

Em "As orelhas do rei", terceiro capítulo, um poderoso monarca esconde um segredo vexaminoso: ele tem orelhas de bode, e não humanas. Procurando aceitar sua deformidade, o rei dramatiza uma trajetória essencial da maturidade. É o enfrentamento da "sombra", a expressão de Carl Jung para as falhas e imperfeições em nós mesmos que normalmente escondemos, negamos ou evitamos. Para os homens, entre esses elementos escondidos estão os instintos animais. Selvagens, que ocultam quando crescem. Após anos de repressão, as energias primitivas saltam. Isso é às vezes estarrecedor – "As orelhas do rei" oferece conselhos práticos sobre como os homens e as mulheres podem superar essa fase tempestuosa na vida dos homens.

"O presente do Vento Norte", um conto italiano, amplia essa turbulência oculta na alma dos homens. A história se concentra no que Robert Bly, poeta premiado do movimento dos homens, chama de "selvagem". Normalmente reprimido pela norma social, quando emerge, o selvagem parece violento, e é temido por homens e mulheres. Ainda assim, o conto enfatiza o fato de que o homem selvagem não é um bárbaro, e de que não se pretende um retorno ao primitivo, contra o feminismo. Em última análise, ele é carinhoso e benéfico.

A quinta história, "O pequeno camponês", expõe um segredo escandaloso sobre a psique masculina: o masculino profundo é personalizado no Malandro.* Encontrado nas mitologias do mundo todo, o Malandro é um personagem masculino arquetípico que faz travessuras, mente e furta. Em geral, é considerado um criminoso, um sociopata ou bárbaro, mas descobertas recentes no folclore e na antropologia mostram que essa imagem negativa é um equívoco. O Malandro é, na verdade, um personagem masculino singular, criativo, positivo, animador, que revela os significados mais profundos da masculinidade.

No Capítulo 6, a história hindu "O rei e o espírito mau" introduz mais um aspecto do masculino profundo. É o Irmão Espírito, que aparece em sonhos e fantasias para auxiliar e aconselhar os homens que experienciam uma crise na meia-idade. É um Malandro e usa enigmas e paradoxos para desviar os homens do pensamento convencional e do *logos* masculino. O Irmão Espírito também liberta as mulheres da dependência doentia dos homens em relação a elas: onde os jovens habitualmente buscam o conforto das mulheres em momentos problemáticos, o Irmão Malandro oferece uma alternativa aos homens maduros – uma fonte de camaradagem e sabedoria masculina. Enfim, o Irmão Espírito leva os homens a uma força masculina divina e desvenda o rosto sagrado do masculino profundo.

A hilariante história de "Irmão Lustig", nos Capítulos 7 e 8, demonstra que o encontro dos homens com o Malandro na meia-idade é realmente uma iniciação. Assim como os ritos da puberdade fazem os jovens saírem do mundo de suas mães e famílias para entrarem no reino dos heróis e patriarcas, a experiência da meia-idade dos homens leva-os além do herói, para o masculino profundo. Muitas fraternidades secretas pelo mundo afora celebram essas iniciações de homens maduros. Os contos de homens preservam a tradição; as histórias provavelmente eram contadas há muito tempo, em ritos de passagem masculinos. Por fim, "Irmão Lustig" revela que as iniciações são xa-

---

* O texto original refere-se à figura do *trickster*, recorrente no arcabouço junguiano. O termo provém da palavra *trick* que significa habilidade, proeza, ardil, estratagema, truque, peça, trapaça etc. O *trickster* é a figura capaz de romper padrões estabelecidos, confrontá-los, agindo de forma esperta e inesperada, fazendo uso de artimanhas e sedução. O termo tem sido mantido no original em boa parte da literatura traduzida, e, às vezes, têm sido empregados termos como trapaceiro, velhaco, vigarista, embusteiro etc. Optamos aqui por usar a palavra malandro, acreditando que esta personalidade típica da cultura brasileira reflete acuradamente o espírito matreiro, sedutor, de grande agilidade mental representado pelo *trickster*. (N. do E.)

mânicas, e que o Malandro é um parente próximo do xamã. Malandro e xamã são dois aspectos do arquétipo masculino, assim como patriarca e herói são parte do ideal masculino.

A última história, nos Capítulos 9 e 10, "Vá não sei para onde", explora o rosto divino do masculino profundo. É um conto russo, de impressionante semelhança com a lenda celta de Parsifal e do Santo Graal, que enfatiza a profundidade transcultural dos contos de homens. A história russa também liga o masculino profundo a caçadores.

A antropologia também confirma que o arquétipo do xamã-Malandro impulsiona as culturas dos caçadores, da mesma maneira como o rei-guerreiro domina as sociedades patriarcais. É igualmente significativo o fato de as culturas de caçadores precederem tanto as sociedades de deusas quanto as civilizações patriarcais. Imagens do xamã-Malandro aparecem na arte da Idade da Pedra desde a aurora da raça humana. Isso quer dizer que antes mesmo de os homens serem guerreiros ou reis, foram caçadores, xamãs e Malandros. O xamã-Malandro é o arquétipo original do masculino, anterior ao herói, ao patriarca e à grande deusa. É, literalmente, o masculino profundo – oculto nas profundezas do tempo. Os Capítulos 11 e 12 exploram esses temas e suas implicações práticas para as pessoas e a sociedade de hoje.

O centro da alma dos homens

Os contos de homens transmitem uma surpreendente mensagem. Além do herói e do patriarca está o masculino profundo, personificado pelo caçador, pelo xamã e pelo Malandro. Esse tríplice arquétipo da masculinidade é a essência da alma masculina. Ele é "mais profundo" ou está "além" do herói de muitas maneiras. Normalmente, o arquétipo do Malandro aparece depois do herói na vida dos homens. Somente os homens que dominaram a natureza do herói conseguem lidar com as energias primordiais do inconsciente e do masculino profundo. O Malandro é pós-heróico. O masculino profundo também vem antes do herói num sentido histórico, pois o caçador-Malandro surge na aurora da civilização, muitos milênios antes do rei-guerreiro. A sociedade patriarcal encobriu e reprimiu o caçador-Malandro, mantendo-o oculto no inconsciente. Assim, o Malandro está além do herói em um terceiro sentido: ele está "atrás" ou "sob" o herói. Por fim, o caçador-Malandro oferece uma visão da masculinidade no futuro, além de hoje.

O caçador, o xamã e o Malandro personificam uma intensidade

masculina que evita a guerra, honra o feminino e reconhece o equilíbrio da natureza. Numa era igualitária e pós-industrial em que as mulheres insistem em seus direitos, em que a guerra significa holocausto nuclear e em que a permanente "conquista" da natureza leva ao desastre ecológico, um retorno ao arquétipo original da masculinidade é imensamente benéfico. Por mais espantoso que pareça, o Malandro oferece um novo modelo saudável para os homens em seus papéis de maridos, pais, amantes, trabalhadores e líderes. O Malandro enfatiza o saudável e não o heroísmo, a comunicação mais do que a conquista e a investigação, mais a descoberta do que a exploração dos outros.

Essas conclusões me surpreenderam; eu sabia muito pouco sobre o Malandro. Quando comecei a examinar os contos de homens, nada sabia do movimento dos homens e menos ainda sobre a caça ou a pré-história. Por isso, não tinha a menor idéia de para onde poderiam me levar as histórias. Por meio da dor e do riso, de cinzas e da ambrosia, da percepção e do instinto, as histórias levam a uma masculinidade mais intensa e mais sagrada e, enfim, a uma humanidade mais plena e mais autêntica.

1

O rei feiticeiro:
pai/filho, herói/patriarca

O REI FEITICEIRO*

(FRANÇA)

Há muito tempo, havia um poderoso rei, que governava um reino grandioso e próspero. O rei era um feiticeiro, e tinha vasto conhecimento da magia. Em sua juventude, o monarca desposara uma bela rainha; considerava-se o homem mais feliz do mundo. O casal logo teve um filho, e a rainha levou o príncipe recém-nascido para sua fada madrinha. A fada concedeu ao bebê-príncipe beleza, inteligência, a capacidade de encantar todas as pessoas e de aprender qualquer coisa com muita facilidade.

Poucos anos depois, ocorreu uma tragédia. A rainha adoeceu e morreu. Em seu último suspiro, aconselhou o filho a consultar a fada madrinha em quaisquer questões difíceis. O príncipe prometeu, e a rainha morreu em paz. O príncipe ficou de coração partido, mas era jovem e resistente, e o tempo curou sua tristeza. A morte da rainha lançou o rei no desespero; nada podia tirá-lo de sua imensa tristeza.

Um dia, o rei decidiu viajar pelo mundo, na esperança de que a distração amenizasse sua angústia. Usou sua magia para visitar reinos fabulosos. Certa vez, decidiu assumir a forma de águia e voou até um palácio próximo a um lago. O rei viu ali uma rainha e sua filha crescida sentadas lado a lado; a princesa era mais bela do que a lua e as estrelas juntas. O rei se apaixonou por ela e, pela primeira vez, sentiu sua tristeza desaparecer. Levado pela paixão, usou as asas de águia para voar até a princesa, apanhou-a com suas garras e fugiu.

---

* A história é de Lang (1966a).

A princesa gritou, aterrorizada, lutando com todas as forças; o rei teve de aterrissar em uma bela campina e retomou sua forma humana.

– Não tenha medo de mim – disse à princesa. – Eu sou um rei; me apaixonei e quero me casar com você e dar-lhe toda a felicidade do mundo.

– Se você me ama – exclamou a princesa –, leve-me de volta para casa!

O rei não podia agüentar a idéia de desistir da princesa. Assim, criou para ela um magnífico palácio, cheio de ouro, flores e incontáveis criados.

– Tudo isso, e qualquer outra coisa que você desejar, é seu – prometeu o rei –, se você se casar comigo.

– Tudo o que desejo – replicou a princesa – é voltar para minha casa.

– Isso eu não permitirei – exclamou o rei.

Usando a magia mais uma vez, ele criou maravilhosos presentes e diversões para a princesa; havia até um papagaio que falava e recitava poesia. Então, o rei cercou o palácio com uma nuvem mágica para evitar que qualquer pessoa entrasse ou saísse, e voltou para seu castelo.

O rei não contou a ninguém sobre a princesa, mas a visitava todos os dias. Dava-lhe presentes, cada um mais luxuoso do que o outro; mesmo assim, a princesa continuava a desprezá-lo. Um pensamento terrível passou pela sua cabeça.

– Talvez a princesa esteja me recusando porque ouviu falar de meu filho! – pensou ele.

A partir desse dia, passou a ter ciúmes do jovem. Para garantir que os dois jamais se encontrariam, o rei enviou seu filho a uma longa viagem.

O príncipe andou por terras distantes, até chegar a um reino em que todos estavam muito tristes. Perguntou a razão; o rei e a rainha daquela região explicaram que sua filha havia sido carregada por uma águia monstruosa. A rainha mostrou um retrato da princesa para o jovem. Na mesma hora, o príncipe se apaixonou pela donzela e, solenemente, prometeu encontrá-la. A rainha deu-lhe então um medalhão com o retrato da princesa; o galante jovem saiu em sua busca. Primeiro, visitou sua fada madrinha para se aconselhar. Ela consultou os livros de magia.

– Ah! – exclamou a fada madrinha –, vejo onde está a princesa. Mas... foi o seu próprio pai quem a raptou!

– O meu pai!?... – surpreendeu-se o príncipe.

Após uma pequena pausa, perguntou, pensativo:

– A princesa está com ele de livre e espontânea vontade?

– Não – respondeu a fada madrinha. – Ela foi aprisionada pela sua magia e anseia voltar para casa.

– Muito bem. Pai ou não, vou salvá-la! – decidiu o príncipe.

– É mais fácil dizer do que fazer – disse a fada madrinha. – O seu pai é um feiticeiro poderoso, e cercou o palácio da princesa com uma nuvem mágica.

A fada madrinha então examinou outros livros.

– Tive uma idéia – disse ela. – A princesa tem um papagaio que fala com ela, e o pássaro muitas vezes atravessa a nuvem mágica e voa até o campo. Se capturarmos o papagaio, posso transformar você num igualzinho, que assim poderá ir ao palácio e conversar com ela. Depois posso ajudá-los a fugir...

Em pouco tempo o príncipe apanhou o papagaio, e a fada madrinha o transformou em um gêmeo perfeito do pássaro. O príncipe então passou voando pela nuvem mágica e entrou no palácio. Quando encontrou a princesa, ficou mudo diante de sua beleza.

– Por que você está calado? – perguntou ela ao papagaio, alarmada. – Você está doente? Sempre fala e recita poesia tão bem!

Ela pegou o pássaro e acariciou delicadamente suas penas. O príncipe recuperou a voz e começou a elogiar a beleza e a bondade da princesa. Nesse instante, o rei entrou; a princesa ficou emburrada e se recusou a falar com o feiticeiro, apesar dos presentes que ele trazia. O príncipe se sentiu aliviado ao ver que ela desprezava o rei. Quando o feiticeiro partiu, o príncipe falou com a princesa:

– Não se assuste – disse ele. – Na verdade, eu sou um príncipe, enviado por sua mãe, a rainha. Vim até aqui para salvá-la.

O príncipe retomou sua forma normal e mostrou à princesa o medalhão que a rainha lhe dera.

A princesa reconheceu a jóia e se alegrou.

– Você está falando a verdade! Estou salva!

Uma agitação do lado de fora da janela interrompeu o jovem casal. Era a fada madrinha que chegava, com uma carruagem puxada por duas águias.

– Depressa! Subam! Temos de fugir antes que o rei descubra – disse ela.

E fugiram, indo direto para o palácio da princesa.

De volta a seu castelo, o rei suspeitou que havia algo errado. Transformou-se em uma águia e voou depressa ao palácio encantado. Encontrou-o vazio, a princesa não estava lá. Reuniu então toda a sua magia e descobriu que o príncipe lhe havia roubado a princesa!

– Matarei o meu filho! – prometeu o rei. – E matarei a princesa e aquela fada intrometida!

Dizendo isso, transformou-se em uma harpia, com um bico feroz e garras ensangüentadas, e saiu atrás da fada madrinha.

A fada sabia que o rei estava a sua procura; provocou uma tempestade para retardar o feiticeiro e, assim, conseguiram chegar a salvo na terra da princesa. A mãe e o pai se alegraram ao ver sua filha novamente.

– Não temos tempo a perder! – avisou a fada madrinha. – O rei feiticeiro ainda nos persegue e em pouco tempo estará aqui. A única maneira de salvar a princesa e o príncipe é fazer com que os dois se casem imediatamente.

O rei e a rainha concordaram, e o casamento foi celebrado ali mesmo. No instante em que os dois jovens trocaram as alianças, o rei feiticeiro apareceu. Em sua raiva e desespero, o rei atirou uma poção venenosa no príncipe e na princesa para matá-los, mas a fada madrinha usou sua mágica para fazer o veneno rebater e atingir o feiticeiro. Este caiu em sono profundo, e o rei e a rainha ordenaram que fosse lançado na prisão.

O príncipe suplicou que libertassem seu pai.

– Ele não pode fazer nada contra nós, agora que estamos casados – disse. – Afinal de contas, ele é meu pai.

O rei e a rainha cederam e soltaram o rei feiticeiro, que se transformou em um pássaro e voou para longe.

– Jamais esquecerei isto! – guinchava o feiticeiro para seu filho e a fada madrinha. – Jamais os perdoarei!

Então, desapareceu na distância e nunca mais foi visto.

O príncipe e a princesa mudaram-se para um novo lar e viveram felizes para sempre.

Pai/filho, herói/patriarca

Pai e filho

A história começa com um rei que era casado e está em algum ponto do terço intermediário da vida. No entanto, a história não é apenas sobre o rei, porque a trama também tem como estrela seu filho, o príncipe. O conto tem dois homens como protagonistas, pai e filho; é uma história que nos proporciona uma extensa interpretação. Na meia-idade, muitos homens já estão casados e têm filhos – ou assumiram postos em que têm alguma responsabilidade paternal, supervisionando homens mais jovens. Contudo, os homens permanecem filhos de seus pais e obedientes a seus patrões. Assim, os homens se alternam na condição de poderosas figuras de pais e na de figuras de filhos subordinados. A história apresenta esse papel dualista dos homens por intermédio de dois protagonistas.

O conto enfoca a luta entre o rei feiticeiro e seu filho, os dois competindo pela linda princesa. É o drama de Édipo, tornado famoso por Freud – que acreditava que a competição entre pai e filho é a essência da psicologia masculina. A idéia de Freud pode ser ampliada, porque os mentores do sexo masculino muitas vezes competem com seus aprendizes, professores com alunos e patrões com empregados, cada um procurando superar o outro. Figuras de pai lutam com figuras de filho; pelo mundo afora, os contos de fada ilustram essa batalha, como a história dos irmãos Grimm, "O diabo e os três fios de cabelo de ouro", o drama sérvio "Três mendigos maravilhosos" ou o conto árabe "O homem que queria ser maior do que o destino".

Esta história não se detém no conflito edipiano, mas introduz outros elementos na psicologia de pais e filhos. Depois que a rainha morre, o rei não consegue se recuperar da tristeza e procura conforto em longas viagens. Com isso, deixa de cuidar de seu filho. A situação é penosamente familiar para a maioria dos homens. Na sociedade de hoje, o relacionamento habitual entre pai e filho é a distância ou a ausência. Preocupados com o trabalho, os pais passam pouco tempo com seus filhos e se distanciam da emoção. Os filhos sentem a falta dos pais e em geral só admitem a profundidade de seus anseios na meia-idade. Até então, os jovens estão muito ocupados em rejeitar os pais, para que possam perceber sua "fome de pai". (Algo semelhante se aplica também a pais e filhas, mas neste livro estou concentrado no aspecto masculino.)

Ao deixar o filho de lado, o rei age levado pela tristeza, não por maldade ou indiferença. Quando a rainha morre, ele passa por uma atormentada crise da meia-idade. Está profundamente ferido e pouco tem a oferecer psicologicamente a seu filho. O mesmo acontece na vida real, pois a dolorosa distância entre pais e filhos em geral é conseqüência de um ferimento na alma do pai. Alguns pais são alcoolistas, outros viciados no trabalho, outros ainda são tiranos ou excessivamente tímidos. Seja qual for a falha, uma mágoa reprimida impede que os pais sejam carinhosos com os filhos. Não é que o pai não *queira* dar mais a seus filhos: ele não *consegue*.

Esse ferimento do rei ajuda a explicar seus excessos na história. Quando ele vê a jovem princesa tão bela e se apaixona loucamente por ela, sua infelicidade desaparece, e ele imagina que de novo será feliz casando-se com a princesa. Este é um drama comum dos homens na meia-idade. Perturbados pelas crises desse período de sua vida, muitos homens procuram consolo nas braços de mulheres mais jovens. Às vezes funciona, mas em geral falha, como ilustra "O rei feiticeiro".

A história também mostra como os sofrimentos do rei alimentam o conflito edipiano entre pai e filho. O rei leva a princesa e luta por ela contra o filho, porque está desesperado e carente. Como um leão ferido, o rei se agarra a qualquer coisa que prometa um alívio e maltrata qualquer pessoa que se oponha a ele, até mesmo seu próprio filho. Essa imagem do pai ferido está presente em muitos dos contos de homens. A história medieval de Parsifal é impressionante, quando retrata o rei pescador, guardião do Santo Graal, que sofre de um ferimento que jamais sara. (Discuto o drama de Parsifal de modo mais completo nos Capítulos 3 e 10.) O pai doentio simboliza a dupla tarefa dos homens na meia-idade: chegar a bons termos com os ferimentos de seus pais e com seus próprios males. Esses são os problemas de muitos homens que procuram a terapia; a história oferece compreensão confortante para essas duas questões.

Quando sai em busca da princesa, o príncipe consulta a fada madrinha e descobre que seu pai raptou a bela donzela. Sua reação é típica dos jovens: ele pensa que seu pai é um vilão, condena o homem mais velho e enfrenta o pai em um clássico duelo edipiano. Com isso, evita confrontar a dor e a tristeza do pai. Ele considera o pai um homem mau e poderoso, e não uma pessoa ferida e atormentada. Como outros jovens, o príncipe também nega seu próprio sofrimento e seu desejo de ter um pai bom.

No final da história o príncipe se casa e simbolicamente passa da juventude à maturidade. Ele também muda a atitude em relação ao pai. Quando o rei feiticeiro é capturado e aprisionado, ele perdoa o pai e pede sua libertação. Aqui, muitos homens identificar-se-ão com o príncipe, pois na meia-idade a maioria dos filhos supera a rejeição adolescente ao pai. Muitos já são pais e reconhecem que a paternidade é bastante difícil. Ao aceitarem as falhas dos pais, os filhos adultos desejam a reconciliação. Nem todos os pais estão preparados para isso, como ilustra o rei feiticeiro: o monarca rejeita a expressão de amor do filho e voa para longe, enfurecido. Na vida real, os pais às vezes morrem sem resolver as diferenças com seus filhos, deixando o homem mais jovem com uma ferida aberta.

Herói e patriarca

Muitos autores, como Sam Osherman em *Finding our Fathers* (O encontro com nossos pais) e Michael Gurian em *The Prince and the King* (O príncipe e o rei), apresentam eloqüentes reflexões sobre pais e filhos. É uma questão certamente primordial para a maioria dos homens em terapia. Chegar a bons termos com os problemas pai/filho é apenas o primeiro passo de uma viagem muito mais longa. A masculinidade envolve muito mais do que ser um pai ou ser um filho; "O rei feiticeiro" rapidamente introduz outras facetas da masculinidade. A história não é apenas sobre um pai e um filho, mas um rei e um príncipe. O rei faz o papel do patriarca e seu filho, o do herói. O patriarca e o herói são um par arquetípico em mitos pelo mundo afora. Entre ambos ocorre um drama sério, em que o jovem sucede o patriarca idoso, por meios pacíficos ou pela derrubada violenta. Herói e patriarca são realmente duas fases em uma vida, aspectos diferentes de um único arquétipo masculino subjacente. O herói é o futuro patriarca; o patriarca já foi um herói. O rei feiticeiro ilustra o relacionamento típico entre ambos.

Quando o rei feiticeiro rapta a princesa, está personificando o princípio patriarcal levado ao extremo. Torna-se um tirano cruel, que abusa do poder e ignora os direitos e a vontade da princesa. A história reforça esse aspecto, dizendo que o rei assumiu a forma de uma águia quando pegou a princesa. A águia é uma ave de rapina, que mata e devora o que deseja; é um símbolo patriarcal de autoridade, que vem desde a Roma imperial, presente até a república norte-americana.

Os excessos patriarcais do rei são uma razão importante para que esta passagem da história seja trágica. Como observou Joseph Campbell em seu *O herói de mil caras*, é característico que os patriarcas envelhecidos se tornem tiranos, escravizando a todos em seu redor. Os mitos gregos delineiam muito bem esse padrão, começando com um dos primeiros deuses patriarcas, Urano. Segundo o mito, Urano temia que um de seus filhos viesse a derrubá-lo, e por isso enterrava cada filho que sua mulher Géia paria, devolvendo-os à Terra – o corpo de Géia. Não obstante, um dos filhos, Cronos, escapou à opressão. Quando cresceu, Cronos derrubou o pai, e ele também passou a escutar a profecia de que um de seus filhos o destronaria. Assim, Cronos começou a devorar seus próprios filhos, assim que nasciam. Zeus escapou de seu pai, Cronos, e mais tarde derrubou o velho deus. Depois que Zeus se tornou o novo patriarca, a mesma profecia se fez ouvir: um dia, um de seus filhos o derrubaria!

A antiga luta entre patriarca e herói é familiar dos homens da geração do *baby boom* que representaram esse drama na década de 1960. Protestando contra a Guerra do Vietnã e já desconfiando de qualquer pessoa de mais de trinta anos, os jovens da explosão de natalidade do pós-guerra combatiam as figuras patriarcais – apenas para, trinta anos depois, se tornarem autoridades patriarcais. Às mulheres, essa luta também é familiar. Como esposas e mães, muitas lutam para resolver as brigas entre pais e filhos sem que a solução seja permanente. Isso ocorre porque o conflito é uma fase natural no desenvolvimento masculino, que ajuda o filho a desenvolver a força de caráter e o pai, a sabedoria. Os problemas só surgem quando o pai se agarra ao papel de patriarca e se recusa a seguir adiante. Por definição, em um patriarcado apenas um homem é o patriarca. Todos os outros, inclusive seus filhos, devem se mostrar subservientes. Assim, o herói-filho deve esperar até que seu patriarca-pai desocupe o trono ou morra. Se o mais velho se nega a renunciar ao posto, o filho terá de derrubar o pai.

A antropologia confirma que, quanto mais patriarcal e heróica é uma cultura, maior a hostilidade entre pais e filhos. Quanto mais uma sociedade enfatiza o poder do homem, mais intenso o conflito edipiano.[1] Boa parte da dor e da rivalidade que separa pais e filhos tem origem no paradigma patriarcal da masculinidade. Aqui chegamos a um significado mais profundo do pai ferido em "O rei feiticeiro". O ferimento do pai simboliza uma falha básica na tradição patriarcal. O patriarcado fere os homens, forçando-os a curvar-se a autoridades masculinas, a competir com seus iguais e a desconfiar de seus filhos. Homens feridos tornam-se pais feridos, e criam mais uma geração de homens feridos.

O conflito entre patriarca e herói também ocorre *dentro* de cada homem e não apenas entre os homens. Em termos psicológicos, o patriarca pode ser interpretado como o ego, centro da vontade consciente, do planejamento e da ação. Na juventude, a maioria dos homens aprende a controlar seus impulsos e, então, na meia-idade o ego domina a sua vida consciente, como um rei domina seu reino. Nesse

---

1. Gewertz (1988), Gilmore (1990), Lamb (1982), Sanday (1981).

momento surgem novos elementos na vida dos homens, como sentimentos desconhecidos, sonhos desconcertantes e anseios difusos. O herói jovem personifica esses aspectos da personalidade de um homem, mas a tentação do homem maduro é reprimi-los, e fazer o patriarca interior eliminar o herói interior.

Além do herói/patriarca

Se o rei feiticeiro não consegue superar o paradigma patriarcal, seu filho tem mais sucesso e a história explica por quê. Em primeiro lugar, observe que o mais jovem é ajudado pela fada madrinha, a quem foi apresentado por sua mãe. A fada representa a figura materna, que se opõe ao poder patriarcal do rei. O conto mostra, assim, a necessidade dos homens de uma influência feminina para superar o herói. O príncipe também entra em contato com a princesa disfarçado de papagaio. Os papagaios são muito inteligentes e podem imitar a fala. Eles aparecem muitas vezes em contos de fadas como mensageiros e intermediários; representam um bom símbolo da comunicação. O papagaio é o oposto da águia, que simboliza o poder. Nesse detalhe, a história sugere que os homens devem trocar o domínio da águia pela comunicação do papagaio. Outros contos de homem desenvolvem a metáfora em maior profundidade, como "A criança e a águia", de origem africana. Passar da águia para o papagaio e da conquista à comunhão não é nada fácil para homens criados na tradição heróica. A transição em geral assusta ou confunde; muitas vezes os homens entram em terapia, para ajuda. Os homens também encontram ajuda nas mulheres, mas não da maneira tradicional, em que as mulheres fazem toda a comunicação para eles. Aqui, os homens devem aprender as habilidades essenciais das mulheres, como expressar a emoção.

"O rei feiticeiro" resume duas imagens tradicionais da masculinidade: pai/filho e herói/patriarca. Os dois paradigmas se mostram na cena de abertura, o ponto de partida dos homens na busca pelo significado da masculinidade. No entanto, a história também separa os dois modelos de masculinidade. Todos os homens têm pais e começam como filhos – mas nem todos precisam ser heróis ou patriarcas. Na verdade, o conto adverte que a tragédia ocorre quando os homens não superam seus ideais heróicos e patriarcais. Os próximos contos descrevem a longa, árdua, muitas vezes engraçada e sempre surpreendente viagem para além do herói e do patriarca.

2

O lenço do sultão: a iniciação dos homens no feminino

O LENÇO DO SULTÃO*

(MARROCOS)

Há muitos e muitos anos, numa terra muito distante, vivia um grande sultão em um palácio de ouro. Seu grão-vizir tinha uma filha, Zakia; certo dia, o sultão a encontrou pela primeira vez. Zakia era tão bela que o sultão se apaixonou no mesmo instante. No dia seguinte, o sultão chamou o grão-vizir e pediu a mão de Zakia. O ministro gostou da proposta e concordou. No entanto, a filha recusou o casamento.

– Eu nem conheço esse homem – insistiu Zakia. – Como posso me casar com ele?

O grão-vizir ficou pálido.

– Se você recusar, o sultão mandará cortar a minha cabeça! Você não pode recusar um pedido real!

Implorou à Zakia; os dois discutiram o dia inteiro. Finalmente, ela concordou, mas com uma condição:

– O sultão terá de aprender a trabalhar com as próprias mãos – disse ela. – Se ele um dia perder o trono, como sobreviverá?

O grão-vizir exclamou, apavorado:

– Como posso dizer ao sultão que ele deve aprender a trabalhar? Ele vai me mandar para a masmorra!

---

* A história é de Gilstrap e Estabrook (1958).

Mas Zakia não mudou de idéia. Assim, no dia seguinte, de joelhos, tremendo, o grão-vizir contou ao sultão a exigência de Zakia.

O monarca pensou por um instante e sorriu.

– Está bem, aceito – declarou ele. – Agora sei que a sua filha, além de bela, é sábia!

O sultão chamou todos os negociantes e artesãos de sua terra e pediu a eles que lhe mostrassem como trabalhavam. Observou todas as demonstrações, e decidiu aprender a arte de tecer. Daquele dia em diante, o sultão passou a se levantar mais cedo do que o habitual, e sentava-se sozinho no tear, tecendo. Depois, cumpria seus deveres reais e, mais tarde, à noite, voltava ao tear.

O sultão ficou surpreso ao ver que tinha talento para a tecelagem. Depois de certo tempo, decidiu tecer um lenço para Zakia como prova de seu amor, e para lhe mostrar que dominava uma técnica. Assim, teceu um lindo pano, com uma rosa vermelha ao centro e uma floresta sombria ao fundo.

Quando Zakia recebeu o presente, percebeu que o sultão realmente a amava, e manteve sua palavra. O casamento foi celebrado com uma grande festança. Depois de casados, o sultão descobriu que o conselho de Zakia era muito prático e sábio, e passou a consultá-la em muitas questões de Estado. Um dia, virou-se para Zakia e disse, curioso:

– Eu gostaria muito de saber o que o povo realmente pensa e sente... Não posso contar com meus oficiais para isso, porque concordam com tudo o que digo.

Zakia refletiu um pouco, e replicou:

– Dizem que para entender qualquer pessoa é preciso usar seus sapatos e comer em sua mesa. Talvez você devesse usar um disfarce e se misturar ao povo.

O sultão gostou da idéia e assim, no dia seguinte, chamou o chanceler e outro ministro, e foram para a cidade, vestidos como pessoas comuns. O sultão se deslumbrou com o movimento do mercado e suas alamedas cheias de gente, fascinado com todas as barganhas e discussões que havia ali. Contudo, o chanceler e o ministro logo se cansaram da aventura, pois não estavam habituados a usar roupas simples e a caminhar pelas ruas.

– Está na hora do almoço – disse o chanceler.

– Pois é – ecoou o ministro –, vamos voltar para o palácio.

– Por que não comemos como o povo? – perguntou o sultão. –

Há um café ali que gostaria de experimentar. Todo o mundo aqui no mercado diz que a comida é muito boa.

E o sultão apontou para um restaurante. Os dois altos funcionários tiveram de concordar, relutantes. Foram até o café, e se detiveram um pouco para abrir a porta. Exatamente neste momento, a soleira da porta se abriu embaixo deles, e os três caíram em um poço profundo.

– O que aconteceu? – perguntaram-se chocados, tateando na escuridão.

Minutos depois, uma porta se abriu acima deles e um homem com cara de mau enfiou a cabeça.

– Ora, vejam só quem caiu na minha armadilha hoje! – exclamou o sujeito. – Vocês devem ter vindo ao meu restaurante porque a nossa comida é muito famosa! Muito bem, logo aprenderão o segredo da minha receita, pois o meu açougueiro vai matá-los e prepará-los para meus clientes!

O sultão e os altos funcionários ficaram horrorizados. O chanceler e o ministro gritaram, indignados:

– Solte-nos agora mesmo! Você sabe quem somos nós?

O sultão imediatamente tapou com as mãos a boca dos dois companheiros de infortúnio.

O malvado lá de cima deu uma gargalhada apavorante.

– Não tem a menor importância saber quem são, vocês todos acabarão na panela!

O sujeito deu outra gargalhada e fechou a porta da armadilha.

– Mas que monstro! – exclamou o chanceler. – Temos de dizer a ele que o sultão está aqui! Assim ele nos soltará na mesma hora!

– Não – disse o sultão –, se ele souber quem somos nós, aí mesmo é que nos matará. Vamos pensar no que devemos fazer...

O chanceler e o ministro perceberam a sabedoria das palavras do sultão. Os dois se sentiam infelizes e sentaram no chão, enquanto o monarca caminhava pra lá e pra cá. Aí, o sultão teve uma idéia.

Pouco depois, o malvado abriu a porta e fez descer um pouco de água e comida.

– Quero que vocês fiquem bem gordinhos para poder matá-los – disse ele.

– Meu bom homem – implorou o sultão –, sei que você não poderá nos soltar agora porque conhecemos o seu segredo, mas tenho uma proposta para lhe fazer. Se poupar as nossas vidas, poderemos dar-lhe uma boa importância em dinheiro. Sabe como é, eu sou um tecelão, e meu trabalho vale muito na corte do sultão. Posso tecer para você, e você poderá vender os meus panos no palácio. Preferimos trabalhar para você aqui nesta masmorra pelo resto das nossas vidas, em vez de sermos cortados em postas como gado.

O malvado fez uma pequena pausa.

– Vou pensar na sua proposta – disse ele, fechando a porta.

Pouco depois, o vilão abriu-a novamente e fez descer um tear e um pouco de linha para o sultão.

– Deixe-me ver o que você sabe tecer – disse o malvado, com um brilho de cobiça nos olhos.

O sultão se sentou e começou a tecer. Trabalhou a noite inteira e no dia seguinte havia terminado um lenço, exatamente igual ao que havia dado a Zakia, com uma rosa vermelha ao centro e uma floresta escura ao fundo. Quando o malvado viu o lenço, chegou a engasgar, pois jamais vira alguma coisa tão bela.

– Vá ao palácio e dê este lenço à rainha Zakia. Ela vai lhe pagar uma bela soma por ele! – disse o sultão.

O malvado não perdeu tempo e saiu correndo. O palácio estava agitado quando ele chegou, pois há um dia o sultão desaparecera. Guardas e ministros corriam para todos os lados. No meio de toda aquela agitação, o malvado foi até Zakia e mostrou-lhe o lenço.

– Eu sou um mercador – explicou o malvado –, e tenho para vender um trabalho do melhor tecelão desta terra.

E mostrou a Zakia o lenço do sultão; ela imediatamente reconheceu o trabalho de seu marido. Rapidamente, Zakia percebeu que aquele homem com cara de mau tinha algo a ver com o desaparecimento do sultão.

– Oh, como este lenço é bonito! – exclamou Zakia, escondendo suas suspeitas. – Vou comprá-lo!

E deu ao sujeito um saco de ouro – muito mais do que ele poderia ter sonhado. O vilão saiu correndo, delirando com sua riqueza. Zakia mandou que os soldados o seguissem. Quando o vilão chegou ao restaurante, os soldados conseguiram escutá-lo falando ao sultão.

Os soldados voltaram e contaram a Zakia a novidade. Ela mandou as tropas cercarem o restaurante, supervisionando pessoalmente a operação, montada em seu garanhão negro. Os soldados entraram correndo, prenderam o vilão e seus sequazes e libertaram o sultão. Quando o monarca emergiu da prisão, correu para Zakia e os dois se abraçaram. Ele estava felicíssimo com o salvamento e emocionado com a grande sabedoria de sua mulher em localizá-lo. E Zakia, que havia se preocupado muito com o marido, compreendeu o quanto o amava. Os dois voltaram ao palácio de mãos dadas e passaram juntos o resto de seus dias, com muito amor e sabedoria.

A iniciação dos homens no feminino

O encontro com o feminino

Esta encantadora história tem como protagonista um monarca, como "O rei feiticeiro" do capítulo anterior. Os contos de homens têm muitos reis; o monarca simboliza a honra e o sucesso que a maioria dos homens busca na juventude. A história começa quando o sultão se apaixona por Zakia e lhe propõe casamento. Quando Zakia insiste em que o sultão deverá antes aprender a trabalhar, ele concorda, o que é incomum. Sendo um monarca, aprender um trabalho manual seria diminuí-lo; além do mais, sendo um monarca absoluto é bem provável que pudesse obrigar Zakia a casar-se com ele. (Embora não se mencione, o sultão devia ter um harém de esposas.) Ao obedecer Zakia, o sultão deixa de lado sua dignidade e prerrogativas reais, renunciando espontaneamente ao papel patriarcal. Nesse ponto, ele difere muito do rei feiticeiro do primeiro capítulo, que raptou a princesa e tentou obrigá-la a se casar com ele. O feiticeiro insistiu em seu papel patriarcal e causou uma tragédia.

O sultão preferiu aprender especificamente a tecelagem, que é uma habilidade habitualmente associada às mulheres. Mais uma vez, a escolha é surpreendente, pois a história nos vem de uma cultura fortemente patriarcal, em que os homens desprezam os "trabalhos de mulher". Entretanto, o mesmo acontece em outros contos, como "Marido teimoso, esposa teimosa", da Pérsia; "A mulher que virou rei", da China; e "O tocador de alaúde", da Rússia, como discuto em *Once Upon a Midlife*. Essas histórias mostram diversos homens que adotam papéis e valores femininos na meia-idade. Qual é o significado deste curioso motivo?

Carl Jung nos oferece uma interpretação. Baseado em sua própria vida e em seu trabalho clínico como psiquiatra, Jung observou que os homens jovens reprimem seu medo, sua dor e carência, desprezando essas emoções como sendo "femininas". Desviados da percepção consciente, os sentimentos passam ào inconsciente. Contudo, eles são fortes demais para ser totalmente eliminados, e voltam à tona na meia-idade, com suas devidas exigências. Pesquisas realizadas no mundo inteiro confirmam as observações de Jung.[1] Ao envelhecer, os homens se tornam mais expressivos emocionalmente, mais sensíveis aos relacionamentos e mais abertos em relação a seus medos e carências. Nesse período, os homens saem do estoicismo heróico e aprendem a respeitar o feminino. É exatamente o que faz o sultão, ao concordar com a exigência de Zakia. Na vida real, renunciar aos hábitos heróicos raramente é tão simples. Expressar as emoções é difícil para os homens, admitir medos e dúvidas ainda mais penoso, e reconhecer os sentimentos de dependência e a necessidade de carinho, algo totalmente vergonhoso. Não é de surpreender que muitos homens procurem a terapia para solucionar as questões confusas que surgem quando encontram seu lado feminino.

Na história, Zakia é notavelmente voluntariosa em sua insistência de que o sultão deve aprender um trabalho manual. Como o monarca, ela rompe com a tradição patriarcal e vai mais longe, ilustrando como as mulheres amadurecem: caracteristicamente, elas reprimem o dogmatismo e autonomia da juventude, adaptando-se aos estereótipos femininos tradicionais; não obstante, na meia-idade valorizam seu lado "masculino", por tanto tempo desvalorizado. Muitas vezes, nesse momento, obrigam seus maridos a crescer. Muitos homens de hoje iniciam a viagem para além do herói quando suas mulheres descobrem o feminismo!

A mulher interior: a anima

Zakia é tão sábia e forte que termina sendo maior do que a vida. Isso nos leva a um segundo ponto: ela simboliza o mistério e a força feminina. Por exemplo, seu nome, "Zakia", é muito parecido com a palavra árabe para "meiga", e reflete o aspecto terno e carinhoso do feminino. Mas Zakia também é valente e, no final da história, conduz os soldados no resgate do sultão. Ela é parecida com Atena, a deusa grega da guerra e da sabedoria; o conto reforça a natureza divina contida no nome de Zakia, que também é semelhante a uma palavra islâmica para *Deus*. Zakia é análoga a Sofia, o símbolo judaico-cristão para a sublime sabedoria de Deus.

---

1. Discuto a pesquisa citada em *Once Upon a Midlife*.

Sendo uma fascinante mulher, poderosa e divina, Zakia é a típica figura feminina que aparece nos sonhos dos homens na meia-idade. Jung foi um dos primeiros a observar este fenômeno, e chamou as mulheres misteriosas de figuras de *anima* – a palavra do latim que significa "alma". Jung disse que as figuras da anima simbolizam o lado feminino que emerge no homem, de que Zakia é um exemplo excelente. Ela não apenas representa a mulher forte na vida real, mas também personifica o lado feminino do homem em sua vida interior.

Muitos psicoterapeutas – como Murray Stein, em seu livro *In Midlife* (Na meia-idade), Daryl Sharp, em *The Survival Papers* (Documentos de sobrevivência) ou John Sanford e George Lough, em *What Men Are Like* (Como são os homens) – confirmaram a importância da anima nas experiências dos homens na meia-idade. Tendo Jung introduzido a noção de anima e descrito o conflito dos homens de meia-idade em relação ao feminino, sua experiência pessoal é interessante. Ele a descreve com eloqüência em sua autobiografia, *Memórias, sonhos e reflexões*. No final de seus trinta anos, Jung rompeu, dolorosamente, com seu mentor, Freud; neste cisma, perdeu todo o prestígio e autoridade que obtivera com seu trabalho da juventude. É compreensível que tenha passado por uma crise da meia-idade. Durante esse período penoso, Jung observou uma série de mulheres misteriosas em seus sonhos e fantasias. Em determinado episódio, Jung encontrava Elias e uma linda cega, chamada Salomé. Prontamente, ele identificou Elias como o arquétipo do velho sábio, proeminente nos mitos e nos contos de fada, mas Salomé o desconcertava. Somente mais tarde Jung percebeu que ela simbolizava seu lado feminino, seus impulsos emocionais, eróticos e estéticos. Como estes ainda eram muito incipientes e inconscientes para ele, Salomé lhe apareceu como *cega*.

É bastante significativo que as figuras de anima de Jung tenham surgido depois de abandonados os seus ideais heróicos de juventude. Um "grande" sonho é um sonho central, profundamente emocional e carregado de significado. Jung adotou a expressão em seus estudos de sonhos entre as tribos africanas e norte-americanas. Em seu próprio "grande" sonho, Jung emboscava e matava Siegfried, o herói arquetípico da tradição alemã. O sonho foi profundamente perturbador para ele, mas em seguida percebeu que o assassinato de Siegfried simbolizava a morte do herói que havia em si mesmo e o abandono de suas ambições heróicas. Apenas depois de dar esse passo as figuras de anima brotaram espontaneamente do inconsciente de Jung. A anima reflete um período pós-heróico na vida dos homens. "O lenço do sultão" reforça este enfoque: o monarca aprende um trabalho servil, deixando voluntariamente de lado suas prerrogativas heróicas e patriarcais; somente então é que Zakia, a anima, casa-se com ele e enriquece sua vida.

A sabedoria prática do feminino

Depois do casamento, o sultão consulta Zakia sobre seu governo. Em uma interpretação literal, ele respeita a sabedoria da esposa e leva a sério suas opiniões. Isso mais uma vez inverte a tradição patriarcal, que imagina as mulheres incapazes de resolver questões públicas. Em um nível simbólico, ao consultar Zakia, o sultão se volta para seu lado feminino, pedindo ajuda para resolver problemas. Em termos psicológicos, implica homens que prestam atenção em suas emoções, às vezes pela primeira vez em sua vida. Para muitos homens, hoje, isso ocorre quando assumem um papel na educação dos filhos. Os homens também podem resgatar os sentimentos pela psicoterapia – Peter é um bom exemplo. Pastor no início de seus quarenta anos, veio fazer psicoterapia comigo, perturbado pela depressão e dúvidas sobre sua vocação religiosa. Durante a terapia, teve uma série de sonhos de cura muito vívidos. Nessas aventuras noturnas, voltava à escola de meninos de sua infância e perambulava pelos corredores e pátios de que não lembrava há muitos anos, conversando com professores e colegas que não via há mais tempo ainda. Ao contrário do acontecido na vida real, nos sonhos, ele sentia um medo intenso, ansiedade, solidão, ira e incerteza; emoções que reprimira na adolescência, para "ser um homem". Por meio da terapia, ele reviveu o passado e retomou a vida emocional. Enquanto isso acontecia, sua depressão desapareceu e Peter redescobriu o prazer e a graça, há muito perdidos em seu trabalho.

Consultando sua parte da anima, os homens também recuperam suas intuições. Como estas são tradicionalmente consideradas sentimentos femininos, a maioria dos homens jovens evita os palpites, preferindo os fatos e a lógica.[2] Na meia-idade, os homens retornam às intuições. Jacques Monod e Jonas Salk, por exemplo, ganharam prêmios Nobel em medicina pelos trabalhos rigorosamente científicos do

---

2. Chinen, Spielvogel, Farrell (1985).

início de suas carreiras. Anos mais tarde, voltaram-se para reflexões filosóficas intuitivas.

Quando o sultão pergunta a Zakia o que seu povo estaria realmente pensando, ela sugere que ele caminhe ao lado das pessoas, e aconselha-o a se relacionar com elas num nível humano e prático. Esse é tradicionalmente um ponto de vista feminino, que se opõe à maneira mais abstrata, preferida pelos homens, como comissões de investigação, pesquisas de opinião e discursos oficiais. O conselho de Zakia vai ao encontro do comportamento de homens que, na meia-idade, adotam formas prosaicas do feminino e, em especial, habilidades femininas práticas, como a empatia. Essa afirmação do feminino antepõe-se à atitude melodramática dos homens jovens, que inconscientemente tratam as mulheres como divinamente belas ou terrivelmente feias. Os contos de fadas apreendem o espírito masculino jovem, fazendo o jovem herói salvar a princesa mais maravilhosa das garras de um bruxo medonho. Esse espírito juvenil muitas vezes assume uma forma nova na psicoterapia da meia-idade: os homens esperam que a anima ofereça uma visão numinosa, e que meia dúzia de *insights* impressionantes resolva seus problemas. A compreensão raramente resolve as questões – é preciso vivenciar e ater-se às pequenas emoções do cotidiano.

Um detalhe enfatiza a natureza prática da anima. Quando o sultão tece um lenço para Zakia, ele desenha uma rosa vermelha, sobreposta a uma floresta. A rosa é um símbolo arquetípico, normalmente associado ao feminino e ao amor puro. Rosas também simbolizam a completitude e a integração divina, como as rosáceas das janelas de catedrais góticas. No entanto, se a rosa é um símbolo místico, aparece retratada em um lenço, que é uma peça de uso. O lenço é feminino e mágico, e também muito prático.

Encontro com a sombra

Seguindo o conselho de Zakia, o sultão caminha incógnito entre seu povo. Em seguida, ele e seus companheiros caem na armadilha de um homem mau, que planeja matá-los para depois servi-los como prato em seu restaurante. A infelicidade do sultão é surpreendente, pois ele é bom, tem a mente aberta e está realmente preocupado com seu povo. Ele não merece essa calamidade; por que lhe aconteceria tal infortúnio?

Jung apresenta uma explicação. Na meia-idade, os homens (e as mulheres também) se agarram à "sombra". Essa é a expressão poética de Jung para designar o lado sombrio da vida, para tudo aquilo que preferimos não ver em nós mesmos, especialmente nossos vícios e falhas. O cozinheiro canibal personifica a sombra e representa o oposto daquilo que o sultão conscientemente luta para ser. O vilão encarna os impulsos ambiciosos, assassinos e mesquinhos de todos os corações humanos, que o adulto normalmente reprime. Esses impulsos sinistros não podem ser deixados de lado para sempre e assim afloram na maturidade, como explicam vivamente Connie Zweig e Jeremiah Abrams na antologia *Meeting the Shadow* (Encontrando a sombra). Personagens como o mestre-cuca canibal freqüentemente aparecem em sonhos de homens na meia-idade, exigindo que estes enfrentem suas falhas e seus equívocos. Quando não conseguem, ocorre o desastre, como demonstra o rei feiticeiro no capítulo anterior: recusando-se a enfrentar sua inveja, raiva e ódio, ele provoca uma tragédia. O sultão consegue enfrentar a sombra.

Observe que o sultão cai no poço por estar seguindo o conselho de Zakia. Isso mostra que levar em conta o feminino muitas vezes é doloroso e árduo para os homens. Outras histórias de fada confirmam essa idéia, como "Três mulheres fortes", do Japão. A razão para essa dificuldade está na educação dos meninos. Nas culturas heróicas e patriarcais, eles aprendem a rejeitar o feminino: "Não seja um maricas!" – dizem para os meninos. Mais tarde, dizem para os rapazes: "Homem não chora – só as mulheres e os covardes!". Assim, ao chegar à meia-idade, o lado feminino de um homem ameaça sua identidade masculina; muitos sonham que estão caindo em poços ou se debatendo na água, enquanto lutam contra suas facetas femininas.[3]

Aqui duas figuras de anima ganham proeminência. A primeira é a anima ferida, que simboliza a ligação incompleta e machucada com seu lado feminino. O sonho da Salomé cega de Jung é um exemplo. Em *Sonhos de homens, a cura de homens*, Robert Hopcke apresenta mais um exemplo com o "grande" sonho de um homem na meia-idade. Nesse sonho, o homem encontra uma mulher deformada que está se submetendo a uma operação dolorosíssima para tentar se recuperar de uma doença. Quando acordou, ele percebeu que a mulher representava sua ligação doentia com seus próprios sentimentos. Ela era uma anima ferida; o sonho foi um alerta para que passasse a prestar atenção em suas emoções.

---

3. Kolbenschlag (1988), Stein (1983).

A anima também pode ferir. Ela desafia ou coage os homens a renunciar a seu heroísmo e a honrar o feminino. A história de Parsifal é um bom exemplo: ele era um dos principais cavaleiros da Távola Redonda do rei Artur, e, no auge de sua glória heróica, uma terrível mulher o denunciou diante de toda a Camelot. Ela fez uma listagem de seus erros e suas falhas, censurou-o por seduzir muitas mulheres em sua vida, e pediu-lhe que fosse em busca do Santo Graal como penitência. Ao atingir o orgulho e o prestígio do herói, a horrível donzela epitomiza a anima ferida.

Em minha própria vida, a anima ferida apareceu em um sonho profundamente comovente. No drama, eu fugia de uma guerra terrível em que muita gente era morta ou ferida. Uma mulher me perseguia com uma arma na mão e eu corria ainda mais. Em determinado momento, ela atirou e eu caí, sentindo uma dor imensa. Ao se aproximar, apontou-me mais uma vez a arma. Levantei e me virei para ela e para o campo de batalha. Naquele instante, estava cheio de tristeza e compaixão pelas pessoas que morriam na guerra, e sabia que tinha de voltar para lá. Dei um passo na direção do campo de batalha e uma voz declarou: "Esta é a primeira etapa da iluminação". A mulher olhou nos meus olhos, abaixou a arma e foi embora, com uma expressão satisfeita em seu rosto.

No meu sonho, fugir da guerra simboliza a maneira como eu e outros homens habitualmente fugimos de sentimentos e conflitos emocionais. Uma figura de anima me persegue; presume-se que para me obrigar a lidar com esses sentimentos. Naturalmente, corri mais, até que ela atira em mim. É, literalmente, a anima ferida. Da dor vem a minha compaixão pelos outros, e retorno a meus companheiros. Uma voz afirma que a ação é o primeiro passo na iluminação. A iluminação, revela a voz do sonho, não é uma percepção sublime, abstrata, metafísica, como os homens tendem a pensar. Ela começa como simples empatia. Quando percebo isso, a anima ferida vai embora, tendo realizado sua função até ali.

O resgate dos homens pelo feminino

Se o encontro com a anima precipita uma crise para muitos homens, paradoxalmente também os resgata, como Zakia liberta o sultão do canibal. De maneiras sutis, o feminino também ajuda os homens. Por exemplo, o sultão envia uma mensagem a Zakia usando uma habilidade feminina – tecendo um lenço. Mais importante ainda, o sultão confia na sabedoria feminina para lograr o cozinheiro canibal: o monarca percebe que invocar sua identidade será inútil, mas apelar para a cobiça do vilão poderia funcionar. Iniciar-se nos talentos femininos é uma coisa séria para os homens na meia-idade, enfatiza a história. Tecer e compreender a psicologia humana pode ter começado como um *hobby* para o rei, mas quando ele cai no poço, torna-se a sua salvação. Até ser apanhado pelo dono do restaurante, ele confiava em Zakia, como em geral muitos homens dependem de suas esposas para tratar de sentimentos e de relacionamentos. No poço, o sultão não pode pedir o conselho da esposa, mas tem de pensar por si mesmo. É uma questão vital para os homens na maturidade: aprender a elaborar as próprias emoções. Isso esclarece a dependência psicológica doentia dos homens em relação às mulheres, e ao mesmo tempo as libera de uma ocupação tradicionalmente feminina, porém pesada.

Quando Zakia salva o sultão, a história inverte o enredo habitual dos contos de jovens, em que uma princesa desamparada é salva por um galante herói. Aqui, o rei desamparado é salvo pela rainha! Outros contos de homens repetem esse mesmo drama, como "O tocador de alaúde", da Rússia. Este é um tema arquetípico, que enfatiza a maneira como os homens rompem com a tradição patriarcal. A história também pede que os homens façam o mesmo.

O conto do sultão apresenta um cozinheiro que planejava esquartejar o grupo de homens. A imagem de ser desmembrado aparece em outros contos de homens; um dos primeiros exemplos vem de Osíris, o deus egípcio. No auge de seu poder e glória, Osíris foi assassinado por Set, seu irmão perverso, que desmembrou o corpo do deus e espalhou as partes pelo mundo todo. Ísis, a esposa de Osíris, procurou as partes, juntou-as e o ressuscitou dos mortos. Embora fosse um grande deus, Osíris teve de ser salvo pelo feminino. Motivos semelhantes emergem nos sonhos e nas terapias dos homens na meia-idade. Na verdade, a imagem do desmembramento resume a passagem dos homens pelos anos intermediários. O desmantelamento de hábitos heróicos familiares é doloroso e é sentido como esse desmembramento. No entanto, somente aí os homens podem experienciar e honrar plenamente o feminino. O processo inverte o drama arquetípico dos homens jovens: nos mitos pelo mundo afora, o jovem herói mata uma grande deusa e, como Marduk, o deus-guerreiro da Babilônia, muitas vezes a desmembra. Em compensação, na maturidade, os homens se sentem desmembrados pela deusa.

A iniciação dos homens no feminino

O penoso encontro dos homens com a anima constitui uma iniciação no feminino. Algumas culturas aborígenes celebram explicitamente esse rito de passagem para homens maduros, embora as cerimônias sejam menos comuns e menos conhecidas do que os ritos da puberdade masculina.[4] O povo Bimin-Kuskusmin da Nova Guiné oferece um exemplo valioso. Nessa tribo, a entrada na masculinidade ocorre em diversas etapas, começando na adolescência e estendendo-se à maturidade. A iniciação do adolescente, como os ritos da puberdade masculina em geral, inflige terríveis provas aos homens jovens, às quais devem resistir para provar sua masculinidade. Os velhos da tribo também ensinam aos jovens o conhecimento básico dos homens, centrado na desconfiança, na rejeição e no repúdio a qualquer coisa feminina. Eles contam aos meninos como Yomnok, o deus primordial da tribo, arrebatou o poder de Afek, a deusa primordial. Os meninos aprendem então que os homens devem controlar as mulheres. Doutrinados nessa tradição, os meninos são recebidos como homens na tribo.

Quando os homens se aproximam da meia-idade, são iniciados em um nível mais elevado da masculinidade, e o novo rito de passagem inverte as lições da iniciação da puberdade. Os homens maduros aprendem que as mulheres são boas e a importância de ter com elas um relacionamento cordial. A nova iniciação não envolve provas heróicas, como os ritos da puberdade, mas a ingestão de determinadas comidas, consideradas "femininas", como carne de marsupial. (A ênfase está no alimento e na afeição, e não em passar por testes dolorosos.) Os iniciados mais velhos também tomam conhecimento de um curioso capítulo na história de Yomnok e Afek, mantido em segredo para os jovens. Essa parte do mito descreve o período anterior àquele em que Yomnok, o homem, dominava Afek. Yomnok estava muito fraco até mesmo para engravidar a deusa e, por isso, pôs sua cabeça, temporariamente, dentro de uma de suas muitas vaginas. Sob os cuidados dela, Yomnok obteve a força para engravidar Afek. A deusa então deu à luz diversas criaturas do mundo. Mais tarde, separado de Afek, Yomnok enfraqueceu de novo, e periodicamente tinha de enfiar sua cabeça nas vaginas de Afek. Essa nova passagem do mito diz claramente aos homens que a força e a energia vêm da deusa. Depois de

---

4. Eliade (1958), Friedman e Lerner (1986), Gewertz (1988), Hendersen (1967)

desprezar e rejeitar o feminino na juventude, os Bimin-Kuskusmin honram a deusa.

Da África nos vêm exemplos de iniciação de homens maduros no feminino. Entre os iorubás, homens bem-sucedidos de meia-idade entram no culto Ogboni, concentrados na veneração de Onile, a grande deusa mãe.[5] Somente os homens que obtiveram sucesso e trilharam o caminho do herói e do patriarca podem entrar na ordem. (Algumas mulheres eleitas também são iniciadas, mas o culto é predominantemente masculino.) A cerimônia da iniciação é secreta, mas nela a Mãe Terra é venerada, com exclamações ritualísticas tais como: "Mãe! Poderosa! Velha!". (Diversos antropólogos ocidentais foram também iniciados, mas se recusam a revelar detalhes.) Quando os homens iniciados entram na casa de Ogboni, beijam o chão três vezes, dizendo: "Os seios da mãe são doces", dramatizando sua devoção à deusa.

A tribo Endo, do Quênia, dá-nos um terceiro exemplo de iniciação dos homens no feminino, com o ritual "tum nyohoe".[6] Essa cerimônia constitui o último grande rito de passagem de um homem e marca sua transição para a plena maturidade. A cerimônia é celebrada com a esposa do homem e se estende por muitos dias. Na primeira fase, os homens bebem cerveja, uma atividade tradicionalmente masculina; as mulheres moem os grãos, um trabalho feminino. No terceiro dia, as mulheres se reúnem secretamente na aurora e sacrificam uma cabra. Mais tarde, nessa manhã, os homens se encontram, e, à tarde, homens e mulheres se juntam em uma cerimônia de danças. No ritual, o marido dança vestido com uma roupa de pele de cabra da mulher. Ele renuncia a ser um jovem guerreiro e simbolicamente adota traços mais femininos.

A sociedade ocidental não celebra formalmente a iniciação dos homens de meia-idade no feminino, mas a mitologia e a literatura descrevem simbolicamente esse processo. Na *Odisséia*, por exemplo, Odisseu planeja a vitória final dos gregos sobre Tróia e, no auge de seu triunfo heróico, veleja de volta à casa. Na jornada, perde seus navios e vê-se obrigado a lidar com uma série de mulheres mágicas – desde Calipso, a bela ninfa, passando por Circe, a feiticeira sedutora, as sereias encantadoras e chegando à própria deusa Atena. Essas mulheres são figuras de anima; o encontro de Odisseu com elas é a dramatização do enfrentamento que têm os homens na meia-idade ao

---

5. Morton-Williams (1960), Pelton (1980), Pemberton (1975).
6. Welbourn (1984).

deparar com o feminino, em seus aspectos positivos e negativos. A *Divina Comédia*, de Dante, repete esse mesmo drama. Na meia-idade, Dante tem um sonho: perde-se em uma selva e desce ao Inferno. Sua amada Beatriz envia-lhe auxílio, consolo e conforto de seu lugar no céu. Como Zakia, ela faz o papel da anima e salva Dante de muitos desastres.

Com a ausência de ritos de passagem formais ao feminino, os homens de hoje sentem a transição em particular, voltados para o interior. A psicoterapia tornou-se o maior instrumento para a apresentação dos homens de meia-idade à deusa. Aqui, as mulheres terapeutas desempenham um papel decisivo e muitos homens gravitam em sua direção. Autores como Robert Lawlor, em *Earth Honoring* (O respeito à Terra), John Rowan, em *The Horned God* (O deus cornudo), e Edward Whitmont, em *Return of the Goddess* (O retorno da deusa), escreveram bastante sobre homens que servem ao feminino, por isso não discutirei mais o assunto. Desejo enfatizar uma coisa: embora essencial, a iniciação no feminino não é a última tarefa dos homens na meia-idade. É apenas a primeira de três iniciações dos homens; o primeiro passo de uma jornada bem mais longa.

3

As orelhas do rei:
a sombra do patriarca

AS ORELHAS DO REI*

(EUROPA)

Era uma vez um rei poderoso que tinha tudo o que um homem poderia desejar. Somente uma coisa o incomodava: ele tinha orelhas de bode! O rei escondia cuidadosamente a sua deformidade embaixo de uma linda coroa, temendo que, se as pessoas a descobrissem, rissem dele e desafiassem sua autoridade. No entanto, como qualquer homem, o rei tinha de cortar os cabelos de vez em quando. Toda vez que um barbeiro vinha ao palácio para isso, acontecia a mesma coisa: o rei tirava a coroa, revelando suas orelhas de bode, e o perplexo barbeiro exclamava:

– Oh, majestade! Tendes orelhas de bode!

O rei franzia a testa, muito irritado, mas deixava o homem cortar seu cabelo. Quando o barbeiro terminava, o rei perguntava:

– Que tal estou?

Todos os barbeiros deixavam escapar:

– Majestade, estais muito bem; exceto pelas orelhas de bode.

Ao ouvir isso, o rei puxava a espada e matava o homem na mesma hora.

Todos os barbeiros se apavoravam com a possbilidade de serem chamados ao palácio, temendo por sua vida. Eles se preocupavam

---

* A história foi adaptada do conto galês "As orelhas da lebre", em Sheppard-Jones (1978), e do conto iugoslavo "As orelhas do czar", em Curcija-Prodanovic (1957). É uma história do Tipo 682 no índice de contos de fadas de Aarne-Thompson (1961).

tanto que emagreciam e paravam de cantar, o que era uma grande infelicidade, pois os barbeiros eram os melhores músicos daquela terra.

Certo dia, um mestre barbeiro foi chamado para cortar o cabelo do rei. Aterrorizado, o homem foi se deitar, tremendo da cabeça aos pés. Chamou seu aprendiz e pediu que o jovem fosse em seu lugar. O mestre barbeiro foi odiado por enviar um jovem para morte tão prematura, mas o mestre não estava com a menor vontade de morrer. Relutante, o aprendiz apanhou suas ferramentas e foi ao palácio, decidido a permanecer vivo.

O rei saudou o jovem barbeiro, e tirou a coroa real. As orelhas de bode saltaram, e o aprendiz quase exclamou "Ih, majestade, tendes orelhas de bode", mas mordeu a língua e ficou calado. O rei ficou espantado. O rapaz cortou o cabelo do rei, e este se olhou no espelho. E aí fez a pergunta:

– Jovem, diga-me: que tal estou?

O aprendiz mordeu a língua de novo, e disse apenas:

– Majestade, estais muito bem.

O rei ficou encantado com a resposta.

– Gostei de seu trabalho – disse ele ao jovem. – De agora em diante, cortarás o meu cabelo.

Deu ao jovem barbeiro um saco de ouro e mandou-o de volta para casa.

O rapaz jamais tinha visto tanto dinheiro em toda a sua vida! Correu para casa e contou ao mestre que havia cortado o cabelo do rei – mas não disse nada sobre as orelhas do monarca. Todos os meses, o jovem cortava o cabelo do rei e voltava para casa com mais um saco cheio de ouro. No entanto, com o passar do tempo, o aprendiz foi emagrecendo, definhando e empalidecendo cada vez mais. O mestre notou que a saúde do jovem estava muito ruim e chamou um médico.

Este examinou o rapaz e disse:

– Se não estou enganado, você está guardando um segredo que o está devorando. Deve contá-lo a alguém, ou morrerá.

– Mas eu não posso contar a ninguém! – exclamou o aprendiz.

– Se não quiser me contar – disse o médico –, talvez possa contar a seu mestre ou a um padre.

– Não posso – insistiu o pobre jovem.

– Olhe, é muito sério – ponderou o médico.

Pensou um pouco, e disse:

– Cave um buraco no chão, e conte o segredo ao buraco. Assim, ficará curado.

Quando o médico foi embora, o aprendiz foi ao mato, cavou um buraco muito fundo e sussurrou bem baixinho:

– O rei tem orelhas de bode...

Imediatamente, sentiu sua ansiedade desaparecer. Então, disse um pouco mais alto:

– O rei tem orelhas de bode!

O jovem sentiu suas forças voltando, e gritou para a terra:

– O REI TEM ORELHAS DE BODE!

Sentiu um grande alívio e voltou para casa, completamente curado.

Brotou um bambusal na terra onde o jovem havia revelado o segredo. Um dia, passou por ali um grupo de pastores conduzindo seus rebanhos.

– Aqueles bambus darão ótimas flautas! – exclamaram os meninos.

Cortaram diversos caniços, fizeram flautas com eles e saíram tocando. Mas o único som que saía era:

– *O rei tem orelhas de bode! O rei tem orelhas de bode!*

Depois de um momento de surpresa, os meninos sopraram novamente as flautas e saíram as mesmas palavras:

– *O rei tem orelhas de bode! O rei tem orelhas de bode!*

Os pastores rolaram de rir pelo chão e correram para casa, tocando suas estranhas flautas para todo o mundo escutar. Daí a pouco, todo o povo estava rindo; o rei logo ouviu falar daquilo.

Enfurecido, mandou chamar o barbeiro.

– Como ousas revelar o meu segredo? – bradou o rei. – Prepara-te para morrer!

E puxou a espada.

– Mas eu não contei a ninguém! – protestou o jovem.

– Então, como é que todo o mundo está rindo de mim? – perguntou o rei.

– Não sei! – disse o rapaz, sentindo-se infeliz. – Eu fiquei doente por guardar vosso segredo e o médico me disse para contá-lo a alguém, senão eu morreria. Eu disse que não poderia revelar o segredo a ninguém, e ele então me disse para contá-lo para a terra. Foi o que fiz. Cavei um buraco no meio do mato e disse: *O rei tem orelhas de bode!* Depois cobri o buraco e fui embora!

O rei se deteve. Ele era muito temperamental, mas também era um homem justo. Assim, mandou chamar o povo da cidade e perguntou por que estavam falando de suas orelhas.

– Ah, muitas crianças da cidade estão tocando flautas e as flautas dizem: "O rei tem orelhas de bode!" – responderam todos.

47

O rei mandou chamar as crianças, e os meninos pastores lhe mostraram as estranhas flautas.

– Cortamos os bambus no meio do mato – explicaram e contaram onde era o bambusal.

– Bem onde contei o meu segredo! – gritou o barbeiro.

O rei foi até a floresta com o barbeiro para se certificar do que os garotos haviam lhe contado. O jovem mostrou o local onde havia brotado o bambusal; o rei cortou uma haste e fez uma flauta. Soprou e saíram as palavras:

– *O rei tem orelhas de bode! O rei tem orelhas de bode!*

– Então as crianças disseram a verdade! – exclamou o rei.

E suspirou:

– Até a terra sabe o meu segredo e conta pra todo o mundo...

Contudo, o monarca também sorriu. Sentia-se aliviado porque já não tinha mais um segredo. E mais, embora o povo risse de suas orelhas, todos continuavam a obedecer a suas ordens. Assim, o rei também passou a fazer brincadeira com suas orelhas e nomeou o jovem Barbeiro Real. E o rei e o barbeiro viveram felizes por muitos e muitos anos.

A sombra do patriarca

A vergonha do patriarca

A história começa com o protagonista, um poderoso rei; mais uma vez, o monarca representa a autoridade e a honra que os homens costumam procurar na juventude. No entanto, o conto também revela um vergonhoso segredo por trás do poder e da glória do rei: sob a coroa, ele tem orelhas de bode! O humilhante segredo do monarca simboliza uma verdade profunda sobre os homens nas culturas patriarcais – eles sofrem de vergonhas ocultas, um aspecto sobre o qual Francis Weller discorre com eloqüência no ensaio *To Be a Man*. Para seguir o ideal heróico, os homens negam seus medos e dores, minimizam os riscos de seus esforços e superestimam suas capacidades. A conseqüência é o famoso machismo dos jovens e a arrogante soberba dos patriarcas. Poucos homens realmente atingem seu ideal heróico; os homens se envergonham de suas falhas. As orelhas deformadas do rei, ocultas pela coroa, ilustram essa vergonha masculina secreta. Em casos extremos, eles sofrem da "síndrome do impostor", em que um homem exteriormente bem-sucedido receia não merecer o reconhecimento, acreditando que um dia será descoberto e considerado uma fraude. É mais comum sonharem que são apanhados nus em público, ou fazendo exames para os quais não estão preparados.

Este rei tem orelhas de bode, animal simbólico. A tradição cristã o associa ao demônio e à bruxaria. Assim, o bode representa o lado sombrio da vida. (Provavelmente, os ouvintes desse conto europeu conheciam o simbolismo cristão.) Em outras versões da história, o rei tem orelhas de burro, um animal também associado ao demônio no folclore europeu. Ao esconder suas orelhas de bode, o rei oculta seu lado demoníaco. Psicologicamente, luta com sua sombra, assim como o sultão enfrenta o cozinheiro canibal e o rei feiticeiro se engalfinha com a raiva e a inveja.

Inicialmente o rei nega sua sombra e mata todos os barbeiros que mencionam suas orelhas, usando a violência para defender a própria dignidade. É uma história inteligente, pois os heróis e patriarcas normalmente usam a força para defender sua "honra". Esse tema da violência vem de muito longe na literatura. Na *Ilíada*, os gregos antigos saquearam Tróia para vingar sua honra quando o príncipe Páris fugiu com Helena, esposa de Menelau, o rei grego. Mil anos depois, as histórias medievais romantizavam os cavaleiros e seus combates mortais em defesa da honra; séculos depois, os fuzileiros norte-americanos repetiam o mesmo drama. As feministas já mostraram a violência que se esconde sob os ideais heróicos e patriarcais da masculinidade. "As orelhas do rei" vem acrescentar o fato de essa violência vir de um orgulho ferido, alimentado pela vergonha secreta dos homens. Eles não gostam da violência nem são brutais por natureza – tornam-se violentos por desespero, quando o segredo humilhante é exposto.

O rei poupa o barbeiro, porque o aprendiz silencia sobre suas orelhas de bode. Contudo, o jovem começa a fenecer. O segredo é destrutivo, um detalhe simbólico. A prática dos homens, de esconder seu medo e vulnerabilidade, não é nada saudável – não apenas para eles mesmos, mas para todos em seu redor. Isso ocorre principalmente nos círculos de família. Muitos filhos conhecem os lados sombrios e vergonhosos de seus pais e, como o jovem barbeiro, mantêm silêncio a respeito. O segredo pode ser o alcoolismo do pai, seus ataques violentos de cólera ou o fato de ser dominado pela esposa. Ter conhecimento de algo de que não se fala corrói a confiança do filho em seu pai e prejudica o senso de masculinidade do jovem. Psicologicamente os filhos se abatem, como o barbeiro da história.

O enfrentamento da vergonha

Um dia o segredo do rei se revela. As crianças tocam flautas que proclamam por todos os cantos: *O rei tem orelhas de bode! O rei tem orelhas de bode!* As risadas humilham o poderoso rei, ameaçando sua posição patriarcal, arrogante. Vimos algo semelhante nos dois capítulos anteriores, em que o rei feiticeiro é derrotado e enviado à prisão, e o sultão, capturado no poço do restaurante. Em outros contos de homens o tema é recorrente, como a história judaica "O sonho do rei" ou o conto russo "O czar e o anjo". Essas histórias mostram homens poderosos sucumbindo no auge de sua fama e autoridade, ilustrando a maneira como os sonhos heróicos e as ambições patriarcais dos homens entram em crise na meia-idade. A calamidade obriga-os a enfrentar seus medos e vulnerabilidade, e a conseqüência em geral é uma crise. No entanto, o processo que conduz à crise é sutil, pois os ideais heróicos e as tradições patriarcais entram lentamente em decadência na vida dos homens, por desgastes e desilusões.

Humilhado pelas flautas mágicas, o rei ameaça matar o jovem barbeiro. É o mesmo drama edipiano que vimos em "O rei feiticeiro", em que o pai enfurecido promete matar seu filho. O barbeiro não é filho do rei, mas o conflito ocorre entre a figura de um pai e a de um filho. Felizmente, em "As orelhas do rei" o enredo caminha para uma solução saudável da batalha edipiana. Em vez de sucumbir à fúria, o rei percebe o equívoco de seu comportamento, admitindo a inutilidade de sua arrogância. Com isso pára de matar sucessivamente os barbeiros e até recompensa magnificamente o jovem. Ele se transforma, e desiste de sua arrogância patriarcal. Enfrenta sua sombra e consegue entender-se com ela.

Outros contos de homens, como "O rei que queria ser mais forte do que o destino", da Índia, a história judaica "O avarento", ou "Sonhos", da China, dão ênfase a esse mesmo aspecto: enfrentar a si mesmo e conseguir provocar mudanças são questões essenciais, para que os homens possam amadurecer e envelhecer sábios, em vez de rígidos e amargurados. Os homens que identificam a sombra na meia-idade são mais estáveis psicologicamente e também mais satisfeitos do que aqueles que não o fazem.[1]

---

1. Discuto a questão em *Once Upon a Midlife*. Ver também Mussen e Haan (1982), Vaillant (1977), Vaillant e Milofsky (1980).

É significativo que não haja mulheres em "As orelhas do rei". Ao contrário de "O lenço do sultão", em que o governante é salvo pela esposa, o rei com orelhas de bode recebe ajuda de um jovem, não de uma mulher. A história enfoca os homens e o masculino, não a mulher e o feminino, permitindo, assim, uma boa compreensão. Quando os homens lutam contra sua vergonha interior, não aceitam a ajuda das mulheres. Nessa fase, se as esposas, mães, filhas e amantes perguntam a eles o que está acontecendo, ficam suscetíveis, mal-humorados e enfurecidos, como adolescentes. Revelar a vergonha oculta para as mulheres é intolerável para homens de qualquer idade. Somente outros homens podem curar a secreta vergonha masculina; as mulheres devem apenas esperar que a fase passe. "As orelhas do rei" mostra um jovem redimindo o rei; outras histórias repetem o tema. É outro drama arquetípico, envolvendo a figura de um pai ferido, curado pelo filho. Abordamos este tema ao mencionar a lenda de Parsifal no primeiro capítulo. Ali, o rei pescador, guardião do Santo Graal, sofre de uma ferida que jamais sara, porém é finalmente curada por Parsifal, o jovem cavaleiro inocente. Aqui, o rei com orelhas de bode está ferido pela vergonha oculta e encontra alívio por meio do jovem barbeiro. O tema reaparece na trilogia do cinema *Guerra nas estrelas*, em que o vilão Darth Vader é redimido por seu filho, Luke Skywalker. O jovem, no último instante, ajuda o pai a repudiar os poderes do mal.

Esta abordagem nos proporciona uma compreensão psicológica. Os pais muitas vezes são rejuvenescidos por seus filhos (ou netos). Inspirados pela admiração e necessidade que os filhos têm deles, muitos homens aproveitam a oportunidade, elaborando seus problemas pessoais. Tornam-se, então, indivíduos mais integrados e proporcionam aos filhos o que não receberam de seus próprios pais: apoio e afeto. Nesse processo, os homens tratam das próprias feridas. Algo semelhante acontece com mentores e professores, que são revitalizados pelo entusiasmo juvenil de seus discípulos. Contudo, antes que um homem de meia-idade seja curado, deverá engolir a arrogância patriarcal e abrir-se às convicções e críticas dos homens mais jovens. O rei com orelhas de bode elucida esse aspecto: apesar de sua raiva, contém a vontade de matar o rapaz, dando-lhe uma chance de se explicar, e vai até o mato para verificar por si mesmo. É o contrário do que acontece com o rei feiticeiro, que não suporta a idéia de aprender com o filho.

Além do patriarca

Podemos ainda analisar o rei e o barbeiro de outra maneira. O monarca também pode ser um símbolo do ego masculino amadurecido, acostumado a comandar a psique. O jovem barbeiro personificaria, então, uma nova energia masculina que surge do inconsciente. Na verdade, "As orelhas do rei" mostra que o barbeiro representa um novo tipo de vitalidade masculina, distinto da imagem heróica e patriarcal da masculinidade. O conto nos proporciona diversas pistas curiosas sobre o que envolve esta nova energia masculina.

A primeira vem do fato de que o segredo do rei é exposto pelas flautas feitas do bambu que nasceu no mato. Embora diferentes versões da história venham de locais distintos da Europa, todas contêm este detalhe, mostrando que há um significado. Naturalmente, os patriarcas estão associados a cidades e Estados; não é de surpreender que as opções venham do mato e da natureza. A combinação de música, orelhas de bode e mato também nos trazem a imagem de Pã, o sátiro com pés de bode da mitologia pagã. Pã vive nos bosques, e simboliza uma selvagem energia masculina do inconsciente. Será que ele representa uma outra opção para o ideal patriarcal de masculinidade? Uma terceira pista sugere que sim. O jovem que ajuda o rei é um barbeiro, que corta os cabelos dos homens – lida com pêlos. Os pêlos simbolizam a associação dos homens com os instintos selvagens e animais, como explica Robert Bly em *Iron John*. A palavra "barbeiro" vem do latim *barba* e se relaciona a bárbaro, um ser peludo, como Pã. Uma última pista sobre a nova imagem da energia masculina gira em torno de outro significado para as orelhas de bode do rei. Na tradição européia, os bobos ou truões usam bonés com orelhas de animal, costume que provavelmente os ouvintes da história conheciam. Assim, a história insinua que o arquétipo do bobo ou truão se esconde por trás do patriarca, assim como as orelhas de bode estavam escondidas sob a coroa!

"As orelhas do rei" não oferece nenhuma conclusão definitiva sobre um novo tipo de energia masculina não-patriarcal. O conto dá algumas pistas mas, paralelamente a outros contos de homens, emerge um quadro mais completo – e bem mais surpreendente!

4

O presente do Vento Norte:
a opressão dos homens
e o selvagem

O PRESENTE DO
VENTO NORTE*

(ITÁLIA)

Era uma vez um lavrador tão pobre, que mal conseguia alimentar sua mulher e seus três filhos. Ele trabalhava da aurora ao crepúsculo, mas no momento da colheita, o Vento Norte soprava nos campos e destruía toda a safra. Um dia, o camponês perdeu a paciência.

– O Vento Norte está me arruinando! – gritou, irado. – Vou exigir justiça!

E saiu de casa. Caminhou muito, até chegar ao castelo do Vento Norte; ali, bateu na porta. A mulher do Vento abriu e deixou-o entrar, explicando que o marido não estava em casa, mas voltaria logo. Daí a pouco, o Vento Norte apareceu e o lavrador o cumprimentou.

– Bom dia, como vai o senhor?

– Bom dia para você também – replicou o Vento Norte. – Mas quem é você?

– Sou um lavrador e toda vez que chega a época da colheita, o senhor sopra e estraga tudo – disse. – Por sua causa, a minha família está passando fome. Por isso vim lhe pedir para arrumar tudo o que estragou.

---

* A história é de Calvino (1980). Um conto quase idêntico vem da África, a história Ashanti "Como as crianças começaram a apanhar", em Radin (1952).

O Vento Norte gostou do jeito do homem e perguntou:

– Mas... o que você quer que eu faça?

O lavrador mexeu a cabeça e disse:

– Isso é o senhor quem decide.

O Vento Norte pensou um pouco, foi buscar uma caixa e deu-a ao camponês:

– Esta caixa é mágica. Ela lhe dará comida sempre que a abrir. Mas não conte a ninguém sobre a mágica, senão irá perdê-la.

O lavrador ficou muito contente, agradeceu ao Vento Norte e tomou o caminho de casa. No trajeto, parou na beira da estrada, desejou comer e abriu a caixa. No mesmo instante, apareceu uma mesa, cheia de queijos, pão, lingüiças e vinho. O fazendeiro comeu, muito satisfeito, e depois fechou a caixa. A comida desapareceu e ele retomou a caminhada.

Ao chegar em casa, a família correu para encontrá-lo. Perguntaram sobre a viagem, e ele contou o que havia acontecido e falou sobre a caixa mágica. Pediu em voz alta um jantar, abriu a caixa e de repente a mesa da cozinha cobriu-se de assados, saladas, bolos e queijos. O lavrador disse à mulher para não mencionar a caixa mágica a ninguém.

– E, principalmente, não vá contar ao padre!

O vigário era o senhorio, um homem avarento.

No dia seguinte, o padre chamou a mulher do lavrador e perguntou sobre a viagem de seu marido. Era um padre muito charmoso e encantador. Daí a pouco, a esposa do lavrador mencionou a caixa mágica. Imediatamente, o vigário mandou chamar o lavrador e exigiu a caixa.

– Mas... se eu lhe der a minha caixa mágica, ficarei sem nada! – protestou o camponês. – Minha família vai passar novamente...

O padre fez ameaças veladas sobre expulsão e prometeu toneladas de grãos em troca da caixa. Por fim, o lavrador entregou a caixa mágica. No dia seguinte, o padre mandou entregar alguns sacos de sementes apodrecidas ao camponês; assim, o pobre homem não prosperou em sua vida.

Depois de algum tempo, o camponês reuniu toda a coragem e voltou ao castelo do Vento Norte.

– Você, de novo! – exclamou o Vento Norte ao ver o camponês.

O lavrador explicou como perdera a caixa mágica, mas o Vento Norte apenas franziu o sobrolho.

– Eu lhe disse para manter o segredo. Agora, vá embora, porque não lhe darei mais nada...

O pobre lavrador implorou:

– O senhor é a minha última esperança! Além do mais, foi o senhor que arruinou a minha plantação!

O Vento Norte cedeu, foi lá dentro e voltou com uma esplêndida caixa dourada.

– Vou ajudá-lo mais uma vez – disse ele. – Mas não abra esta caixa se não estiver morto de fome!

O camponês agradeceu ao Vento Norte e seguiu seu caminho. Quando estava quase chegando, sentiu muita fome, desejou uma boa refeição e abriu a caixa. Na mesma hora, um bandido saltou da caixa brandindo um porrete e começou a bater no lavrador. Ele corria em todas as direções, mas não conseguia escapar do atacante. Por fim, conseguiu fechar a caixa dourada e o bandido sumiu. Machucado e mancando, o camponês voltou para casa.

A mulher e os filhos rapidamente se reuniram em volta dele, perguntando o que havia recebido do Vento Norte.

– É uma coisa mais maravilhosa ainda do que o último presente! – disse o camponês.

E disse a todos para sentarem em volta da mesa. Abriu a caixa dourada e saiu muito depressa da sala. Dois bandidos saltaram da caixa mágica e começaram a dar uma surra na mulher e nas crianças. Depois de alguns instantes, o lavrador voltou, fechou a tampa da caixa e os atacantes desapareceram.

O camponês disse então para a mulher:

– Amanhã você vai até o padre, conta a ele que tenho um presente ainda melhor do que o outro. E não diga mais nenhuma palavra!

A mulher compreendeu. No dia seguinte, visitou o padre e se gabou do novo presente que o marido recebera do Vento Norte. O padre mandou chamar o lavrador, e pediu a caixa dourada.

O agricultor protestou:

– Se eu lhe der a minha nova caixa mágica ficarei sem nada para minha família novamente! – mas mostrou a caixa dourada ao padre.

– Eu quero esta caixa! – exclamou o vigário, cobiçosamente.

Prometeu devolver ao camponês a outra caixa e tudo o mais que ele desejasse. Mostrando muita relutância, o lavrador concordou, mas advertiu o padre:

– Mas só abra a caixa se estiver morrendo de fome!

Os dois trocaram as caixas e o padre acariciou com volúpia seu novo tesouro. O bispo viria visitá-lo no dia seguinte e, assim, o vigário resolveu esperar para usar a caixa nova.

– Quando todos estiverem morrendo de fome – pensou ele –,

abrirei a caixa mágica. Servirei um almoço maravilhoso para o bispo! Acho que até serei promovido!

No dia seguinte, chegou o bispo com seu séquito. Depois de rezarem todas as missas, os prelados famintos se reuniram na sala de jantar. O vigário trouxe a caixa mágica e abriu a tampa. No mesmo instante saltaram seis homens com bastões nas mãos, e começaram a bater nos padres. Eles berravam suplicando misericórdia e rezavam pedindo ajuda, mas os bandidos continuavam batendo. O lavrador, que estava olhando de uma janela, deslizou para dentro da casa e fechou a caixa mágica. Os rufiões desapareceram e o camponês voltou para casa com sua caixa dourada.

Dali em diante o vigário nunca mais incomodou o camponês, que passou a guardar muito bem seus tesouros mágicos. Assim, o lavrador e a família viveram muito confortavelmente pelo resto de seus dias.

A opressão dos homens e o selvagem

A opressão dos homens

Ao contrário dos monarcas dos três primeiros capítulos, o protagonista desta história é um camponês, homem de uma camada bem mais baixa da sociedade, e submetido a um grande número de opressões. O Vento Norte congela suas colheitas, a esposa não ouve suas advertências e o senhorio o intimida. A história revela um tema importante: nem todos os homens se tornam heróis ou patriarcas na meia-idade – na verdade, muito poucos. A maioria deles trabalha subordinados a chefes e patrões e muitos são explorados como o pobre lavrador. Como as mulheres, os homens também estão sujeitos a certas formas de opressão na sociedade patriarcal – algumas são enfatizadas por Aaron Kipnis, em seu *Knights Without Armor*, e Mark Gerzon, em *A Choice of Heroes*.

Sem ter a valentia e a autoconfiança dos heróis, o camponês simboliza três grupos de homens do presente. Os primeiros são aqueles que foram feridos pela vida. São homens que tiveram uma infância penosa, sofrem de depressão ou alcoolismo, duvidam dos próprios méritos e jamais conseguem se afirmar. Estes não tiveram na infância modelos de força masculina, porque em geral seus pais eram fracos ou ausentes. Como adultos, muitos homens também vivenciam situações sociais ou econômicas que os oprimem, sem ter oportunidades para desenvolver seus talentos. Isso ocorre especialmente com os homens de grupos minoritários – por exemplo, os "homens de cor". Claudicantes por traumas da infância, atacados pelos preconceitos ou desmoralizados pela pobreza, esses homens feridos lutam para sobreviver, como o pobre lavrador.

Este camponês também representa um segundo grupo de homens – indivíduos que rejeitam conscientemente os papéis masculinos tradicionais e conscientemente dão preferência a seu lado feminino, expressando os sentimentos, a intuição, o carinho e a sensibilidade. Em geral, esse grupo abrange artistas, pacifistas, curadores e homossexuais. Muitos são influenciados pelo moderno feminismo, que revela o desagradável abuso das mulheres pelos homens e a secreta associação entre a guerra e a psicologia masculina. Esses homens celebram a importância da deusa, respeitam o feminino e, muitas vezes, perdem o contato com seus instintos masculinos.

A terceira categoria de homens talvez seja a maior: são os "gentis homens" educados para evitar lutas, não dizer palavrões e trabalhar duro. Vestem-se muito corretamente, levam os filhos à escola e dominam sua raiva contra os patrões ou chefes: refletem o guerreiro ideal. Os filmes mais recentes de Hollywood acenam a mudança para papéis masculinos mais delicados, mais "civilizados". No passado, atores como Clark Gable e John Wayne eram líderes, a imagem heróica de homens autoconfiantes e agressivos. Uma nova geração de protagonistas do sexo masculino substituiu as figuras dos machões. William Hurt, Woody Allen, Kevin Costner e outros desses "novos homens" são sensíveis, se questionam e alguns expõem sua fragilidade.

Homens feridos, homens não-tradicionais e homens gentis têm uma coisa em comum com o pobre camponês: todos perderam o contato com sua energia masculina. Robert Bly descreve com eloqüência a questão. Embora tenha adotado com entusiasmo a busca por uma forma gentil da masculinidade há alguns anos, Bly questiona hoje os efeitos da "domesticação" dos homens. Hoje, argumenta ele, os homens se tornaram desesperados e irados precisamente por terem renunciado à valentia masculina. Outros escritores concordam com ele, como Sam Keen, em *Fire in the Belly*, Eugene Monick, em *Phallos: Sacred Image of the Masculine* (O falo: imagem sacra do masculino) e James Wyly, em *The Phallic Quest* (A busca fálica). Eles insistem em que os homens devem recuperar sua vitalidade masculina original – "O presente do Vento Norte" mostra como fazer isto.

A liberação dos homens

Depois de anos e anos de sofrimento, o camponês finalmente se enfurece com a situação e sai à procura do Vento Norte. Seu objetivo é simbólico: na mitologia, pelo mundo afora, os espíritos do vento são quase sempre masculinos. Ao sair em busca do Vento Norte, o camponês procura uma força arquetípica masculina, exatamente aquilo que precisa. O Vento responde afirmativamente e dá ao pobre homem uma caixa mágica que produz alimento. O presente pode parecer a simples realização de um desejo, o sonho de um homem fracassado que enfim tem um golpe de sorte. No entanto, se fosse apenas a realização de um desejo, a história acabaria por aqui – e este conto conduz a fatos mais importantes.

O Vento Norte adverte o camponês para manter o segredo da caixa mágica, mas este conta à mulher, que conta ao padre – e o lavrador perde a caixa. Ele não consegue manter um segredo, não tem a disciplina masculina. Pior ainda: quando o padre ameaça expulsá-lo e exige a caixa mágica, o camponês se entrega. Observe-se que, com o presente do Vento Norte, ele já não precisaria mais trabalhar, o que significa que as ameaças do padre eram inúteis. Mas o lavrador é muito fraco para perceber isso. Psicologicamente, o conto é bastante preciso. Na vida real, muitos homens encontram tesouros – conseguem concluir um negócio complicado ou aperfeiçoam processos de fabricação, por exemplo – apenas para ter seu crédito roubado por chefes ou patrões inescrupulosos. Uma forma de opressão mais sutil, mas igualmente destrutiva, ocorre *dentro* de cada homem. Muitos carregam um superego sufocante, um pai ou mãe internalizado que o critica e incomoda sucessivamente, como o vigário, que intimida o camponês. Um superego desse tipo rouba toda a alegria da vida de um homem, de tal forma que seu trabalho e sucesso lhe trazem pouca satisfação. Como o pobre camponês, esses homens sofrem sufocados por um senhorio opressor – porém interno.

Felizmente, o lavrador não se desespera com a perda de sua caixa mágica de comida. A perseverança é uma virtude que ele demonstra desde o início – plantando ano após ano, mesmo sabendo que o Vento

Norte arruinaria todas as safras. O camponês reúne toda a sua coragem e volta ao Vento Norte com um segundo pedido de ajuda. Desta vez, o Vento Norte faz uma pequena "travessura" com o lavrador, dando-lhe uma caixa que parece muito melhor do que a primeira. Na prática, o camponês descobre que a caixa contém bandidos, e não comida. Os bandidos são muito simbólicos.

O bárbaro versus o selvagem

Depois de apanhar dos bandidos, o camponês volta para casa e solta-os em cima da família. É algo brutal, mas a história é bastante honesta. Os bandidos são um bom símbolo da fúria de um homem; o camponês tem bons motivos para estar furioso: durante anos foi oprimido pelo senhorio e pelo Vento Norte, com pouca esperança de mudar a situação. Como muitos homens em empregos que são verdadeiros becos sem saída ou em casamentos infelizes, o lavrador também sufoca sua frustração. Assim, quando surge a cólera, ela é explosiva: os bandidos saltam da caixa e batem no camponês e em sua família. Na vida real, muitos homens fazem coisas semelhantes e descarregam a fúria em relação ao mundo nos alvos mais fáceis e mais próximos: a esposa e os filhos.

A violência dos bandidos torna-os figuras bárbaras e selvagens, que inicialmente se parecem com o que Robert Bly chamou de "homem selvagem" que encarna o masculino profundo. Bly descreve este selvagem como a energia masculina primordial normalmente inibida pelas regras do comportamento social, e estão enterradas no fundo do inconsciente dos homens (daí o masculino *profundo*). Escondidos em uma caixa dourada, os bandidos parecem caber na definição de Robert Bly. São bárbaros reprimidos pela convenção social, ocultos sob uma bela fachada. Certamente, muitos temem que a brutalidade se esconda no âmago da psique masculina e que os homens sejam inerentemente violentos, apesar de seu cavalheirismo superficial. Muitas feministas expressam de maneira eloqüente esse medo e identificam os homens como agentes primordiais da guerra, da violação e do assassinato. Até os homens muitas vezes temem a própria fúria. Diversas histórias de homens mostram também como homens frágeis de repente se tornam violentos, após anos de frustração silenciosa, como em "Conversa de bicho e a esposa intrometida", da Itália, "As linguagens dos animais", da Alemanha, "O homem e a cobra". da África, e "Shemiaka, o juiz", da Rússia. Essas histórias são perturbadoras, porque aparentemente expõem a violência masculina. Examinados com maior atenção, revelam-se algo totalmente diferentes, como ilustra "O presente do Vento Norte".

Na história, o camponês deixa os bandidos baterem em sua família durante pouco tempo apenas – depois, fecha a caixa e controla a violência. O mais importante é que ele volta sua agressividade para o padre, que é uma "vítima mais adequada". O bispo também recebe uma grande surra que pode até parecer exagerada, mas o prelado não é inocente: como superior do vigário, não fez nada para evitar seus abusos de poder. A mensagem final da história é que os homens devem dirigir sua fúria contra os alvos justificáveis, como patrões e chefes que exorbitam, instituições opressivas e tradições patriarcais sufocantes. O conto não estimula os homens a simplesmente explodir com a raiva, tornando-se bárbaros. Depois da primeira vez, o camponês realmente faz os bandidos pararem de bater em sua família e chega a poupar o padre, quando este aprende a lição. A história insiste em que os homens dominem a cólera e a agressividade de maneira construtiva. Aprendendo isso, o camponês vive feliz para sempre com sua família.

O conto ilustra um aspecto importante mostrado por Robert Bly: o homem selvagem *não é* um bárbaro. Os críticos do movimento dos homens em geral confundem os dois e consideram o homem selvagem como um bárbaro primitivo e violento. Aqui, a história do camponês distingue o selvagem do bárbaro, esclarecendo a relação entre ambos. Os bandidos da caixa mágica são evidentemente bárbaros, pois batem em todos a sua volta sem pensar. O Vento Norte, ao contrário, não é um bárbaro: ele ajuda, é afetuoso e generoso, procurando ajudar o pobre camponês com as duas caixas mágicas.

O relacionamento entre o Vento Norte e os bandidos violentos é interessante: os bandidos são o segundo presente do Vento Norte ao lavrador. Portanto, a barbárie deles representa parte do Vento Norte. Contudo, apenas uma parte da personalidade mais complexa do Vento Norte, que também é prestativo e carinhoso.

O homem carinhoso

A ordem em que o Vento Norte dá seus presentes ao lavrador também é bastante simbólica. Primeiro a caixa de comida, depois os bandidos: o Vento Norte é, em primeiro lugar, carinhoso e, em segundo, violento. Além do mais, ao dar a caixa com os bandidos ao camponês, ele tentou ensinar uma lição sobre cuidar de si mesmo – nessa segunda oferta, o presente violento, há uma atitude generosa e útil do Vento Norte. Histórias como "A mesa dos desejos, o asno de ouro e o porrete no saco", da coleção dos irmãos Grimm, "Irmão Lustig", da Alemanha (discutido nos Capítulos 7 e 8) e "Vá não sei para onde", da Rússia (discutido nos Capítulos 9 e 10) retratam homens que recebem tesouros mágicos de figuras de homens poderosos, sendo os primeiros afetivos e os segundos, violentos.

O fato de o Vento Norte ser essencialmente provedor parece surpreendente, pois o estereótipo da masculinidade primitiva é o do bárbaro. No folclore italiano, o Vento Norte em geral é considerado destrutivo, por sua associação com as tempestades de inverno e com os bárbaros do Norte. A história aqui descreve o estereótipo da violência primitiva dos homens, sendo o Vento Norte bom e afetuoso. Robert Bly se refere a essas figuras afetuosas de homens como "homens mães" – uma expressão um tanto infeliz, pois implica que o provedor é um terreno da mãe; na verdade, o homem carinhoso e generoso é uma figura antiga e arquetípica.

Nas culturas da maior parte da civilização, o primeiro e mais importante papel do homem é o de provedor, como sublinha David Gilmore em seu livro *Manhood in the Making* (A masculinidade em fabricação). Os homens trabalham horas a fio e empreendem aventuras arriscadas para levar comida a suas famílias, em caçadas perigosas ou pescarias em mar aberto. Em compensação, o papel de guerreiro é episódico e secundário, como demonstram as sociedades aborígenes. Em muitas tribos da Nova Guiné e na selva amazônica, a vida da aldeia está centrada em torno de um "grande homem", que é o chefe, escolhido em virtude de seu talento e competência. Ele organiza a defesa da aldeia quando necessário e age como chefe-guerreiro quando preciso. Contudo, a maior parte de seu tempo e esforço é despendida na coordenação das atividades da agricultura e da caça e pesca. Ele é o responsável pelo alimento e sua distribuição, e deve certificar-se de que ninguém passa fome. Antes de tudo, é um provedor, para depois ser um guerreiro. Além do mais, usa a sua autoridade para reunir recursos simplesmente para dá-los a seu povo. Seu poder e seu prestígio dependem de sua generosidade.

A base afetuosa da psique masculina é esquecida na cultura moderna, em parte porque o papel de provedor dos homens tornou-se abstrato e intangível. Hoje, os homens trazem para casa apenas um cheque cheio de números em um pedaço de papel – já não retornam mais com um javali ou um bisão, caçado por eles mesmos. Assim, os filhos não têm provas concretas da vitalidade provedora de seus pais.

Ao enfatizar o aspecto provedor e acariciante da energia masculina, "O presente do Vento Norte" suaviza os temores de que os homens sejam inerentemente violentos e embrutecidos. A história mostra que os homens se tornam violentos quando se sentem oprimidos, como o camponês explorado pelo dono da terra. Entretanto, no fundo, a alma dos homens é afetuosa, como o Vento Norte com seus presentes úteis e engenhosos.

O Vento Norte e o masculino profundo

Embora generoso e carinhoso, o Vento Norte perpetua-se como força masculina e selvagem – o que fica claro quando nos lembramos de que é um espírito do clima tempestuoso e selvagem do inverno. O Vento Norte é um selvagem.

Além disso, como observaram Joseph Campbell e Mircea Eliade, os espíritos da tempestade, como o Vento Norte, representam antigas figuras masculinas, *das quais se originaram os deuses patriarcais*. No panteão grego, Zeus, o patriarca regente, começou como deus da tempestade; o relâmpago era sua arma. Entre os antigos peruanos, Viracocha era a divindade suprema; também começou como deus da tempestade, como Zeus. O mesmo se dá em relação a Odin, o principal deus dos nórdicos, Nyame, o criador dos ashantis na África e Iavé, na tradição judaica.

A violência dos deuses da tempestade é evidente, mas seu poder como provedores é igualmente importante. Nas histórias da criação dos gregos e dos hebreus, um vento divino soprava sobre as águas primordiais, gerando a vida. Da mesma forma, no folclore dos índios norte-americanos, um vento divino fertilizava a terra ou a primeira mulher, gerando plantas, animais e pessoas. Os espíritos do vento são geradores e selvagens, carinhosos e agressivos, como o Vento Norte.

Mais antigos do que os deuses patriarcais, o Vento Norte representa uma força masculina selvagem, esquecida. Esta é a definição do masculino profundo. (O conto enfatiza a natureza "profunda" do Vento Norte, declarando que ele vive muito, muito longe – além do mundo habitual do camponês. Metaforicamente, o Vento Norte reside no inconsciente.) Imagem semelhante do masculino profundo veio à tona em "As orelhas do rei". Aqui o monarca esconde as orelhas de bode debaixo da coroa – as orelhas aludem a Pã, uma força masculina elementar, como o Vento Norte. Pã é selvagem, mas não é bárbaro. Ele faz música, não fere ninguém.

Na história do camponês é o Vento Norte, não os bandidos, quem representa o homem selvagem e o masculino profundo. Os atacantes personificam a fúria, a agressão ou a violência; refletem apenas uma faceta da psique masculina. Uma analogia pode ajudar: os bandidos são as gárgulas monstruosas que estão ao redor das catedrais cristãs medievais ou estátuas de demônios que guardam as entradas dos templos budistas. Os bárbaros protegem o santuário, servindo a divindade que ali reside. Somente os que ultrapassam – vão *além*, superam – as imagens aterrorizantes encontram lá dentro a vitalidade divina.

Como selvagem, o Vento Norte é ao mesmo tempo afetuoso e agressivo, ajudando os homens a reconciliar duas tarefas aparentemente conflitantes da meia-idade. A primeira, discutida em "O lenço do sultão", é a de que os homens devem passar a respeitar seu lado afetuoso, há muito deixado de lado, que é inicialmente representado pela anima. A segunda, como enfatiza a presente história, é a de trazer de volta o selvagem e as forças agressivas que ele controla. Unindo a força do afeto com a do ataque, o Vento Norte rompe com os estereótipos patriarcais tradicionais, que separam abruptamente os homens das mulheres, o masculino do feminino, a agressão do afeto. O Vento Norte é capaz de fazer isso, porque é mais velho do que os deuses patriarcais e oferece uma alternativa ao paradigma patriarcal.

O selvagem na vida dos homens

"O presente do Vento Norte" mostra como um homem oprimido entra em contato com o masculino profundo e muda sua vida. O drama não é simples conteúdo de contos de fada, porque o mesmo ocorre na vida dos homens de hoje. Em seu livro *The Survival Papers*, Daryl Sharp, um analista junguiano, apresenta um bom exemplo com o caso de Norman. Marido e pai consciente e cumpridor dos deveres, na meia-idade descobre que sua esposa mantinha um caso com outro homem. Arrasado pela revelação, Norman foi à terapia e lutou para reconstruir sua vida. Nesse período doloroso, teve um "grande" sonho: um homem tímido tentava dominar um cavalo, mas o animal galopava desenfreado pelas ruas. Aparece um outro homem numa motocicleta e se oferece para emprestar sua jaqueta e botas de couro ao tímido.

Ao acordar, Norman identificou o cavalo como sua mulher, que percebia estar totalmente fora de controle. O tímido, naturalmente, era ele mesmo. O homem na motocicleta era na vida real um colega poderoso e implacável, que Norman conhecia do trabalho. No papel de um "motoqueiro" intimidador no sonho, o colega de Norman representa uma versão moderna do selvagem, encarnando a agressividade e ferocidade que ele sentia não ter. Quando o motoqueiro oferece suas botas e a jaqueta para Norman, simbolicamente lhe dá um pouco da força masculina primordial. Depois do sonho, Norman tornou-se mais assertivo e ganhou alguma autoconfiança. Decidiu abandonar a esposa e começar sozinho uma vida nova. Como o lavrador tímido ajudado pelo Vento Norte, Norman encontrou apoio e conselho em uma figura masculina forte, representando o selvagem e o masculino profundo.[1] (No entanto, Norman não bateu em sua mulher ou em seus filhos!)

Outro exemplo da recuperação do masculino profundo vem de Eugene Monick, outro analista junguiano, que também é ministro cristão. Aos quarenta anos, Monick foi nomeado pastor de uma importante paróquia, como sucessor de um pregador conhecido em todo o país. Monick temia não estar à altura de suas imensas responsabilidades e chegou a pensar em recusar o posto. Mas teve um "grande" sonho que o fez mudar de idéia. No sonho, Monick fazia parte de um grupo de homens reunidos em volta de um imenso falo de pedra que emanava uma poderosa presença divina. O sonho não durou muito, mas quando acordou, Monick sentiu uma nova confiança em si mesmo. Pela primeira vez, sentia confiar em sua capacidade de liderança. Neste sonho, ele sentiu que havia entrado em contato com uma fonte profunda da força masculina, simbolizada pelo falo sagrado. Essa energia fálica é o "pinto" arquetípico masculino, contendo uma parte de agressão, uma parte de arrogância e uma parte que assobia no escuro. (O "pinto", como se poderia esperar, um dia se transforma em "galo".) É a energia masculina primordial, que Monick chamou de "falo" em seu livro assim intitulado.

No papel de ministro, Monick passou boa parte de sua vida desenvolvendo sua metade suave, o lado feminino, afetuoso. O sonho de meia-idade com o falo sagrado o apresentou a uma força masculi-

---

1. Caso semelhante vem de Gustafson, em Mahdi *et al.* (1987).

na primordial, equivalente ao Vento Norte. A energia masculina selvagem não o transformou em um bárbaro. Ao contrário, proporcionou-lhe a força necessária para assumir suas novas responsabilidades e ser delicado e gentil em uma esfera mais ampla.

O sonho de Monick descreve um rito de celebração da energia masculina. Há poucos rituais na sociedade atual que permitem aos homens arranjarem-se por si mesmos. Felizmente, o movimento dos homens faz experiências com diversas cerimônias, dos rituais de transpiração à busca de visões, criando novos ritos de iniciação que tratam especificamente do masculino profundo. A psicoterapia também proporciona uma oportunidade importante para os homens recuperarem a vitalidade masculina. A terapia tem especial importância porque permite aos homens um lugar em que podem lutar com a cólera e a violência muitas vezes confundidas com o selvagem. Aqui, muitas vezes há necessidade de terapeutas do sexo masculino, assim como as mulheres ajudam quando os homens lutam com as questões da anima. No resgate das energias masculinas primordiais, os homens precisam do auxílio de outros homens que já conseguiram separar o selvagem do bárbaro em sua própria vida.

Além do herói e do patriarca

Antes de concluir este capítulo, há dois pontos que merecem atenção. Em primeiro lugar, a caminhada do camponês à casa do Vento Norte se parece abertamente com a busca do herói, tão conhecida em mitos e contos de jovens. Entretanto, há grandes diferenças entre a odisséia do camponês e a aventura do herói. O camponês não luta com dragões, bruxos ou tiranos, que é a missão habitual do jovem herói. Também não procura um tesouro nem pretende se tornar rei de terra alguma. O lavrador procura uma reparação, e não a glória. Sua meta é a compensação, não a conquista; a terapia, em vez do triunfo. Como a maioria dos homens na meia-idade, renunciou aos sonhos ambiciosos da juventude e busca mais a cura do que o heroísmo. A caminhada do lavrador é pós-heróica. É significativo que o lavrador vá ao Vento Norte pedir *ajuda* – ele percebe que não pode resolver sozinho os próprios problemas. Ele se opõe ao jovem herói que, tipicamente, sai sozinho em sua busca, numa suprema confiança em sua própria capacidade. Aprender a pedir ajuda talvez seja a tarefa mais árdua dos homens na meia-idade. Muitos querem experimentar a psicoterapia ou unir-se a um grupo de apoio masculino, mas sentem-se envergonhados para começar. Aqui, a história do camponês oferece uma renovada confiança: uma vez que se peça ajuda, o Vento Norte provê. Todavia, o camponês primeiro deve procurar essa ajuda.

Por fim, há um outro ponto: o Vento Norte é malicioso. Dando ao camponês a segunda caixa, faz uma brincadeira, levando-o a pensar que obterá comida, exatamente como a primeira caixa. (E chega a dizer ao camponês para só abri-la quando estiver realmente faminto.) O camponês tem uma desagradável surpresa quando aparecem os bandidos, que lhe dão uma surra. Espíritos do vento, como o Vento Norte, habitualmente são maliciosos. São ilusórios e imprevisíveis. Além do mais, o camponês também aprende a ser malicioso e finalmente logra o senhorio. Isso levanta uma questão intrigante: o masculino profundo poderia ser atado à velhacaria? O próximo conto responde a essa pergunta de modo surpreendente.

5

O pequeno camponês:
a sombra e o Malandro

O PEQUENO CAMPONÊS *

(ALEMANHA)

Há muito tempo e numa região muito distante, vivia um pobre camponês com sua mulher em um lugar onde todos eram ricos. Certo dia, ele teve uma idéia e disse à mulher:

– Vou pedir ao carpinteiro para esculpir um bezerro de madeira. Se nós cuidarmos bem dele, ele virará uma vaca e aí teremos todo o leite e a manteiga de que precisarmos.

O carpinteiro fez o bezerro de madeira; no dia seguinte, o camponês pediu ao vaqueiro para cuidar do animal.

– Mas ele é muito pequenino – disse o camponês. – Você terá de carregá-lo até o pasto.

O vaqueiro concordou, levou o bezerro até a campina e o deixou ali para pastar.

Na hora do crepúsculo, quando o vaqueiro reuniu seus animais, o bezerro ficou ali parado no meio da campina. O vaqueiro ficou muito irritado.

– Se você não quiser vir – gritou ele para o bezerro –, vai ficar aí a noite inteira!

E voltou para casa.

Quando o camponês perguntou pelo seu bezerro, o vaqueiro disse que ele se recusara a voltar para casa.

---

* A história é da coleção dos irmãos Grimm. Cf. "A gaivota do camponês," "A mulher no baú" e "O camponês que vendeu gato por lebre" em Ranke (1966) e o conto dos Tipos 1535, 1322A, 1358A, 1358C, 1359C e 1360B no índice Aarne-Thompson.

– Mas eu quero o meu bezerro de volta! – exclamou o camponês. Os dois voltaram ao pasto e não viram o bezerro. Alguém o havia roubado. Então, o pequeno camponês levou o vaqueiro ao prefeito e pediu justiça. O prefeito fez o vaqueiro dar uma vaca ao camponês para compensá-lo e ele voltou para casa contentíssimo.

– Estamos ricos! – disse o camponês à mulher.

Ora, o camponês era muito pobre para alimentar a vaca e foi obrigado a matá-la. Depois, fez uma caminhada até a aldeia vizinha para vender o couro; no caminho, encontrou um corvo com a asa quebrada. O pequeno camponês pegou a ave ferida, embrulhou-a em seu couro e retomou a caminhada. Nesse momento, começou uma tempestade e ele correu para o abrigo mais próximo, que era a casa do moleiro. O moleiro não estava em casa, mas sua mulher estava e, hesitante, o deixou entrar. A mulher ofereceu ao camponês uma fatia de pão velho e um pedaço de queijo duro para comer e, bruscamente, apontou para um montinho de palha e disse que ele poderia dormir ali. O pequeno camponês achou que ela não estava sendo nada hospitaleira, mas não disse nada, deitou na palha e fechou os olhos.

Minutos depois, o pároco bateu na porta. A esposa do moleiro apontou para o camponês com o rabo dos olhos, e ele fingiu que dormia. Aí ela abriu a porta.

– Entre! Entre! Eu estava à sua espera! – disse ela ao ministro.

E tirou do armário um assado, uma salada, um bolo e uma garrafa de vinho. Ela e o pároco comeram, riram e foram adiante. O camponês observava tudo com os olhos meio fechados.

De repente, o moleiro chamou lá de fora:

– Cheguei!

– Deus do céu! Meu marido voltou mais cedo! – exclamou a mulher.

Num instante, ela escondeu o assado no forno, o vinho sob o travesseiro, a salada ao lado da cama e o bolo embaixo dela. Depois, disse ao pároco para entrar num quartinho perto da porta dos fundos.

O moleiro entrou e a mulher sorriu nervosamente.

– Graças a Deus, você voltou! – disse ela. – Eu estava preocupada com você na tempestade!...

O moleiro sacudiu a chuva do casaco e percebeu o camponês dormindo na palha.

– Quem é ele? – perguntou o moleiro à mulher.

– É um camponês, que foi apanhado pela tempestade – explicou ela.

O moleiro abanou a cabeça e pediu comida.

– Só temos pão e queijo – replicou a mulher, colocando o pão e o queijo na mesa.

– Está ótimo – resmungou o moleiro e voltou-se para o camponês, que havia acordado. – Venha comer comigo, se quiser.

O camponês logo se juntou ao moleiro e os dois começaram a conversar sobre a vida. O moleiro viu o corvo embrulhado no couro.

– O que é isso? – perguntou.

– Ah... é o meu vidente – disse o camponês.

O moleiro ficou espantado.

– Será que ele pode contar o meu futuro?

– Para falar a verdade – respondeu o camponês –, ele diz quatro profecias, mas guarda a quinta para si.

– Deixe-me ouvir uma – pediu o moleiro.

Assim, o camponês beliscou o corvo até ele soltar um guincho.

– O que ele disse? – perguntou o moleiro.

– O meu vidente disse que há uma salada perto da cama, interpretou o camponês.

– Isso é ridículo! – disse o moleiro.

– O meu vidente nunca erra! – declarou o camponês, e o moleiro foi lá ver.

Ao lado da cama havia uma salada!

– Minha nossa! – exclamou o moleiro. – Será que o vidente pode me dizer mais alguma coisa?

O camponês beliscou o corvo de novo.

– A segunda profecia, é que há uma garrafa de vinho debaixo do travesseiro – disse ponderadamente o camponês.

– Não é possível! – exclamou o moleiro, mas foi lá ver e encontrou o vinho!

O camponês beliscou o corvo uma terceira vez.

– O que ele disse? – perguntou o moleiro.

O camponês coçou a cabeça:

– Puxa, mas que esquisito! Ele disse que há um assado no forno!

O moleiro foi lá ver e encontrou o assado. O corvo grasnou pela quarta vez e o camponês exclamou:

– Agora ele disse que há um bolo debaixo da cama!

Nesse momento, a mulher do moleiro havia empalidecido. Ela foi até o quarto, levando a chave do quartinho dos fundos.

– Gostei do seu vidente – disse o moleiro, mastigando um pouco da salada e do assado. – Qual seria a quinta profecia?

– Vamos comer primeiro – respondeu o camponês –, porque a última sempre é ruim.

Assim, os dois homens comeram com vontade, discutindo quanto o moleiro pagaria pela última profecia. Acabaram concordando em trezentas peças de ouro; o pequeno camponês beliscou o corvo. Ele grasnou, e o camponês se levantou, muito espantado:

– Não pode ser! – exclamou ele.

– O que é? – perguntou o moleiro, um tanto alarmado.

– Ele disse que o diabo está escondido no quartinho dos fundos!

– Essa não! – exclamou o moleiro.

Tirou as chaves da mulher e destrancou a porta do quartinho. O pároco saltou para fora e saiu disparado, correndo tanto que parecia uma sombra voando.

– Deus do céu! – exclamou o moleiro. – Então era mesmo o diabo, aquele malandro!

O moleiro agradeceu ao camponês por livrar sua casa do demônio e pagou-lhe as trezentas peças de ouro.

O pequeno camponês voltou para sua terra, comprou uma casa nova e passou a ter uma vida muito confortável com a mulher. Os vizinhos ficaram curiosos sobre a sua nova fortuna e tanto fizeram que ele acabou contando o segredo:

– Eu matei a minha vaca e vendi o couro na aldeia vizinha por trezentas peças de ouro...

Quando os aldeões escutaram isso, correram para suas casas, mataram todas as suas vacas e foram até a aldeia vizinha. Quando chegaram lá, o dono do curtume ficou perplexo:

– Eu não preciso de tantos couros! – exclamou ele, e pagou uma ninharia pelo couro.

Os aldeões ficaram furiosos.

– Fomos logrados pelo camponês! – gritavam eles.

Voltaram para casa e todos juntos resolveram condenar o inocente à morte. O prefeito anunciou a sentença:

– Você será enfiado num barril cheio de buracos e atirado no rio para se afogar!

E os aldeões meteram o pobre camponês num barril todo furado e levaram-no até a beira do rio. Depois, chamaram o pároco para dar os últimos sacramentos e deixaram o camponês sozinho com ele. O camponês olhou por um buraco do barril e reconheceu o pároco.

– Deixei o senhor escapar da casa do moleiro – contou o camponês ao ministro –, por isso, agora tem de me soltar.

O pároco hesitou, mas depois concordou com a cabeça. Naquele momento, ia passando um pastor levando os seus carneiros. O camponês sabia que o pastor sempre sonhara em ser prefeito, por isso gritou bem alto:

– Eu me recuso! Não importa o que o senhor me pedir, não quero ser prefeito!

– Sobre o que você está falando? – perguntou o pastor, chegando mais perto do camponês.

– Os aldeões querem que eu me torne prefeito – explicou ele. – Mas para me tornar prefeito, tenho de entrar neste barril e não estou com a menor vontade de fazer isto!

– Pois eu tomo o seu lugar! – ofereceu-se o pastor.

Os dois trocaram de lugar, e o pequeno camponês foi embora, com o rebanho do pastor.

O pároco chamou os aldeões de volta, e eles empurraram o barril para dentro do rio. E voltaram triunfantes para casa. Para espanto de todos, viram o camponês na aldeia com um rebanho de ovelhas.

– Ué?! Como é que você sobreviveu? – perguntaram os aldeões ao camponês.

– O barril mergulhou fundo na água – explicou ele –, e finalmente bateu no fundo. Saí de dentro dele e encontrei uma linda campina na margem do rio, com uma porção de carneiros esperando que alguém os levasse!

Quando ouviram isso, todos os aldeões correram para o rio e olharam para ele. Viram as nuvens refletidas na água e gritaram:

– Olhem, vejam só! Ali estão os carneiros, exatamente como o camponês disse!

E o prefeito e todos os aldeões pularam dentro do rio para pegar os animais e todos se afogaram. Como o pequeno camponês e sua mulher foram as únicas pessoas que sobraram na aldeia, herdaram todo o lugar. E assim, ficaram muito ricos e viveram muito bem pelo resto de sua vida.

A sombra e o Malandro

Os homens e a sombra

Nessa história dos irmãos Grimm, o pequeno camponês mente, faz trapaças, rouba, mata seus vizinhos e depois vive muito feliz para sempre. É o oposto do jovem herói dos contos de fada, vitorioso porque é honesto, valente e virtuoso. Como entender o comportamento chocante do camponês e o fato de ele ser recompensado por isso? Um tema dos capítulos anteriores ajuda: o pequeno camponês é uma figura de sombra e tem numerosas tendências criminosas desagradáveis. Ele demonstra como o lado sombrio dos homens emerge na meia-idade, assim como seus traços femininos. O camponês parece também um bárbaro, transgredindo todas as regras da vida civilizada. Causa tanta confusão e infortúnio, que se assemelha aos bandidos de "O presente do Vento Norte".

Os homens jovens normalmente controlam suas tentações criminosas e impulsos bárbaros com seus ideais heróicos e com as regras patriarcais. À medida que vão passando além do herói e do patriarca na maturidade, às vezes a sombra irrompe. Jung descreve um exemplo doloroso.[1] Ele conhecia um pastor muito piedoso que se tornou muito rígido, moralista e intolerante em relação às outras pessoas após os quarenta anos de idade. Mais tarde, com 55, o ministro acordou certa noite, dizendo:

– Já entendi. Eu sou um simples canalha!

E passou o resto da vida em situações escandalosas. Deu vazão a todos os desejos e impulsos que havia reprimido na juventude, e uma vida devassa substituiu uma vida de retitude. Como o camponês, o então pastor de meia-idade descrito por Jung passou a representar a sombra.

O tema é recorrente em outros contos de homem, como "A compra da lealdade", da China, "Davi Dal", de Gales, "Harisarman", da Índia, "O camponês astrólogo", da Itália, e "O marido jogou mingau no meu ombro", da Iugoslávia. São histórias que apresentam homens maduros que começam a mentir, roubar e matar inocentes. Esses contos me causaram espanto. Minha expectativa fora de que, à medida que envelheciam, os homens passassem do heroísmo para a sabedoria, conciliando-se com o feminino e com a sombra. Em vez disso, os contos da meia-idade retratavam homens que se tornavam rufiões, bárbaros, psicopatas e delinqüentes!

Temos aqui um quebra-cabeças. Na verdade, os homens não se tornam psicopatas na meia-idade. Normalmente, sua delinqüência declina com o tempo.[2] Se os jornais contam histórias de violência de ho-

---

1. Jung (1960).
2. Gove (1985), Oldham e Liebert (1989).

mens na meia-idade que fazem trapaças, recebem suborno ou enganam suas mulheres, em geral eles começaram bem mais cedo e só foram apanhados na meia-idade. A maioria dos fora-da-lei e vigaristas são jovens; na meia-idade, boa parte dos delinqüentes e criminosos se ajusta e endireita. Se os homens não se tornam bárbaros ou criminosos na meia-idade, como interpretar contos como "O pequeno camponês"?

Enquanto me debatia com essa questão, chamou-me a atenção o quanto o pequeno camponês se parece com uma figura arquetípica da mitologia: o Malandro. Pelo mundo inteiro, Malandros mentem, roubam, logram e matam pessoas, exatamente como o pequeno camponês. Pesquisando a mitologia do Malandro, descobri também que os Malandros quase invariavelmente são homens: o Coiote norte-americano, o Corvo siberiano, o Hermes grego, o Maui polinésio, o Exu africano e o Bamampan australiano, entre outros. A maioria deles é também de homens casados e com filhos.[3] E isso nos sugere que Malandros como o pequeno camponês simbolizam a psicologia da masculinidade amadurecida!

É uma idéia perturbadora, porque os Malandros são normalmente considerados indecentes e até perversos.[4] No cristianismo, o principal Malandro é Satã, a fonte da mentira e da traição. O mesmo se aplica a Ogo-Yuguru, o Malandro dos dogons da África, e a Loki, da mitologia nórdica. Igualmente, os zunis do sudoeste norte-americano associam o seu Malandro à morte, ao assassinato e ao caos. A psicologia moderna prossegue com a visão negativa, interpretando em geral os Malandros como figuras primitivas que representam instintos selvagens e impulsos sociopatas. Jung e seus seguidores, por exemplo, comparam o Malandro aos delinqüentes juvenis, esquizofrênicos, alcoólatras, psicopatas e bárbaros.[5]

Os homens talvez se sintam incomodados com a idéia de que os Malandros simbolizam a psique masculina, mas há muitas mulheres

---

3. Jovens malandros são comuns em contos de fadas, como "O Pequeno Polegar", "O alfaiate valente" ou os Tipos 1539 e 1542 do índice Aarne-Thompson. No entanto, só a malandragem não faz um Malandro. Nos contos de jovens, a malandragem é um meio para obter a vitória heróica, que é o objetivo final. Da mesma forma, muitas mulheres em contos da meia-idade recorrem a malandragens, mas como meio de atingir suas metas, não como um fim em si. Ver *Once Upon a Midlife*.

4. Fauth (1988), Jung (1967), Lorenz e Vecsey (1986), Messer (1982), Pelton (1980), Radin (1972), Williams (1979).

5. Jung (1972, 1967), Henderson (1967), Layard (1958), Metman (1958), Moore e Gillette (1990), Samuels (1989), Sandner (1987), Whan (1978).

que talvez o considerem algo óbvio. Muitas delas em algum momento lutaram com homens irresponsáveis que entravam e saiam de suas vida, explorando-as emocionalmente. Muitas suspeitam secretamente que, no fundo, os homens são canalhas, exatamente como o Malandro.

Uma análise mais detalhada de "O pequeno camponês" e do folclore sobre o Malandro revela algo surpreendente.[6] O camponês e outros Malandros não são criminosos ou bárbaros, mas figuras complexas dotadas de poderes criativos revigorantes ocultos em sua aparência sombria. "O pequeno camponês" mostra como o Malandro difere também, em sua essência, do sociopata e do bárbaro. Aos poucos, o conto também revela que o Malandro oferece uma visão nova da energia masculina, distinta da do herói e do patriarca.

O *Malandro* versus *o criminoso*

O aspecto mais impressionante do pequeno camponês é ser uma espécie de vigarista. Ele tapeia o vaqueiro, dizendo que um bezerro de madeira é real; logra o moleiro, fazendo-o pagar trezentas peças de ouro por uma "profecia" e, por fim, engana o pastor, executado em seu lugar. O camponês rouba uma vaca, uma pilha de ouro e a vida do pastor. Está longe de ser um criminoso simplório.

Antes de mais nada, o camponês é de fato menos sombrio e criminoso do que seus vizinhos. Os aldeões matam suas vacas por sua própria cobiça e, mesmo assim, atribuem ao camponês sua falta de sorte. Irados, condenam o pequeno camponês à morte, embora ele não mereça uma sentença tão cruel. (A versão original diz que o camponês é inocente.) Assim, os aldeões representam a sombra mais do que o próprio camponês. De muitas maneiras, as vítimas do camponês merecem também seus infortúnios. O vaqueiro, por exemplo, foi relapso ao deixar o bezerro do camponês para trás na campina durante a noite. É claro que o vaqueiro poderia muito bem ter notado a diferença entre um bezerro de madeira e um real, pois lida com bois e vacas o tempo todo! O pastor, que morre em lugar do camponês, também age por ambição cega. Tolamente, acredita na possibilidade de tornar-se prefeito entrando num barril. Mais tarde, quando os aldeões

---

6. Grottanelli (1983), Messer (1982), Pelton (1980), Radin (1972), Toelken (1990), Williams (1979).

pulam no rio e se afogam, também é por sua própria cobiça: querer apanhar os "carneiros" no fundo do rio. Rodeado de vizinhos ambiciosos, impulsivos e violentos, o pequeno camponês sobrevive graças à sua esperteza. Seus logros devem-se mais à necessidade e desespero do que à avareza ou sociopatia; além do mais, o camponês não planeja seus embustes de antemão. Ele tropeça em uma entalada depois da outra, e improvisa ao tentar apenas sobreviver.

O camponês tampouco foge ou se furta das conseqüências de suas ações, como faria um criminoso. Depois da invenção de que vendeu um couro por trezentas moedas de ouro, os vizinhos matam todas as suas vacas, arruinam-se e vão atrás dele, pedindo vingança. O camponês não foge, o que seria a atitude mais inteligente, mas permite que o agarrem e o condenem à morte. De modo mais impressionante ainda, escapa da execução fazendo o pastor assumir seu lugar no barril e mais tarde reaparece na aldeia, ao invés de se esconder. Ao contrário de um sociopata, o camponês não foge à responsabilidade por suas ações.

Esses dois traços – recorrer à malandragem por necessidade, sem negar a responsabilidade por suas ações – são característicos de Malandros em todas as culturas. Os Malandros são ladrões e roubam coisas por meio do logro, como fez o pequeno camponês. Hermes, o malandro grego, era o patrono dos ladrões; Legba, da África, o Coiote norte-americano e Maui, da Polinésia, gabavam-se de ser ladrões espertos. Odin, o deus nórdico, é um exemplo especialmente pertinente ao nosso conto de fadas alemão. Menos conhecido como Malandro do que o infame Loki, Odin tem as características próprias, por seus numerosos estratagemas e ardis.[7] Odin mentia bastante, trapaceava nas charadas e até rompia juramentos sagrados – mas o fazia para defender os deuses dos gigantes do gelo que ameaçavam destruir o mundo. Odin tinha de ser astuto, ardiloso e até cínico, tal como o pequeno camponês, porque vivia em um mundo impiedoso e competitivo.

Odisseu é outro exemplo. Chamado de "grego astuto" por Homero, recorria a fraudes hábeis por necessidade, como em sua luta com o Ciclope. Quando este prende Odisseu e sua tripulação em uma caverna, o monstro começa a comer alguns no jantar. Para escapar, Odisseu e os marinheiros construíram secretamente uma lança gigante, fizeram com que o Ciclope se embebedasse, cegaram o monstro

---

7. Crossley-Holland (1980), Williams (1979).

adormecido e fugiram em segurança. Odisseu recorre à astúcia para sobreviver, como o pequeno camponês. No entanto, depois de escapar, escarneceu do monstro, gritando de seu navio:

– Se alguém perguntar quem te enganou, digas que foi Odisseu!

Foi um equívoco terrível, porque o Ciclope recorreu a seu pai, o deus Posídon, para vingar-se de Odisseu. Posídon atendeu, dificultando o retorno do grego astuto para casa impondo-lhe muitas calamidades. Ao revelar seu nome, Odisseu agia com certo orgulho, mas aqui também há uma verdade mais profunda. Como o pequeno camponês, Odisseu não é um simples criminoso, cujo objetivo é permanecer anônimo e escapar ao castigo. Geralmente, após roubar, os Malandros não costumam fugir tentando escapar à responsabilidade por suas ações. Tendem a ficar por perto e ver os resultados de seus estratagemas e então sofrer as conseqüências. No folclore africano, o Exu normalmente aprontava a confusão, observava o que acontecia – para ser atacado por suas próprias vítimas. O mesmo se aplica a outros Malandros, como o Coiote e Wakdjunkaga, ambos da América do Norte.

A sabedoria oculta

Assumindo as conseqüências de suas ações, Malandros como o pequeno camponês ou Odisseu reconhecem conscientemente a sombra. Aqui eles oferecem uma importantíssima lição para os homens: perdoar a sombra em pequeninas coisas, e aceitar as conseqüências, como faz o camponês, torna-se terapêutico. Evita explosões mais violentas, resultantes da completa negação da sombra, como acontece com os vizinhos do camponês. Os ardis do camponês e os feitos escandalosos dos Malandros funcionam como vacinas. Uma luta moderada com a sombra evita uma infecção mais perigosa. Em termos mitológicos, fazer oferendas aos deuses das sombras do mundo inferior deixa-os satisfeitos e previne o desastre. Na linguagem psicológica, o Malandro torna a sombra consciente, evitando que os homens deixem seus impulsos mais sinistros atuarem. Acho que esta é a razão por que histórias como "O pequeno camponês" mostra homens que se tornam criminosos na meia-idade. As histórias apresentam a sombra *na fantasia*, e assim os homens não precisam representá-la *na realidade*. Os contos são terapêuticos.

Reconhecendo a sombra, o Malandro contrasta com o herói e o patriarca, que reivindicam ser virtuosos, nobres e justos. No entanto, heróis e patriarcas roubam e mentem. Tomam os despojos daqueles que mataram nas guerras e dominam os sobreviventes. Na paz, acumulam riqueza e poder, explorando os que estão abaixo. Heróis e patriarcas justificam suas ações com explicações ideológicas. Reivindicam "liberar" seus inimigos em tempo de guerra e mencionam direitos de propriedade em tempos de paz. O Malandro dispensa todas essas racionalizações. Roubando explicitamente, apresenta explicitamente a sombra.

Deixando de lado seu lado sombrio, heróis e patriarcas normalmente o projetam nos outros. Eles se vêem como homens bons, virtuosos e honrados; ao mesmo tempo, afirmam que seus inimigos são perversos, indignos e bárbaros. As culturas patriarcais costumam projetar a sombra no Malandro (e as mulheres também), como fazem os aldeões atribuindo ao camponês sua infelicidade – o que ajuda a explicar a injusta reputação odiosa. Ele apresenta questões que o herói e o patriarca tentam ocultar e, por isso, as tradições patriarcais o reprimem. Como ilustra "O pequeno camponês", a sociedade convencional também tenta eliminar as figuras de Malandro.

Além de trazer a sombra à tona, o roubo do Malandro oculta um ponto de percepção bastante específico e profundo. Ao roubar, o Malandro enfatiza que tudo o que obtém vem unicamente à custa dos outros. É o reflexo de uma visão "soma zero": o lucro de uma pessoa significa a perda de outra, sendo a soma de ganho e débito igual a zero. O pequeno camponês reforça esse aspecto no momento em que ganha uma vaca à custa do vaqueiro, escapa da execução à custa do pastor e herda a aldeia à custa dos aldeões. Ganha a partir da perda dos outros. O conto enfoca o tema da soma zero com um pequeno detalhe: não há magia alguma nesse drama. O pequeno camponês salva o corvo de asa quebrada. Na maioria dos contos de jovens esse pássaro é mágico e ajuda o protagonista a encontrar um tesouro fabuloso e a trazer uma nova riqueza à sociedade. Isso não acontece com o camponês. Ele é responsável pela própria sorte; o que ganhar, virá de outrem.

O tema da soma zero é abordado com freqüência na análise dos Malandros. O encontro de Odisseu com o Ciclope é uma vez mais elucidativo. O plano do grego astuto de cegar o Ciclope demandou algum tempo para ser executado. Enquanto isso, o Ciclope comia e matava mais homens, como Odisseu sabia. Ele aceitou o fato cruel de que alguns tripulantes teriam de morrer para que outros vivessem. É a soma zero em sua forma mais terrível. Odisseu também não glorificou os mortos; chorou por eles. A morte era uma perda e uma tragédia, não um sacrifício triunfante, como o é para os heróis jovens. Na mitologia nórdica, Odin também faz o jogo da soma zero. Em um dos episódios, Odisseu sai em busca do poder da profecia e aprende que, para consegui-lo, terá de arrancar um de seus olhos e enforcar-se nos galhos da Yggdrasil, a Árvore do Mundo. Odin aceita o sacrifício tenebroso. Embora fosse o chefe dos deuses, tinha de obedecer à regra da soma zero, pagando um preço muito alto para obter o dom da profecia.

Na meia-idade, a maioria dos homens se identificará com o realismo soma zero do Malandro, depois de encontrados seus próprios ciclopes, talvez na forma de um casamento destrutivo, um patrão grosseiro ou um pai devorador. É possível escapar da situação monstruosa, mas somente com um resgate muito alto. Como Odisseu, os homens devem matar parte de sua "tripulação interior", por exemplo, reprimindo a sensibilidade artística para poder competir duramente. Como Odin, os homens também sofrem ferimentos graves para obter sabedoria e a capacidade de compreender. A meia-idade por si só impõe aos homens a filosofia da soma zero, pois nesse período os homens têm um tempo limitado de anos para realizar seus objetivos, e ir atrás de um sonho significa renunciar a outros.

A abordagem da soma zero do Malandro se aplica também aos relacionamentos. Muitas mulheres sentem que os homens são ladrões psicológicos, pedindo o seu apoio emocional e oferecendo pouco em troca, ou esperando que suas colaboradoras mulheres sirvam café, sem retribuir o favor. Esse roubo e exploração emocional reflete a tradição heróica e patriarcal, não o espírito do Malandro. O herói e o patriarca esperam que os outros façam seus convites e sentem-se merecedores de numerosos privilégios, mas ignoram o custo de suas prerrogativas para os outros. O Malandro admite *todos* os custos e benefícios, não apenas para si mesmo, mas para as pessoas a sua volta: essa é a essência de sua perspectiva da soma zero, que ele exagera com sua ênfase no roubo. Ele sublinha os sacrifícios e custos inerentes a qualquer relacionamento. A percepção do Malandro é especialmente pertinente hoje, quando as mulheres rejeitam o pressuposto patriarcal de que irão sacrificar-se pela família. Ao mesmo tempo que as mulheres buscam suas carreiras, os homens se engalfinham com uma situação soma zero: só há tempo e energia para tratar da carreira, da família e das responsabilidades de pais, e com isso marido e mulher têm de atender a numerosas exigências – e a dedicação a uma área exige que seja roubado o tempo das outras.

A generatividade do Malandro

A atitude soma zero facilmente leva ao egoísmo. Em um mundo cruel, por que não trapacear tanto quanto possível? Aqui, "O pequeno camponês" acrescenta uma advertência sutil. A versão original da história diz que o camponês vivia numa aldeia onde todos os demais eram ricos. Assim, quando ele passa a perna no vaqueiro, entregando-lhe um bezerro de madeira como real, o camponês rouba de alguém que está em melhor situação. Mais adiante, tira trezentas peças de ouro do moleiro, que também parece poder arcar com a despesa. (O moleiro tem bolos e carne assada pela casa!) Em momento algum da história o camponês rouba de pessoas mais pobres do que ele. Ele não logra nenhuma criança ou adolescente.

O tema é sutil, mas se torna mais claro em outros contos de homens, como "O pescador e a sereia", de Gales, "Senhor Francisco, sente e coma", da Itália, "Três mendigos maravilhosos", da Sérvia, e "O diabo com três fios de cabelo dourados", da Alemanha. Essas histórias mostram que os homens amadurecidos podem mentir e enganar impunemente seus iguais ou superiores, mas, se usurpam de jovens ou de pessoas mais pobres do que eles mesmos, são eliminados. Por trás de todo o logro e trapaça, há uma regra fundamental: a generatividade. Como Erik Erikson definiu a expressão, generatividade é o espírito de proteger, dar abrigo e estimular a próxima geração, os próprios filhos, os alunos e discípulos. Mais amplamente, generatividade é generosidade para com os menos afortunados. "O pequeno camponês" revela que os homens podem lograr os mais bem-sucedidos, mas não os que estão em pior situação. Essa é a ética do lendário Robin Hood.

A generatividade dos Malandros em geral está escondida. Robert Pelton enfatizou esse aspecto em sua análise dos Malandros: muitas vezes eles parecem egoístas e maus; no entanto, estão fundamentalmente do lado da vida e da criatividade. Loki, o sombrio Malandro nórdico, é bem característico: com seus estratagemas, ele causou a morte de Baldur. Usando outros ardis, frustrou a tentativa dos deuses de retirar Baldur da terra dos mortos. Segundo a tradição nórdica, Loki também provocaria a última batalha entre deuses e demônios, em que o mundo seria destruído. Entretanto, o mais importante é que um novo mundo surgiria das ruínas e um dos líderes da nova era seria Baldur, que sobreviveria à destruição total dos antigos deuses por estar aprisionado e protegido na terra dos mortos. À primeira vista, as maquinações de Loki parecem criminosas e sombrias, mas levam à renovação. É essa generatividade oculta que separa o Malandro de uma simples figura de sombra ou um bárbaro. Ela já viera à tona em "O presente do Vento Norte", que distinguia o Vento Norte dos bandidos. O Vento logrou o camponês, fazendo-o abrir a caixa dourada da qual saltaram os bandidos que lhe deram uma surra. Por trás da brincadeira brutal do Vento Norte havia um desejo de ajudar: à sombra da violência, havia generatividade.

A *sabedoria do humor*

Outras características dos Malandros ajudam a explicar muitos detalhes em "O pequeno camponês". O arquétipo do Malandro lança uma luz sobre os contos de homens, assim como o arquétipo do herói explica os contos de fadas sobre a juventude. O humor se destaca em "O pequeno camponês". Esse tipo de comédia também é típica de contos de homens e histórias do Malandro. Aqui, o humor encobre uma profunda percepção da masculinidade amadurecida. O humor do Malandro é satírico; o camponês o revela ao fazer o vigário namorador sair disparado do armário, como um demônio, ridicularizando padres e ministros. Uma paródia mais sutil ocorre mais adiante no conto, quando o camponês faz o pastor assumir seu lugar no barril e se afoga. Na tradição cristã, o proeminente exemplo do pastor que se sacrifica para salvar a vida dos outros é Cristo. (Como a história vem de uma cultura cristã, presume-se que o narrador e seu público conhecessem o tema.) Ao invés de reverenciar o pastor martirizado, "O pequeno camponês" escarnece do sujeito, pintando-o como um bufão. Humor sacrílego como esse é característico dos Malandros. De Ananse, na África, a Wadjunkaga, na América do Norte, os Malandros ridicularizam autoridades e dogmas; o humor tem como finalidade romper as convenções rígidas impondo atitudes mais criativas.[8] O humor do Malandro ajuda os homens a rir de si mesmos, além do herói e do patriarca. (O rei com orelhas de bode fez exatamente isso no Capítulo 3, aprendendo a rir de si mesmo.)

---

8. Combs e Holland (1990), Layard (1958), Pelton (1980).

O humor em "O pequeno camponês" beira o macabro, visto que muita gente perde sua fortuna e sua vida. O enredo da história caminha no limiar da crueldade e da comédia. Pelo mundo todo, diversas vezes o humor negro vem à tona nos contos de homens e nas histórias dos Malandros pelo mundo afora – como "Uma trapaça merece outra", dos kikuyus da África; "Apenas desertos", da Tunísia; e "O lenhador com um cérebro", do Marrocos. O humor negro é arquetipicamente masculino; muitas mulheres o consideram irritante. Elas deploram o costume dos homens de rebaixar os outros com observações cortantes e perspicazes. A comédia mordaz reflete um importante esforço dos homens maduros: transformar a agressão, a cólera, a inveja, o ciúme e a frustração em algo útil e prazeroso. É o que faz o humor do Malandro, neutralizando ou "sublimando" impulsos da sombra. Como pode ser observado no estudo do humor, a mordacidade inteligente nos permite ser cruéis e polidos ao mesmo tempo, e dizer o indizível. Sublimar a agressão e a raiva pelo humor é especialmente importante para os homens na meia-idade. Na juventude, os homens canalizam sua agressividade ao competir no trabalho ou nos esportes, em conquistas românticas ou nas críticas ao *establishment*. Na meia-idade, muitos homens se tornaram parte do *establishment* – e deixam de zombar dele. Ao mesmo tempo, o sucesso no trabalho torna-se menos provável à medida que não se vê perspectiva de uma promoção. Um bom desempenho em esportes competitivos também se torna mais difícil quando o corpo envelhece e então a maioria dos homens, especialmente aqueles que souberam lidar com seu interior feminino, deixa de lado a imagem da "conquista" em seus relacionamentos com as mulheres. Assim, falham as saídas tradicionais dos homens para a agressividade. Nesta situação, a esperteza do Malandro oferece uma boa saída: seu humor negro é terapêutico, e ajuda os homens a se entender com sua cólera, frustração e agressividade.

O humor macabro igualmente transforma e redime a tragédia, como sublinhava Sigmund Freud. A perspicácia, observou ele, permite que as pessoas triunfem sobre a infelicidade. Freud pensava exatamente nesse humor macabro, em que um homem se diverte vendo o absurdo da condição humana e rindo de sua própria morte. "O pequeno camponês" reflete esse humor – quando os aldeões se afogam tentando apanhar carneiros no fundo do rio. A situação é cômica; ao mesmo tempo nos faz rir da cobiça e da morte, duas constantes infelizes da condição humana. A perspicácia dos Malandros ajuda os homens maduros a entender-se com a tragédia e com a morte.

Um conto mais recente de Malandro exemplifica este ponto. É a história de um hopi, que pertencia à sociedade dos palhaços sagrados em sua tribo, uma fratérnidade sagrada.[9] Sendo uma variante do Malandro, os palhaços hopis fazem coisas afrontosas em cerimônias religiosas. Habitualmente eles aparecem de repente saltando de construções altas e parodiam os sacerdotes e funcionários tribais. Os palhaços ridicularizam casamentos e funerais e fazem troça do amor ou da morte para evitar que as pessoas levem os dogmas religiosos – ou a própria vida – muito à sério. Este palhaço hopi era muito respeitado entre seu povo; quando morreu, a tribo se reuniu para honrá-lo. Para horror de todos, seus amigos mais próximos carregaram o cadáver para o telhado de uma construção bem alta e atiraram o corpo no chão! O palhaço havia feito esse arranjo com antecedência para que o rito tenebroso pudesse ridicularizar o seu próprio funeral e ele aparecer pela última vez fazendo o que fazem os palhaços: pular de telhados e perturbar rituais solenes. Ele transformou seu funeral em uma louca comédia e escandalizou a todos. Ao mesmo tempo, como o pequeno camponês, ajudava a transformar a tragédia e a perda em humor e riso.

É importante um ponto final sobre o humor em "O pequeno camponês". Ele zomba das outras pessoas, mas também sofre vários revezes. Não é um observador distanciado, imune ao que acontece. Está envolvido em várias confusões; se não estivesse, a história seria sádica, não engraçada. Em geral é o que acontece com os Malandros, Ao mesmo tempo que fazem essas brincadeiras hilariantes são vítimas de outras. O que é mais importante, zombam de si mesmos, tanto quanto ridicularizam os outros. Esse humor autodepreciativo é característico de pessoas maduras, ao contrário do humor dos jovens, que normalmente zomba dos outros.[10] Afinal de contas, o jovem herói quer superar a todos, para ele o humor é apenas mais um meio de vencer. Para o Malandro, a esperteza faz todos iguais: o humor revela a tolice das pessoas e o absurdo da condição humana.

Wadjunkaga, o Malandro de Winnebago, é um excelente exemplo do humor autodepreciativo do Malandro. Ele se envolvia em problemas com tanta freqüência, que acabou criando uma exclamação ritual: "Por isso eu sou chamado de 'Wadjunkaga', que quer dizer 'o

---

9. Sekaquaptewa (1979). Cf. Brown (1979), Tedlock (1979), Lorenz e Vecsey (1986).

10. Janus (1975).

bobo'!". Heróis e patriarcas, ao contrário, jamais riem de seus próprios erros; os contos de fadas de jovens raramente são engraçados. Devo acrescentar que a exclamação de Wadjunkaga tornou-se um grande alívio para mim. Depois de fazer ou dizer alguma tolice, repito silenciosamente suas palavras para mim mesmo, como um mantra ou uma prece – "Ah, por isso eu sou como Wadjunkaga, o bobo!" – e sinto alívio na dor do orgulho masculino ferido.

Zombando das pessoas, da sociedade e de si mesmo, os Malandros aceitam e toleram as fraquezas humanas. O pequeno camponês ridiculariza a mulher do moleiro ao revelar onde ela havia escondido toda a comida, mas não a denuncia ao marido. O camponês também deixa o pároco escapar do armário, em vez de "deixá-lo exposto" e sujeito a um castigo. Sua tolerância é salvadora, pois o vigário mais tarde o deixa escapar do barril. As ações do camponês revelam uma aceitação das faltas humanas, e não uma condenação soberba. Sua atitude simboliza mais um dever dos homens maduros: renunciar ao idealismo moral exigente e rígido dos jovens, em troca de uma postura moral mais humana e mais humilde. O Malandro manifesta sua ajuda aos homens, pois suas loucuras excedem as idéias éticas convencionais, estirando os músculos morais dos homens para torná-los mais flexíveis.

O Malandro na vida dos homens

Essa longa discussão sobre o Malandro pode parecer esotérica. Entretanto, os Malandros são a essência da vida dos homens e não simples criaturas da teoria ou dos contos de fadas. O Malandro normalmente aparece nos sonhos e fantasias dos homens na meia-idade; Robert Moore e Douglas Gillette apresentam um exemplo sensível em seu livro *King, Warrior, Magician, Lover*. Durante um exercício de imaginário orientado, um homem na meia-idade ficou espantado ao ver uma figura de Malandro se materializar. O Malandro o ameaçava e dizia que o estava preparando para uma desastrosa queda. Quando este perguntou por que razão, o Malandro explicou que era a voz dos sentimentos verdadeiros do homem, e que queria vinho, mulheres e música, uma pausa de trabalho e realização. O Malandro exigiu que o homem renunciasse às suas ambições heróicas e à disciplina patriarcal para explorar novas maneiras de viver.

Aceitar o Malandro nem sempre é fácil, como ilustra um sonho que tive alguns anos atrás. Eu observava um grupo de homens jogando, bebendo e falando, e eles estavam em um imenso esgoto, rindo e se divertindo. Embora muito rápido, era um sonho cheio de significado e me deixou escandalizado. Os homens representavam todas as energias turbulentas, violentas, hedonistas e trapaceiras que eu reprimira na juventude, como todos os homens. Essa reação negativa é característica do primeiro encontro dos homens com o Malandro.

Felizmente, o Malandro também assume formas mais atraentes. Para Nathan, que veio fazer terapia comigo, uma figura positiva de Malandro sinalizou uma mudança de carreira na meia-idade. Nathan era um alto executivo, que ascendeu na empresa com muita dedicação e trabalho duro. Quando lhe ofereceram uma promoção, com a qual ocuparia o cargo de presidente de sua companhia, ficou extasiado e orgulhoso. Em seguida, deu-se conta de que o novo posto exigiria muitas viagens demoradas, o que implicaria estar longe da família, e, pela primeira vez na vida, começou a ter dúvidas sobre sua carreira. Nesse dilema da meia-idade, Nathan começou a psicoterapia e lutamos juntos para descobrir quais seriam as questões mais profundas atrás de sua indecisão – o sonho juvenil de ter sua própria empresa, o desejo de ter mais sucesso do que o pai, o medo de deixar de lado os filhos como o pai fizera com ele e a consciência cada vez maior do quanto dependia emocionalmente da esposa. Nathan teve então um "grande" sonho: era o noivo num casamento, em pé no altar ao lado da noiva. Havia uma grande multidão na igreja, com muitos dignitários de sua companhia. No momento em que o ministro ia dar início à cerimônia, surgiu um homem dançando entre as fileiras dos bancos que vestia uma roupa cheia de plumas, de um amarelo vivo, como o Garibaldo da Vila Sésamo. O constrangimento provocado interrompeu a cerimônia e teve início uma enorme gritaria.

Nathan associou o sonho do casamento a sua iminente promoção, porque sentia que o novo posto lhe tomaria o mesmo tempo e esforço – o que refletia uma nova perspectiva soma zero de sua parte. Ele deixara a família de lado por causa de sua carreira, mas agora se preocupava com as viagens freqüentes e como elas afetariam sua esposa e seus filhos. O lucro para sua carreira agora significava perda para a família. Para confirmar esse aspecto, salta a figura de um Malandro, o infame Garibaldo. Os Malandros, como já discutimos, personificam o panorama da soma zero. Nathan logo identificou Garibaldo como uma parte sua que desejava fazer alguma coisa louca e desenfreada.

Percebeu também o quanto estava cansado das longas horas despendidas e de sua enorme responsabilidade no trabalho. Havia sido um sujeito consciente desde a infância, trabalhando desde muito cedo; raramente tirava férias prolongadas. O sonho mudou tudo aquilo. Nathan recusou a indicação para a presidência e transferiu-se para uma companhia menor onde trabalhava menos. Comprou uma propriedade no campo para férias e passou a usar boa parte de seu tempo livre pescando ou viajando com a família.

No sonho de Nathan, Garibaldo tem um papel semelhante ao dos palhaços hopis mencionados anteriormente. A criatura cheia de penas interrompe uma cerimônia séria, chamando a atenção para todos os impulsos "escandalosos" que Nathan havia reprimido na juventude – seu lado maluco, brincalhão, tolerante, afetuoso e divertido. Contrariamente ao trabalho, responsabilidade, poder e realização, o Garibaldo Malandro ajudou-o a se libertar do ideal heróico e patriarcal da juventude. Em razão disso, ele rejuvenesceu.

Conclusões

"O pequeno camponês" mostra que os Malandros expressam a psicologia dos homens maduros – afirmação à primeira vista estranha, desconcertante e incômoda, pois o pequeno camponês parece ser um criminoso, e em geral malandros têm má reputação. Uma interpretação mais detalhada, no entanto, revela que sua aparência sombria conduz a uma nova visão positiva da masculinidade, distinta dos ideais heróicos e patriarcais. O roubo do camponês, por exemplo, reflete a percepção austera de que o ganho de um sempre vem da perda de outro. Heróis e patriarcas negam esta realidade soma zero, centrados que estão apenas em seus lucros pessoais, sem levar em conta o custo para os outros. Tradicionalmente, as mulheres pagam o preço para os heróis e patriarcas, sacrificando-se por maridos e filhos. O Malandro exige que os homens tomem consciência dessa exploração psicológica. A idade também impõe aos homens a percepção da soma zero, assim como o irrestrito otimismo do jovem abre caminho para as realidades finitas da meia-idade. Ao explicitar as realidades da sombra por meio de histórias e fantasias, o Malandro ajuda os homens a lidar com o lado sombrio da vida, com a inveja, a frustração e o desespero. Os Malandros usam o humor para desintoxicar a cólera e a agressividade dos homens, ao contrário do herói e do patriarca, que as glorificam. O Malandro usa também a esperteza para transformar as tragédias da vida humana. Em vez de desesperar-se com a velhice e a morte, o Malandro ri, celebrando a loucura da condição humana. Em última análise, o Malandro é terapêutico para os homens. Ele os ajuda a lidar com as questões penosas da meia-idade, apresentando-lhes uma renovadora vitalidade masculina, mais amadurecida.

O Malandro ridiculariza o herói e o patriarca, como o camponês escarnecia do pároco e da igreja, o que ajuda os homens a se libertar de seus papéis tradicionais – ao mesmo tempo provocando a ira da cultura patriarcal. Assim, a sociedade reprime o Malandro, chamando-o de criminoso, e tenta matá-lo, como os vizinhos do camponês o fizeram. Isso acontece porque o Malandro tem má reputação e sua sabedoria não é imediatamente visível. A sociedade patriarcal o rejeita, obrigando-o a se esconder. O Malandro representa um arquétipo masculino normalmente oculto no inconsciente. Essa é a definição do masculino profundo, dando a entender que o Malandro é o espírito por trás do selvagem e do masculino profundo. Se essa sugestão estivesse contida apenas em "O pequeno camponês", a interpretação seria incipiente, mas outros contos de homens tornam inevitável esta conclusão. Por trás do comportamento aparentemente criminoso do Malandro há uma profunda energia masculina: forte e paradoxal. Exatamente no instante em que os homens de fato se aventuram para além do herói, tropeçando em confusão, surge o Malandro para tornar-se o mentor, o terapeuta, o mestre e companheiro, como veremos no próximo conto.

6

O rei e o espírito mau:
o mestre Malandro

O REI E O ESPÍRITO MAU*
(ÍNDIA)

Era uma vez um grande e nobre rei. Todas as manhãs, na sala do palácio, ele sentava-se em seu trono para ouvir seu povo. Certo dia um eremita aproximou-se do rei, entregou uma bela fruta ao monarca e foi embora. O rei passou o presente a seu ministro, sem pensar mais no assunto. Os anos se passavam e todos os dias o sábio presenteava o rei com uma fruta e ia embora sem dizer uma palavra.

Certa manhã, o santo homem deu ao rei seu presente habitual e foi embora. O macaquinho de estimação do rei agarrou a fruta de suas mãos, comeu-a e cuspiu o caroço. O rei ficou olhando, atônito: a semente era uma jóia de valor inestimável. O rei virou-se para o ministro e perguntou:

– O que fizeste com as outras frutas?

– Guardei todas na sala do tesouro – replicou o ministro.

Os dois homens foram correndo até lá e encontraram um monte de frutas apodrecendo. Escondida nessas frutas, havia uma pilha de gemas preciosas resplandecendo.

No dia seguinte, quando o eremita se aproximou do rei com outro presente, o monarca exclamou:

– Venerável sábio, como posso agradecer-te por teus valiosíssi-

---

* A história foi adaptada de Emeneau (1934), Bhavan (1960), Tawney (1956) e Riccardi (1971). A versão mais acessível é a de Zimmer (1956), mas está incompleta.

mos presentes? Devo-te muito. Se desejas algo de mim, pede o quiseres e te ajudarei.

O santo homem fez uma reverência.

– Dei-vos a preciosa fruta porque sois o mais nobre e mais valente dos homens sobre a terra – disse o asceta ao monarca. – Em meus trabalhos espirituais, preciso da ajuda de um homem como vós.

– Dize-me o que precisas. Ajudar-te-ei – respondeu o rei.

O santo homem fez outra reverência.

– Encontrai-me amanhã à meia noite no terreno das cremações, no cemitério. Explicar-vos-ei tudo.

– Estarei lá – declarou o rei.

Na noite seguinte, o rei foi sozinho ao campo dos mortos e dirigiu-se ao local onde estes eram cremados. Era um lugar medonho, que cheirava a carne queimada. Havia ossos humanos espalhados por toda parte e estava cheio de fantasmas; mas o rei era muito valente e não voltou atrás. Procurou o sábio, encontrando-o no meio do cemitério, sentado sobre um altar improvisado.

– Vim para ajudar-te – anunciou o rei.

O asceta meneou a cabeça em aprovação.

– Sois realmente corajoso e nobre – disse o eremita. – Mantivestes a vossa palavra, vindo a este lugar pavoroso.

– O que desejas de mim? – perguntou o rei.

O santo homem replicou:

– Estou realizando um importante ritual religioso e, para esta cerimônia, preciso do corpo do criminoso enforcado naquela árvore ali.

E o eremita apontou a certa distância.

– Tirai o cadáver da árvore e trazei-o para mim. É a única ajuda de que preciso.

O rei concordou. Era uma tarefa horrível, mas ele prometera ajudar o asceta. O rei foi até a árvore da forca, subiu nela, cortou a corda e abaixou o cadáver. Colocou então o corpo sobre os ombros e começou a caminhar em direção ao eremita.

O cadáver falou:

– Agradeço-te, real majestade!

O rei deixou o corpo cair, espantadíssimo, e o cadáver voou para a árvore, rindo como um demônio.

– Um espírito mau! – exclamou o rei, percebendo que o cadáver estava habitado por um demônio.

Contudo, o rei havia decidido levar o corpo para o santo homem, de modo que subiu novamente na árvore da forca, apanhou o cadáver, colocou-o nas costas e começou a andar até o mendicante.

O espírito mau riu:

– O caminho é longo e a tua carga é pesada. Vou contar-te um enigma para passar o tempo. Se souberes a resposta e não falares nada, morrerás. Mas se disseres a resposta, voarei para a árvore com este cadáver.

O espírito mau começou sua história: "Há muito tempo, uma bela mulher era cortejada por três homens. Antes que pudesse escolher um deles para seu marido, ela morreu e foi cremada conforme o costume de seu povo. Arrasado pela tristeza, um dos cortejadores sentou sobre as cinzas dela, chorando e se lamentando. O segundo reuniu os ossos dela e os levava consigo para onde quer que fosse. O último perambulava pela região, desesperado da vida. Um dia, o terceiro homem aprendeu a ressuscitar os mortos. Correu então para os outros dois e contou-lhes como reviver a mulher que amavam. O primeiro reuniu as cinzas sobre as quais se havia sentado. O segundo mostrou os ossos da mulher. E o terceiro pegou as cinzas e os ossos e ressuscitou a mulher. Então os três passaram a discutir quem deveria se casar com ela".

O espírito mau perguntou ao rei:

– Qual dos três deveria ser o marido?

O rei refletiu por alguns instantes e disse:

– O homem que levantou a jovem dos mortos é como seu pai, que lhe deu a vida. O que andava com os ossos por toda parte e cuidava deles é como um filho, que toma conta de sua mãe. Mas o homem que ficou sentado sobre as cinzas era como um marido, permanecendo fiel a ela. É este que deveria se casar com ela.

O espírito mau deu uma gargalhada e voou para a árvore da forca com o cadáver.

– És um homem paciente – disse ele. – Vou contar-te outro enigma.

"Era uma vez um demônio, que matou a esposa de um homem. O marido ficou de coração partido, pois a adorava; por isso, renunciou aos bens deste mundo e tornou-se um asceta, perambulando e mendigando comida. Certo dia, chegou a uma nobre residência e a dona da casa deu-lhe uma tigela de arroz para comer. O homem deixou o alimento sob uma árvore enquanto se lavava num riacho. Uma cobra comeu parte do arroz e, acidentalmente, deixou seu veneno na tigela. Quando o homem comeu o arroz, adoeceu e acusou o nobre de envenená-lo; este, por sua vez, acusou a própria esposa."

O espírito mau sussurrou nos ouvidos do rei:

– Meu bom amigo, dize-me quem é o responsável pelo envenenamento?

O rei fez uma pequena pausa e depois respondeu:

– Ninguém é culpado; não é certo acusar qualquer pessoa.

O espírito riu e desapareceu na noite, levando consigo o cadáver.

"Há muito tempo", começou o espírito, "um ladrão atormentava uma cidade e ninguém conseguia apanhá-lo. Por fim, o próprio rei saiu em busca do assaltante. Eles se encontraram e o rei fingiu ser um ladrão. Juntaram-se para roubar muitas casas. Aí, o ladrão levou o rei até sua casa, debaixo da terra. Quando o rei estava sozinho na casa do ladrão, um criado avisou o monarca de que o bandido planejava matá-lo. O rei fugiu, voltou ao palácio, chamou todas as suas tropas, capturou o ladrão e condenou-o à morte. Quando o criminoso foi levado para a forca, uma jovem o viu e apaixonou-se por ele. Ela correu então para o rei e pediu-lhe que poupasse a vida do bandido. O rei negou e a jovem prometeu se matar. Ao ouvir isso, o bandido chorou, e depois riu."

O espírito mau fez uma pausa e depois disse:

– Esta é a minha pergunta: por que o condenado chorou e riu?

O rei pensou sobre a questão por alguns minutos e respondeu:

– O ladrão chorou porque se comovera com o amor da jovem, mas sabia que não poderia dar nada comparável em troca do sacrifício dela. Ele riu ao perceber o absurdo de seu destino: uma linda mulher se apaixonou por ele logo na hora em que iria morrer!

No mesmo instante, o espírito voou para a escuridão, levando consigo o cadáver.

Muitas e muitas vezes naquela noite o rei voltou à árvore da forca, apanhava o corpo, respondia outro enigma do espírito, e tinha de começar tudo de novo. Por fim, o espírito contou um enigma que o rei não conseguiu resolver.

"Há muitos e muitos anos", disse o demônio, "um rei e seu filho saíram para caçar. O rei era viúvo e o filho, solteiro. No meio da floresta, eles encontraram dois conjuntos de pegadas humanas, um maior e outro menor. Com sua habilidade em seguir rastros, os dois homens deduziram que eram as pegadas de uma mulher de alto nível e sua filha, fugindo apressadas por alguma razão. Pai e filho concordaram entre si que, quando encontrassem as duas mulheres, proporiam casamento. O rei se casaria com a das pegadas grandes, pois devia ser a mulher mais velha, a mãe, e o príncipe se casaria com a mulher das pegadas pequenas, que seria a mais jovem, a filha. Logo encontraram as duas mulheres e descobriram que eram uma rainha viúva e uma princesa, sua filha, fugindo de sua terra que havia sido invadida. O rei e o príncipe ofereceram-lhes refúgio em seu país e propuseram casamento. As duas mulheres aceitaram – mas acontece que a rainha tinha pés pequenos e a princesa, pés grandes. O pai e o filho mantiveram seu acordo: assim, o rei se casou com a mulher de pés grandes, ou seja com a princesa, e o príncipe se casou com a de pés menores, que era a rainha. Cada uma delas teve um filho."

O espírito deu uma gargalhada, antecipando o espanto:

– E agora, meu bom rei, que parentesco têm essas duas crianças entre si?

O rei ficou revirando os pensamentos na cabeça, totalmente desconcertado. Por isso, não disse nada. Afinal, o espírito resolveu falar:

– És sábio em permaneceres calado. E és muito corajoso em perseverar, carregando o cadáver. Eu cumprimento-te.

O demônio voou pelos ares e fez uma reverência ao monarca:

– Gostei muito do tempo que passamos juntos, de modo que vou contar-te um segredo terrível: o homem que estás ajudando não é um santo, mas um mago perverso. É um necromante que planeja usar-te como sacrifício humano quando levares este cadáver até ele. Com isso, o necromante ganhará poder sobre todos os espíritos.

O espírito mau fez uma pausa.

– Mas há uma maneira simples de estragar os planos horríveis dele, se tens coragem.

E sussurrou nos ouvidos do rei. Depois, concluiu:

– Agora, leva este cadáver para o necromante! Veremos o que o destino tem para ti...

O rei colocou mais vez o cadáver sobre as costas e foi até o "santo homem". O "sábio" ficou encantado.

– Sois o homem mais corajoso do mundo!

E pediu ao rei para arrumar o cadáver na frente do altar e fazer uma reverência diante dele, prostrado no chão, como se o venerasse. O necromante puxou secretamente uma espada para decapitar o rei.

– Ora, meu bom amigo – disse o rei, lembrando o conselho do espírito. – Eu nasci príncipe e jamais fiz uma reverência para alguma pessoa ou alguma coisa. Não sei como é este ritual. Se me mostrares, seguirei o teu exemplo.

Impaciente, o necromante disse:

– É muito simples. É só fazer assim...

E o perverso mago se prostrou no chão diante do cadáver e tocou o chão com o rosto. Neste momento, o rei puxou a espada e cortou a cabeça do vilão. E terminou o execrável ritual do necromante, usando seu próprio cadáver exatamente como ele havia pretendido usar o do rei.

No minuto seguinte, milhares de espíritos e deuses se materializaram no cemitério, exaltando a coragem e a honra do rei. O grande deus Shiva apareceu e louvou o monarca, prometendo:

– Terás uma glória sem limites, neste mundo e no próximo. Se quiseres alguma dádiva, pede agora e ser-te-á concedida.

O rei pensou um pouco e disse:

– Desejo apenas uma coisa: que as histórias que o espírito me contou esta noite sejam conhecidas por todos os homens, para que todos se beneficiem de sua sabedoria.

– Assim será – declarou Shiva.

E é desta forma que você conhece este conto!

O mestre Malandro

A sombra e o Malandro

É uma história longa e complexa, que volta a enfocar várias abordagens de outras já apresentadas; os velhos temas ajudam a mostrar o sentido deste novo drama. O protagonista é um rei, como em geral acontece nos contos de homens. No entanto, a história começa mesmo quando o rei abandona suas prerrogativas reais saindo do palácio para ir sozinho ao cemitério. Simbolicamente, ele abandona o paradigma patriarcal, como o monarca de "O lenço do sultão", que sai incógnito para caminhar no meio de seu povo.

Este rei vai a um campo de cremação à meia-noite. O cenário é lúgubre e demoníaco, mostrando um tema conhecido: o encontro do homem de meia-idade com a sombra. A caminhada até o cemitério equivale à queda do sultão no poço do cozinheiro: os dois homens se vêem diante do mal, da morte e da tragédia. O nosso rei precisa de uma lição sobre a sombra, por ser tão ingênuo a respeito dela. No começo da história, ele sente-se grato ao "santo homem" pelas jóias de valor inestimável, em vez de suspeitar dele. Por que razão o "sábio" daria jóias ao rei? Afinal, os grandes subornos significam normalmente que em troca será pedido um favor ilícito. O rei não percebe o aviso e alegremente promete ajudar o asceta sem saber o que ele deseja. É imprudente quando concorda em encontrar o "santo homem" no campo de cremação à meia noite – lugar e hora mais adequados a demônios, fantasmas e gente perversa.

O necromante é uma boa figura de sombra. Quando o rei procura ser justo, bom e nobre, o mago revela-se vagabundo, cruel e vilão. (Os dois são comparáveis ao sultão e ao cozinheiro do Capítulo 2.) Além do mais, no desfecho do conto surge o desejo do necromante de dominar todos os espíritos, buscando o poder sobre os mortos e não apenas sobre os vivos. Ele representa o princípio patriarcal levado ao extremo, refletindo a sombra do patriarcado. (Desse modo, o necromante assemelha-se ao rei feiticeiro do Capítulo 1, que abusou de seu poder para raptar a linda princesa.)[1] Claramente, o necromante é uma espécie de Malandro e ilude o rei em toda a história. O fruto que lhe dá parece comum, mas na verdade esconde jóias sem preço. Por sua vez, as gemas preciosas encobrem as más intenções do eremita, por não ser ele um santo homem, mas um necromante que planeja matar o rei.[2] No papel de uma figura de sombra trapaceira, o mago retoma o tema de "O pequeno camponês": o Malandro está estreitamente associado à sombra.

O rei encontra a sombra de outra forma: quando agarra o cadáver de um criminoso. Algo horrível e repugnante. Caminhando no cemitério para a frente e para trás com o corpo morto sobre as costas, o rei ilustra uma fase difícil para os homens de meia-idade. Nesse momento, eles lutam com a tristeza e com a dor que evitaram ou negaram na juventude, carregando os cadáveres de amores passados, sonhos assassinados e traumas da infância. A angústia e o momento diferem para cada homem, mas o processo é semelhante. Para um, o cadáver pode ser um feito vergonhoso cometido na juventude, para outro um casamento desfeito com amargura e, para um terceiro, pode ser um talento jamais desenvolvido que então desaparece. Muitas vezes há um cadáver real, pois os pais idosos morrem, deixando seus filhos de meia-idade às voltas com memórias dolorosas e arrependimentos em suspenso. Carregando cadáveres, os homens passam pelo que Robert Bly chama eloqüentemente de "caminho das cinzas"; muitos dão início à terapia no momento em que atingem este local sombrio.

---

1. O necromante parece venerar Shiva, o deus da destruição. Este fato esclareceria o tema da sombra. [Observação: Shiva não é exatamente o deus da "destruição" – talvez um deus da mutação, que passa da destruição à realização, alternando as ilusões etc.]

2. O necromante apresenta outros aspectos de figuras clássicas do Malandro. Trabalha num cemitério com cadáveres, mediando vivos e mortos, como Hermes e outros Malandros. É uma figura marginal, que ocupa uma terra-de-ninguém nas fronteiras da sociedade; algo também característico dos Malandros.

Em situação tão dolorosa, os homens podem sentir-se tentados a buscar o consolo das mulheres, voltando-se para a anima ou, mais comumente, para suas esposas, filhas e amantes, pedindo apoio. De sua parte, as mulheres sentirão uma certa pressa em salvar seus homens, como fez Zakia em "O lenço do sultão". Contudo, a dificuldade dos homens está em levar sua carga, indo e vindo no cemitério; a das mulheres é esperar, por mais doloroso que seja ver seus maridos, filhos e amantes sofrendo. E aí deparamos com uma questão. Como já discutimos antes, na meia-idade os homens voltam-se para o feminino, buscando auxílio: quando deveriam fazer isso, em vez de tomar o caminho das cinzas? A história de um homem oferece a resposta. Se ele ainda teme o feminino e denigre as mulheres, ainda que de maneiras sutis, sua tarefa é aprender sobre a anima e respeitar o feminino. Mas, e se um homem protege a sua anima e desenvolveu boas relações com as mulheres reais, sua próxima tarefa é carregar um cadáver no cemitério interior.

O espírito mau surge no cemitério e inicialmente aparenta ser outra figura de sombra – não obstante, é mais do que isto. (Há muitas versões desse conto hindu, mas todas deixam claro que o espírito mau é do sexo masculino.) O espírito mau é a figura de um Malandro. Ele conta enigmas cheios de artimanha e deixa o rei em uma situação de impasse: se responde, o espírito rouba o cadáver e o devolve à árvore da forca; se não responder, mas souber a resposta, o espírito ameaça matá-lo. De qualquer maneira o rei sai perdendo; é característico dos Malandros impingir esse dilema às pessoas. Ao perturbar o rei, o espírito mau parece ser inimigo do monarca. No entanto, mais adiante, o espírito revela seu lado bom e prestativo. Ensina ao rei importantes lições por meio de enigmas, como os detalhes de suas histórias mostram. O espírito funciona como um terapeuta, um mestre e um mentor.

O espírito mestre

Os enigmas variam, nas diferentes versões do épico, mas em geral são 24.[3] Contei apenas quatro, para ser breve; escolhi os mais

---

3. O uso de histórias secundárias em "O rei e o espírito mau" cria uma estrutura narrativa complicada. Essa é uma característica dos contos de Malandro, como os de Wadjunkaga, o índio norte-americano, e do africano Ananse.

representativos. De maneira geral, os enigmas do espírito não descrevem aventuras românticas, em que um jovem herói sai em busca de algo, luta com um inimigo e vive feliz para sempre. Aqui, são histórias em que há roubo, logro e assassinato – o enredo de "O pequeno camponês" e o conteúdo de Malandros, não de heróis. As histórias dos espíritos contêm uma série de lições para o rei e para os homens na meia-idade.

Na primeira história, uma mulher é retirada do mundo dos mortos. O espírito pergunta qual dos três cortejadores deve casar-se com ela; o rei soluciona o problema comparando as ações dos três homens a papéis fundamentais da família. O que a trouxe de volta à vida é como um pai, que tem uma filha; o que carregava seus ossos é como um filho cuidando de sua mãe; mas o que sentou sobre suas cinzas é como um marido que permanece com sua mulher para o bem ou para o pior. Há dois detalhes dignos de nota aqui. Em primeiro lugar, o enigma enfoca os relacionamentos humanos, tradicionalmente considerados domínio do feminino. Assim, o quebra-cabeças proposto pelo espírito reitera uma tarefa central para os homens na meia-idade: conciliar-se com o feminino. Em segundo, quando responde ao enigma, o monarca recorre às convenções sociais sobre os papéis desempenhados na família. Ele não tem de pensar sobre si mesmo, mas baseia-se nos papéis masculinos tradicionais de filho, pai e marido. O espírito obriga o rei a abandonar esse pensamento convencional.

Na história seguinte, um homem é envenenado por uma cobra que, acidentalmente, deixou o veneno cair em seu arroz. O espírito pergunta quem é o culpado pelo envenenamento, e o rei diz que ninguém tem culpa, insistindo na resposta, o que parece até um lugar-comum; mas há uma mensagem mais significativa aqui. O rei aceita explicitamente uma visão *trágica* da vida, admitindo que há circunstâncias além do controle humano e que as coisas ruins muitas vezes acontecem às pessoas boas sem razão ou culpa. Ao aceitar a chance e a tragédia, o monarca renuncia à fé dos heróis e patriarcas, a crença de que, com esforço, coragem e habilidade, tudo poderá ser conquistado e dominado. Renunciar a esse otimismo juvenil é difícil para os homens de meia-idade, pois os obriga a enfrentar a própria vulnerabilidade.

O terceiro enigma também tem duas partes, cada uma com um tema diferente. Na primeira, um ladrão atormenta uma cidade até que o rei pessoalmente sai a sua procura, torna-se amigo do bandido e vai à sua casa embaixo da terra. É algo análogo ao que acontece na história central, em que o rei oferece ajuda ao necromante e o encontra no cemitério. No enigma do espírito, um criado avisa o governante de que o bandido planeja assassiná-lo; o rei foge e em seguida prende o ladrão. Voltando ao conto, o rei ainda não sabe que o necromante quer matá-lo, mas o espírito tenta adverti-lo, narrando-lhe a história do ladrão assassino. (Como Malandro, o espírito naturalmente usa a comunicação indireta, ardilosa.) O espírito revela-se aliado do rei e não seu inimigo.

Assim, o enigma do ladrão enfoca outro tema. Uma linda mulher se apaixona pelo bandido e promete se matar se ele não for perdoado. O vilão chora e ri; o espírito então pergunta ao rei por que o criminoso condenado faria isso. O rei responde que ele chora por tristeza e gratidão, comovido com o amor da mulher. Ri, pelo absurdo de ter uma linda jovem apaixonada por ele no momento em que vai ser executado. A explicação do rei demonstra que ele tem uma relativa compreensão das emoções e relacionamentos humanos. Em outras palavras, tem acesso a seu lado feminino. A resposta do rei revela também sua aceitação do humor negro. Ele aprecia a maneira como o riso transforma a tragédia em comédia; esta é mais uma lição importante do Malandro, como já discutimos em "O pequeno camponês".

Além do Édipo e do logos

O último enigma do espírito mau, o conto em que pai e filho se casam com mãe e filha, deixa o rei sem resposta. Embora as diferentes versões de "O rei e o espírito mau" apresentem exemplos variados em ordens diversificadas, todos têm o mesmo desfecho. Evidentemente, isso tem um grande significado. Talvez o aspecto mais óbvio do enigma é o de estar centrado nos temas edipianos. O pai se casa com a filha e o filho, com a mãe. Naturalmente, o pai não se casa com sua própria filha, nem o filho com a própria mãe. Os temas edipianos estão deslocados, mas as razões são por demais proeminentes para serem deixadas de lado.

O espírito diz que a rainha e a princesa têm cada uma um filho, e pergunta qual o parentesco que os recém-nascidos terão entre si. O rei fica atônito. Sua confusão com esse enigma se opõe à confiança em resolver o problema da mulher morta e seus três cortejadores. No conto anterior, o rei usou a definição tradicional dos pais, filhos e maridos. Lamentavelmente essas convenções falham com o último enigma sobre os filhos recém-nascidos. Ao verificar a árvore genealógica da família, concluímos que os meninos são tios um do outro. O filho recém-nascido do rei é irmão de seu filho mais velho, o príncipe. (Tecnicamente, o príncipe adulto e o novo bebê do rei são meio-irmãos.) Como irmão, o recém-nascido será tio dos filhos do príncipe. Examinando o lado da rainha, seu filhinho é irmão de sua filha crescida, a princesa. Como irmão da princesa, o bebê será tio dos filhos dela. Por isso, os dois recém-nascidos são ao mesmo tempo tio e sobrinho um do outro! A situação é surpreendente, porque a convenção exige que uma pessoa seja o tio e a outra, o sobrinho. Surgem as confusões, porque o parentesco das crianças pode ser traçado pelo lado do rei – *ou* pelo da rainha, pelo pai ou pela mãe. Os laços de sangue podem ser entendidos pelo que os antropólogos chamam de modo "patrilinear" ou "matrilinear", ou seja, a linhagem do pai ou a da mãe. O primeiro é característico das sociedades patriarcais, embora o rei não o escolha automaticamente. De maneira simbólica, ele rompe mais uma vez com o paradigma patriarcal.

Ao apresentar dois pontos de vista válidos e opostos, o espírito atinge uma das bases do pensamento patriarcal, o pressuposto de que só há uma resposta para qualquer problema – ou seja, a do patriarca. O padrão do pensamento patriarcal muitas vezes é chamado "logos" e pode ser visto nos homens desde a infância. Por exemplo, quando os meninos jogam, muitas vezes passam mais tempo discutindo as regras do que realmente jogando.[4] Mais tarde, os jovens procuram o significado da vida, pressupondo sempre que há uma única resposta, a verdade absoluta. Investindo contra o logos patriarcal, o espírito revela o objetivo oculto de seus enigmas. Embora as histórias se alternem numa escalada, aos poucos desafiam os limites do logos, até que a lógica masculina finalmente se rompe.

Somente quando o rei desiste e na última história permanece calado o demônio pára de roubar o cadáver. Como diversos homens na meia-idade, o rei confia no logos para solucionar seus problemas. Contudo, este perpetua seu dilema: terá de ficar retomando o cadáver, como Sísifo tinha de empurrar sua pedra morro acima? Psicologicamente, quando os homens usam apenas o logos, deixando as emoções de lado e insistindo em uma única resposta, a vida se torna estéril e repetitiva. Para os homens em terapia, uma das maiores dificuldades é silenciar a racionalidade masculina e dar um passo além do intelec-

---

4. Gilligan (1982).

to. Somente neste momento é que sentem de forma direta seus problemas – e podem resolvê-los. Malandros, como o espírito mau, ajudam nesse processo, impondo os paradoxos e ambigüidades aos homens e rompendo a estrutura do logos. Os homens então lidam com o lado "irracional" da vida, especialmente com os sentimentos e a intuição.

Ao abalar o logos do rei, o espírito mau desempenha um papel tradicional dos Malandros: ridicularizar as convenções sociais, os dogmas sagrados e os tabus fundamentais. Como vimos, em "O pequeno camponês" os Malandros tentam desmantelar as regras básicas do pensamento e da ação, para que as pessoas possam experimentar novas formas de vida. Exu, o Malandro iorubá, enfatiza este aspecto. Quando lhe perguntaram por que contava mentiras, Exu responde: "É para fazer as pessoas pensarem".[5] O espírito realiza o mesmo com seus enigmas, "desconstruindo" a visão de mundo racional e masculina do rei. Os enigmas do espírito mau são remanescentes dos *koans* zen, que paralisam o logos, permitindo ao indivíduo uma experiência mais direta e mais profunda do mundo.

Em oposição a qualquer resposta "correta" singular, e prevendo numerosas visões antagônicas, o espírito mau e os Malandros são pluralistas. Seu pluralismo é essencial para os homens na meia-idade e os ajuda a se abrirem a novos elementos dentro de si mesmos. Na maturidade, os homens descobrem que são ao mesmo tempo masculinos *e* femininos, fortes *e* fracos, bons *e* maus, criativos *e* destrutivos, amáveis *e* odiosos. Para entender e aceitar essa complexidade interior, devem tolerar as visões contraditórias de si mesmos. Esse pluralismo amadurecido opõe-se ao autoconceito heróico dos homens jovens, que reprimem qualquer parte de si mesmos que esteja em conflito com sua identidade consciente. Os homens jovens tentam governar sua psique como um rei o seu reino. No meio da vida, a maioria dos homens renuncia ao esforço e se acomoda, ao invés de tornar-se presidente de um ruidoso comitê interno. A mudança é revigorante, porque o pluralismo, a criatividade, a generatividade e uma maior maturidade psicológica se correlacionam.[6]

---

5. Davis (1991).

6. McAdams (1985). Ver também Friedman e Lerner (1986), Samuels (1989), Thompson (1991). Feministas como Eisler (1987) dizem que o pluralismo é feminino, o que é um equívoco, pois o Malandro encarna uma forma de pluralismo masculino.

O pluralismo também ajuda os homens a lidar com seus filhos e com a geração anterior. Em casa, pais de meia-idade enfrentam opiniões chocantes e provocadoras de seus filhos adolescentes; no trabalho, deparam com as idéias de colegas mais jovens. Dentro do espírito heróico e patriarcal, os homens tentam reprimir essas visões inovadoras e impor suas opiniões sobre os outros. Com o pluralismo do Malandro, escutam, experienciam e exploram. O pluralismo desfaz a competição edipiana entre pai e filho. Na tradição patriarcal só pode haver uma autoridade e uma verdade, com isso pai e filho rivalizam por essa posição. Como no pluralismo há muitas verdades e muitas autoridades, pai e filho não precisam competir.

Renunciar ao logos patriarcal é assustador para muitos homens; o mito de Édipo revela o por quê. Quando jovem, Édipo se tornou rei de Tebas com o poder do logos: matou seu pai, decifrou o enigma da Esfinge e obteve o trono. Entretanto, o Édipo maduro, ignorava o fato de haver matado o próprio pai e ter-se casado com sua mãe. (Édipo e o rei na saga do espírito mau encontram-se desnorteados pela mesma situação, o triângulo entre mãe, pai e filho.) Quando o Édipo maduro descobre a verdade sobre seus pais, percebe o quão cego fora em toda a sua vida; sua fé no logos é destruída. Ele se cega e foge de Tebas. Psicologicamente, quando seu logos desmorona, toda a sua vida desmorona. Até mesmo a cidade de Tebas se desintegra, entrando numa terrível guerra civil. O logos é um princípio fundamental do patriarcado; portanto, ao agredi-lo inicia-se o caos. Essa é mais uma razão para que inicialmente os homens vejam o Malandro como inimigo. Todavia, ele não é um adversário dos homens, apenas de heróis e patriarcas. Afinal de contas, o espírito mau investe contra o *logos* do rei, não contra sua pessoa. Quando o logos desmorona, só haverá a calamidade se os homens não tiverem nenhuma alternativa – mas o pluralismo do Malandro proporciona uma nova abordagem para a vida. Na saga do espírito mau, o rei não fura os próprios olhos nem foge ou se desespera como Édipo, pois o espírito é seu mestre e terapeuta.

Embora sabotando o logos, o espírito o faz de maneira delicada e indireta. Ele é pragmático. Um ataque direto ao logos deixaria os homens na defensiva e com menor probabilidade de mudança. As mulheres sabem disso instintivamente e agem com cautela ao desafiar a lógica masculina. Afinal, o logos é um santuário da tradição patriarcal; a crítica das mulheres inconscientemente será sentida por muitos homens como um sacrilégio. Sendo do sexo masculino, o Malandro pode questionar o logos muito mais à vontade. (Esta é uma boa razão para os terapeutas do sexo masculino serem especialmente mais eficazes em seu tratamento para os homens que estão lutando para se libertar do logos – mas este terapeuta deve ser um "iniciado" e já ter-se aventurado além do raciocínio masculino tradicional.)

Quando o homem se torna um Malandro

No momento em que o rei permanece calado com o último enigma, o espírito se impressiona e conta ao monarca a verdadeira intenção do "santo homem". O espírito mau deixa de ser um atormentador e torna-se um mestre, revelando sua verdadeira face: é um aliado, não um inimigo. Observe a distorção aqui. O necromante parece amistoso e prestativo para o rei, mas na verdade trama eliminá-lo; o espírito inicialmente parece ser mau, e termina sendo um professor para o rei. O tema do Malandro prestativo já veio à tona em "O presente do Vento Norte", quando o Vento engana o camponês com a caixa dourada para benefício do pobre homem. Este conto desenvolve e amplia o mesmo tema.

O necromante pede que o rei se prostre diante do cadáver, pretendendo matá-lo. Seguindo o conselho do espírito, o rei diz não saber como prostrar-se, fazendo então com que o mago o demonstre e em seguida corta-lhe a cabeça. Nesse momento, o rei se torna um Malandro. Ele ilude o necromante da mesma forma como este o iludiu! Ao mesmo tempo, o rei se torna um assassino: não age em autodefesa, pois poderia simplesmente ter saído do cemitério ao descobrir as intenções do mago. Além disso, ele mata o necromante quando o vilão está prostrado no chão e indefeso. Nenhum herói cavalheiresco ataca um homem indefeso desta maneira. Pelos padrões heróicos, o rei age de maneira vergonhosa. Ele próprio se torna um tanto sombrio; sua próxima ação reforça o tema.

O rei completa o ritual do necromante depois de matá-lo, usando o cadáver do vilão da mesma maneira como este pretende usar o seu. O rei se torna um necromante. A distinção entre um rei pura-bondade e um necromante pura-maldade desaparece. Aqui a história ilustra uma tarefa importante para os homens na meia-idade. Heróis, patriarcas e jovens tradicionalmente fazem a divisão do mundo em bem e mal, identificando-se com o bem e denunciando seus oponentes como representantes do mal. Os homens maduros devem aprender a admitir esses dois lados dentro de si mesmos, reconhecendo a sombra em

100

seu próprio coração. O Malandro ajuda nesse ponto, pois ele está aberto para a sombra e até se gaba disto. Depois de completar o ritual tenebroso, espíritos e deuses se materializam e louvam o rei. Em termos psicológicos, ele conquista maior acesso ao inconsciente e seus poderosos arquétipos. Este é um resultado direto do momento em que o rei se torna Malandro. Ao renunciar ao logos e adotar o pluralismo do Malandro, ele já não precisa mais reprimir ou negar os elementos da sombra em si mesmo. Pára de tentar dominar a psique como o herói e o patriarca; esta maior abertura psicológica permite a emergência de novos elementos do inconsciente.

Quando os espíritos e os deuses elogiam o rei, quem mais se faz ouvir é Shiva. É significativo que ele seja um deus Malandro no panteão hindu. Assim, o rei encontra um Malandro divino do sexo masculino, exatamente como o camponês oprimido encontrou o Vento Norte. As duas histórias descrevem um homem no momento em que obtém acesso a uma energia masculina sagrada e trapaceira. Shiva oferece ao rei qualquer coisa como recompensa, mas o monarca pede algo muito simples: que as histórias que o espírito lhe contou sejam conhecidas por todos, para que possam aprender com elas. O pedido do rei é generativo, não egoísta e visa transmitir a sabedoria recebida. Ele não cobiça o poder ou a glória, enfatizando mais uma vez que foi além do herói e do patriarca.

O mestre Malandro na vida dos homens

"O rei e o espírito mau" é uma saga extraordinária em que um homem encontra a figura do Malandro, que inicialmente parece demoníaca. No entanto, o Malandro se mostra um aliado e ensina ao homem uma nova perspectiva de vida. Com freqüência, o mesmo drama surge na terapia com os homens de hoje. O espírito mau desempenha o papel de um terapeuta astuto, mas utiliza uma abordagem nada ortodoxa e singularmente masculina. O espírito se baseia mais no paradoxo do que na solidariedade e impõe testes, em vez de oferecer apoio. Ele se opõe à anima empática e carinhosa.

Os Malandros terapêuticos aparecem também de forma espontânea no mundo interior dos homens, por meio de sonhos e fantasias. Ocorreu um exemplo em minha vida, muitos anos antes de minha pesquisa sobre os contos de fadas. Tive na época uma série de experiências quase visionárias, que não eram exatamente sonhos, antes fantasias. Não conseguia entender essas aventuras interiores e, por isso, anotei-as e deixei o assunto de lado. Quando trabalhava deste capítulo, lembrei-me de um determinado episódio nestas "visões", que enfoca os temas de "O rei e o espírito mau".

Na aventura imaginária, eu saía em viagem por diversas terras em busca da sabedoria. Pelo caminho, encontrava "O Estranho", um misterioso homem que me salvava em diversos incidentes perigosos. Quando O Estranho entrou num deserto, o segui, esperando o melhor. Contudo, não havia nenhuma comida naquela região árida; depois de algum tempo, pensava que ia morrer de fome. O Estranho dirigiu-se então a umas ruínas e fui atrás. Encontrei uma sala cheia de rosbife e, levado pela fome, comi com voracidade. Para meu horror, descobri uma mão em um prato e uma cabeça humana em outro! O banquete era um festim canibalesco! Vomitei tudo e ao fugir da sala, tropecei e caí num abismo. Agarrei-me às suas bordas no último instante e gritei por socorro, sem conseguir impulsionar meu corpo. O Estranho se aproximou, deliberadamente pisou nos meus dedos e me fez mergulhar nas profundezas. Fui caindo aterrorizado por muito tempo, até que meu corpo bateu na água e desci ainda mais fundo. Os espíritos dos mortos se juntaram a minha volta e tremi ao sentir seu toque viscoso. De repente, saí da escuridão para um reino luminoso. Neste instante, vi o mundo como uma esfera oca e percebi que havia passado a vida na superfície interior da bola. Quando caí no abismo, mergulhei na fina crosta do mundo, atingindo a superfície exterior pela primeira vez conseguindo vislumbrar a luz celestial que circundava o globo.

Desde que comecei a trabalhar com os contos de homens, minha "visão" adquiriu mais sentido. A experiência imaginária começou com o aparecimento de um misterioso Estranho que se ofereceu para me orientar na busca pela sabedoria. O Estranho fez-me caminhar pelo deserto até que estivesse morrendo de fome e me logrou, oferecendo-me um banquete canibalesco. Como o espírito mau, o Estranho representa a figura de um Malandro que age de maneira aparentemente demoníaca. A descida ao festim canibalesco é análoga à ida do rei ao campo de cremação. O festim canibalesco é um símbolo concreto da integração da sombra, ilustrando uma frase de Robert Bly: "comer a sombra". O festim canibalesco representa o mesmo crime vil do rei que mata o necromante e continua seu ritual tenebroso.

Em minha "visão", o Estranho atira-me num poço e caio no mundo dos mortos. Por fim, entro num reino luminoso transcendental, onde descubro que na verdade o mundo por mim conhecido era o interior de uma esfera oca. Minha perspectiva foi literalmente virada de cabeça para baixo e do avesso para o direito. É exatamente essa a função do Malandro, que subverte o logos e o raciocínio convencional. A experiência mística no final da visão também corresponde à conclusão de "O rei e o espírito mau" – quando o rei encontra Shiva e todos os deuses. O paralelo entre a minha fantasia e os contos de fadas talvez não seja aparente de imediato, o que seria de esperar: o Malandro adora disfarces e assume formas inesperadas na vida dos homens.

O Malandro e Detesto-que-me-contradigam

Os temas contidos em "O rei e o espírito mau" fazem parte de muitas culturas. Para enfatizar esse aspecto, encerrarei o capítulo com um conto de Ananse, o Malandro ashanti da África. Ele narra como Ananse lidou com um mau-caráter chamado "Detesto-que-me-contradigam,"[7] que tem uma impressionante correspondência com este conto.

Detesto-que-me-contradigam tinha o costume de provocar as pessoas até fazê-las discordar de suas idéias e em seguida as matava. Certo dia, Ananse resolveu dar uma lição a Detesto-que-me-contradigam e o convida para almoçar em sua casa. Quando Detesto-que-me-contradigam chega, Ananse não está. Não obstante, o Malandro havia dito aos filhos o que deviam fazer.

Detesto-que-me-contradigam pergunta às crianças onde está Ananse, e elas contam que seu pai havia quebrado o pênis em sete lugares no dia anterior e tivera de ir ao ferreiro para consertá-lo. Detesto-que-me-contradigam não diz nada sobre esta absurda invenção, e pergunta às crianças onde está sua mãe, já que também estava ausente. Os meninos dizem que ela foi ao rio apanhar seu pote, explicando que na noite anterior ela havia ido apanhar água, mas deixara o pote cair acidentalmente. O pote quase quebrara, ela o pegou no último instante – mas não tinha conseguido agarrá-lo completamente, de modo que teve de voltar pela manhã para encerrar o trabalho! Detesto-que-me-contradigam fica furioso com essa história ridícula, mas nada diz.

---

7. Radin (1952) e Pelton (1980).

Ananse aparece, cumprimenta calidamente Detesto-que-me-contradigam e serve ao convidado um cozido recheado com pimentões. Detesto-que-me-contradigam logo pede um pouco de água; um dos filhos sai da casa e volta em seguida com um copo vazio. Detesto-que-me-contradigam pede água novamente, o menino sai e volta mais uma vez de mãos vazias. Finalmente, ele pergunta por que a criança não trazia a água. O garoto repete a história que seu pai lhe dissera para contar.

O menino explica que o pote da família estava cheio de água, mas ele não podia tirar nada, porque a camada de cima da água pertence a seu pai, Ananse, e ele não podia tocá-la. A camada do meio pertence à primeira esposa de Ananse, e ele não queria incomodá-la. A camada do fundo pertence à segunda esposa de Ananse, que era sua mãe, e ele só poderia usar aquela água – mas não ousava misturar as diferentes camadas da água, pois iria causar uma grande perturbação na família.

A história disparatada do menino foi demais para Detesto-que-me-contradigam, que o chama de mentiroso. Ananse imediatamente ataca Detesto-que-me-contradigam, exclamando:

– Você detesta as pessoas que o contradizem e as mata quando fazem isto, mas acaba de contradizer meu filho!

O Malandro bate em Detesto-que-me-contradigam até matá-lo, corta em pedaços o corpo do vilão e espalha seus pedaços sobre a terra... E foi assim que a contradição se espalhou pelo mundo!

No conto ashanti, Detesto-que-me-contradigam mata qualquer pessoa que discorde de suas opiniões. É um bom símbolo do logos patriarcal, que rejeita a contradição e pressupõe que haja uma resposta certa para qualquer questão, ou seja, a opinião do patriarca. Sendo um mau-caráter e perverso, Detesto-que-me-contradigam é também uma figura de sombra, como o necromante em "O rei e o espírito mau". Para provocar Detesto-que-me-contradigam, Ananse apresenta-lhe histórias cada vez mais absurdas, semelhantes aos enigmas do espírito. As histórias de Ananse também ridicularizam o logos. A esposa de Ananse, por exemplo, supostamente deixou cair seu jarro de água, mas não terminou de apanhar o pote e voltou no dia seguinte para encerrar o trabalho. A história zomba da atenção do logos quanto a distinções abstratas, como separar o começo e o fim de uma ação, como duas coisas independentes. O desfecho, com a narração de Ananse sobre como tirar a água do pote, é especialmente simbólica. A idéia de que diferentes pessoas sejam donas de diferentes camadas

104

de água em um mesmo jarro é absurda: Ananse está parodiando mais uma vez a função discriminadora do logos. Os temas edipianos encontram-se implícitos no conto. O menino diz que só poderá tirar água da parte que pertence à sua mãe, no fundo do pote. Para isto, ele teria de tocar a camada de cima da água, pertencente a seu pai, Ananse, e também a camada intermediária, da primeira esposa deste. Assim, o menino quer algo de sua mãe, mas não pode obtê-lo porque seu pai (e outra de suas esposas) está no meio do caminho. A situação resume o drama de Édipo, adaptado à poligamia da cultura ashanti.

A última invenção é demais para Detesto-que-me-contradigam. Ele explode, contradiz o menino e é morto por Ananse. Simbolicamente, o logos patriarcal explode diante de um paradoxo edipiano, haja vista a incapacidade de o rei resolver o último enigma do espírito no conto hindu. Ao matar Detesto-que-me-contradigam, Ananse torna-se exatamente igual a sua vítima, intolerante em relação a qualquer pessoa, fato que se compara à passagem de "O rei e o espírito mau", no momento em que o rei mata o necromante e completa a magia negra deste. A semelhança entre as duas histórias, uma da África e outra da Índia, fica clara. Esse paralelo revela a estrutura profunda da psique masculina e o que os homens têm em comum, apesar das diferenças culturais.

As duas histórias confirmam também temas importantes de "O pequeno camponês", no capítulo anterior. Os três contos descrevem figuras de Malandros que inicialmente parecem sombrias ou criminosas. O pequeno camponês rouba de seus vizinhos, o espírito mau importuna o rei e Ananse abusa da paciência de seu convidado. Contudo, por trás de suas ações sombrias há uma energia masculina que se opõe às convenções patriarcais e é personificada pelo Malandro. O camponês zomba da figura patriarcal do pároco, o espírito mau e Ananse atacam o logos, um princípio fundamental do patriarcado. Essas investidas contra a tradição patriarcal procuram liberar os homens dos papéis masculinos convencionais. Em conseqüência, eles se tornam pluralistas, abertos a diferenças de opinião, a idéias da geração mais jovem e à sua própria complexidade interior – ser fraco e forte, bom e cruel, masculino e feminino. O Malandro também ensina os homens a rir de si mesmos, a descobrir o humor em situações aparentemente trágicas e a viver com intensidade. Em suma, o camponês, o espírito mau, Ananse e outros Malandros apresentam uma alternativa ao paradigma heróico e patriarcal do poder masculino. Essa nova visão da energia masculina é pós-heróica e pós-patriarcal, como demonstra "O rei e o espírito mau": o monarca renuncia a suas prerrogativas patriarcais antes que o espírito mau apareça e lhe ensine uma nova maneira de viver.

Somente uma análise detalhada dos contos de homens revela a sabedoria dos Malandros. Essas figuras ilusórias do sexo masculino normalmente se ocultam nas aparências sombrias e no inconsciente. Como forte arquétipo masculino, o Malandro cabe na definição do masculino profundo. É o que confirma a escandalosa insinuação de "O pequeno camponês": o Malandro *é* o masculino profundo. O conto a seguir desenvolve um pouco mais o tema e mostra que o Malandro é o mestre da iniciação em um rito de passagem destinado a homens maduros.

7

Irmão Lustig:
Parte 1 – O Irmão Espírito

IRMÃO LUSTIG*

(ALEMANHA)

Certo homem, conhecido como Irmão Lustig, serviu outrora no exército do rei. Depois de muitos anos de guerra, o rei de Lustig assinou um tratado de paz e demitiu todos os soldados. Lustig foi mandado embora apenas com um pão e quatro moedas de prata.

– Bela maneira de tratar um soldado leal! – resmungou Lustig. Mas não era de guardar rancores e, assobiando, meteu o pé na estrada.

Apareceu um mendigo, pedindo pão e esmola. Irmão Lustig exclamou:

– Eu só tenho esse pãozinho e essas quatro moedas... mesmo assim, vou lhe dar alguma coisa.

Lustig dividiu o pão em quatro partes e deu uma ao mendigo; depois, contou as quatro moedas e também lhe deu uma.

– Deus te abençoe – disse o mendigo, e os dois se separaram.

O pobre era nada mais, nada menos do que São Pedro, caminhando pela Terra. Ele correu, mais adiante se disfarçou de aleijado, aproximou-se mancando de Lustig e pediu pão e esmola.

– Nossa, eu mal tenho o suficiente para mim! – queixou-se Lustig. Mas você ainda tem menos do que eu!

E deu ao aleijado uma fatia do pão e uma das moedas.

– Deus te abençoe – disse o aleijado, e foi-se coxeando.

Logo depois de sua abordagem, São Pedro assumiu a forma de um velho doente e encontrou Lustig mais abaixo na estrada. Perguntou o apóstolo:

---

* A história vem da coleção dos irmãos Grimm e é do Tipo 785 no índice Aarne-Thompson (1961) de contos de fata. Cf. Tipos 330, 753A, 1525K.

107

– O senhor tem uma esmolinha para um velho mendigo? Ou um pedaço de pão para um faminto?

– Você é o terceiro que me pede esta manhã! – exclamou Irmão Lustig. – A que ponto chegou este mundo! Eu tenho pouco, mas vou dividir.

E o soldado deu ao velho um pedaço do pão e uma moeda. Em seguida, Lustig foi até a taberna mais próxima. "Se eu não comer o último pedaço de pão e não gastar agora mesmo a minha última moeda, ficarei sem nada!", pensou ele.

O ex-soldado pediu uma cerveja, comeu seu pão e voltou à estrada. Pouco depois, Lustig encontrou um soldado, que era São Pedro em outro disfarce.

– Bom-dia, irmão! – disse o apóstolo. – Você tem esmola ou um pão para um homem sem dinheiro?

– Ah, companheiro, nada tenho para comer ou gastar. Se você também não tem nenhum dinheiro, podemos esmolar juntos – disse Lustig.

– Não é preciso – e São Pedro sorriu. – Sei de algo que pode resolver o nosso problema; se vier comigo, dar-lhe-ei a metade do que ganhar.

Lustig concordou prontamente, e os dois voltaram à estrada, cantando as velhas cantigas do exército. Chegaram a uma fazenda, onde todos choravam porque o dono estava às portas da morte.

– Posso curar seu marido – disse São Pedro à esposa do doente.

O apóstolo passou uma pomada na testa do fazendeiro e, num abrir e fechar de olhos, o homem levantou da cama, perfeitamente saudável. Em gratidão, ofereceu a São Pedro qualquer coisa que ele desejasse, como recompensa.

– Psiu! Psiu! – sussurrou Irmão Lustig no ouvido do companheiro. – Temos de comer, não é?

Mas São Pedro não quis nenhum presente.

– Não seja bobo! – e Lustig deu uma cutucada nas costelas de seu camarada. – Pelo menos um pouco de comida!

São Pedro continuou recusando, mas o fazendeiro e sua mulher perceberam que Lustig queria alguma coisa. Apanharam um carneiro e deram-no ao soldado como recompensa.

– Se quer tanto esse carneiro, carregue-o você mesmo – São Pedro disse a Lustig.

– Ora, está bem, é muito fácil! – declarou Lustig, e os dois partiram juntos.

"Mas que sujeito esquisito, esse", pensava Lustig sobre o companheiro. "Salva a vida do fazendeiro e não quer nada em troca!" À medida que iam caminhando, o carneiro foi pesando cada vez mais e mais, até que Lustig já não conseguia carregá-lo.

– Escute, amigo – disse ele, parando debaixo de uma árvore –, aqui parece um bom lugar para descansarmos. Acenderei uma fogueira, cozinharei o carneiro e teremos uma boa refeição.

– Como queira – respondeu o santo. – Mas deixo tudo para você. Vou até o rio e volto mais tarde. Por favor, não comece a jantar antes que eu chegue.

– É claro que vou esperar! – exclamou Irmão Lustig.

Acendeu uma fogueira, ferveu a água, matou o carneiro, colocou-o na panela e ficou ali mexendo e mexendo um tempão. O cozido tinha um cheiro delicioso; Lustig lambeu os beiços, esperando o retorno de seu companheiro. Os minutos se tornaram horas e, a cada momento, a panela fervente parecia dizer: "Me coma!". De tempos em tempos, Lustig olhava em volta, seu estômago roncava e dizia: "Agora!".

"O que será que ele está fazendo?", pensava Lustig, impaciente. Por fim, ele não resistiu, remexeu na panela e apanhou o coração do carneiro. "Acho que é a melhor parte", pensou ele com seus botões, dando uma mordidinha. Uma mordida leva a outra e logo acabou o coração. Naquele instante São Pedro retornou. Lustig apressadamente recolocou a tampa na panela.

– Puxa, até que enfim! – disse, censurando o companheiro. – O cozido está pronto há horas!

– Não estou com muita fome – disse São Pedro. – Me dê só o coração do carneiro e pode ficar com todo o resto.

Lustig engoliu em seco, nervosamente. Enfiou a colher na panela, pegando um pedaço de carne:

– É o coração? – perguntou ele a São Pedro.

– Não – replicou o apóstolo.

– E este pedaço?

– Não, não é.

– E este aqui?

– Também não é este!

De repente, Lustig exclamou:

– Mas que bobagem! É claro que não vamos encontrar o coração! Os carneiros não têm coração!

– Como? – perguntou o apóstolo, surpreso. – Carneiros não têm coração?

– Pois é! Como pudemos esquecer? – disse rapidamente Lustig.

– Mas como pode ser? – perguntou São Pedro. – Todas as criaturas têm coração!

– Todas as criaturas, menos os carneiros – replicou Irmão Lustig.

– Bom... – disse São Pedro –... se os carneiros não têm coração, eu não quero nenhum pedaço deste cozido. Pode ficar com tudo.

E Lustig comeu, com muito apetite.

No dia seguinte, os dois homens voltaram à estrada e chegaram a um rio muito largo.

– Podemos atravessar o rio aqui – disse São Pedro. – Por que não atravessa na frente?

– Não, não – apressou-se a responder Lustig –, pode ir na frente; vou atrás.

Lá com seus botões, Lustig pensou: "Se for muito fundo, não quero me afogar!". São Pedro começou a travessia, com a água chegando até seus tornozelos. Num instante chegou ao outro lado, chamando Lustig. O ex-soldado apanhou sua bagagem e começou a vadear, com dificuldade. No primeiro passo, a água chegou até seus joelhos; no segundo, até a cintura e, sem perceber, lá estava ele se debatendo no rio.

– Socorro! Socorro! – dizia Lustig, atabalhoadamente. – Não sei nadar!

– Vou ajudar, se você confessar que comeu o coração do carneiro! – disse São Pedro.

– Não sei do que você está falando! – gritou Irmão Lustig. – Socorro! Estou me afogando!

– Confesse que comeu o coração do carneiro!

– O que você está dizendo numa hora dessas! Me ajude!

São Pedro não agüentou mais deixar o companheiro afogar-se, fez a água recuar e Lustig conseguiu sair aos tropeções do rio. Quando se recuperou, os dois retomaram a caminhada. Logo chegaram a uma terra envolvida pela tristeza, porque a filha do rei estava muito doente.

– É a nossa chance, amigo! – exclamou Lustig. – Podemos ganhar uma fortuna curando a princesa!

E quis correr até o castelo, mas São Pedro continuou caminhando cada vez mais devagar.

– Não seja uma lesma! – disse Lustig, apressando o companheiro. – A princesa pode morrer a qualquer instante!

Mas o apóstolo ainda arrastou mais os pés. Quando chegaram ao palácio, souberam que a princesa acabara de expirar.

– Olhe o que fez, seu lerdo! – disse Lustig, acusando o companheiro.

– Não precisa gritar – replicou o apóstolo, calmamente. – Eu também posso levantar os mortos!

São Pedro foi até o rei e a rainha e disse que sabia o segredo de reanimar os mortos.

– Devolve a vida à minha filha e te darei a metade do meu reino! – declarou o rei.

São Pedro pediu ao rei que os deixasse sozinhos com o corpo da princesa. Uma vez isto feito, São Pedro pediu a Lustig para acender uma fogueira e ferver um pouco de água. Depois, cortou o corpo da princesa e jogou os pedaços na panela. Quando a carne cozinhou, o apóstolo juntou os ossos e espalhou-os sobre a cama, colocando cuidadosamente cada um em seu lugar. São Pedro deu um passo atrás e disse:

– Levanta-te, princesa morta, em nome da Santíssima Trindade!

Repetiu a frase três vezes e ao final a princesa se levantou, como se estivesse acordando de um sono leve.

O rei e a rainha ficaram felicíssimos quando a filha saiu do quarto, caminhando.

– Dizei-me o que desejais e será vosso! – disse o rei aos dois soldados.

São Pedro recusou qualquer recompensa, mas Lustig ficou cutucando o apóstolo e cochichando em seus ouvidos. O rei percebeu que Lustig queria alguma coisa e ordenou que enchessem a mochila de Lustig de ouro. Em seguida, São Pedro e Lustig partiram.

No meio de uma floresta, São Pedro parou e virou-se para o companheiro:

– Vamos dividir igualmente este ouro.

– Ah, bom. Até que enfim você voltou à razão! – exclamou Lustig. – Cheguei a pensar que você era idiota, recusando uma fortuna!

Lustig entregou o ouro a São Pedro. Cuidadosamente, o apóstolo contou as moedas e dividiu-as em três pilhas.

– Três pilhas? Mas somos só dois! – perguntou Lustig.

São Pedro explicou:

– Esta pilha é para você – e empurrou uma porção de moedas para Lustig. – Esta é para mim – e puxou um pilha em sua direção. – E a terceira é para quem comeu o coração do carneiro!

– Ora, fui eu! – disse rapidamente Irmão Lustig, enfiando o resto das moedas em sua mochila.

– Ué! Eu pensei que os carneiros não tivessem coração! – disse o apóstolo, surpreso.

– O quê?! – perguntou Lustig, incrédulo. – Como pôde você pensar tal coisa? Todas as criaturas têm coração!

– Bom, então seja – disse São Pedro. – O ouro é seu, e este também. – E empurrou sua pilha para Lustig. – Só que não viajarei mais com você. Continue sozinho.

– Que pena – replicou Lustig. – Eu gosto de você e gostei de sua companhia.

Mas Lustig sentia-se muito bem com a nova riqueza. Depois que os dois se separaram, Lustig continuou seu caminho e, num piscar de olhos, gastou toda a sua fortuna e ficou sem dinheiro de novo.

Quando isso aconteceu, Lustig estava em outro reino, também envolvido pela tristeza. Lustig soube que a filha do rei tinha acabado de morrer. "Ah", pensou ele, "vou ganhar um dinheirinho!", e correu até o palácio, apresentou-se ao rei e à rainha, oferecendo-se para trazer a princesa de volta à vida. O rei e a rainha prometeram-lhe qualquer recompensa que desejasse, se o conseguisse.

Lustig pediu para ficar a sós com a princesa morta. Acendeu um fogo, ferveu água numa panela, cortou o corpo da princesa e jogou todos os pedaços no caldeirão. Depois que a carne cozinhou, Lustig recolheu os ossos e arrumou-os na cama. Depois, coçou a cabeça: "Ih, agora é o problema! Qual será a ordem dos ossos?". Mas ajeitou o esqueleto da melhor maneira que pôde, deu um passo atrás e disse:

– Levanta-te, princesa, em nome da Santíssima Trindade!

Repetiu a frase três vezes, sem nenhum resultado. Lustig arrumou os ossos de novo e tentou mais uma vez. Nada aconteceu.

– Diabos, menina! Levanta-te! – berrou ele, afinal.

Lustig começou a ficar preocupado: e se o rei soubesse que sua filha fora cozida em pedacinhos, o que faria com ele?

Nesse momento, São Pedro apareceu na janela, ainda disfarçado de soldado.

– Vigarista – disse o santo. – O que você está fazendo com a morta?

Irmão Lustig olhou encabulado para seu antigo companheiro e explicou a situação. O apóstolo examinou os ossos e disse:

– Assim não vai funcionar de modo algum! Você misturou tudo! Vou te ajudar só mais esta vez. Nunca mais tente levantar os mortos! – E sacudiu o dedo na cara de Lustig. – E te aconselho a não aceitar nenhuma recompensa do rei!

Lustig concordou mansamente.

São Pedro arrumou os ossos direito, deu um passo atrás e ordenou três vezes:

– Princesa morta, levanta-te, em nome da Santíssima Trindade!

E a princesa se levantou, inteira e muito saudável. São Pedro foi-se embora e, apressadamente, Lustig a levou a seus pais.

O rei e a rainha se alegraram.

– O que desejas como recompensa? – perguntou o rei.

Lustig hesitou e pigarreou, sem pedir nada, mas o rei entendeu a deixa. Ordenou que enchessem a mochila de Lustig de ouro. O soldado foi-se embora, muito satisfeito, e deparou pouco adiante com São Pedro, ainda disfarçado.

– Grande homem é você – declarou o apóstolo. – Eu não disse para não pedir nenhuma recompensa? E você, aí, com um monte de ouro nas costas!

– Bem... – Irmão Lustig deu um sorriso amarelo. – Não posso desobedecer ao rei quando ele me ordena a pegar este ouro!

São Pedro suspirou.

– Está bem. Mas lembre-se: nunca mais tente levantar os mortos!

Lustig riu.

– Nem preciso, agora que tenho *esta* recompensa.

Sacudiu a mochila e as moedas tilintaram.

O apóstolo suspirou de novo.

– Você ficará sem dinheiro novamente e se sentirá tentado a levantar os mortos.

E pensou por um instante, depois pegou a sua própria mochila e a entregou a Lustig.

– Leve a minha mochila – disse ao soldado. – Ela é mágica; qualquer coisa que você desejar que entre nela, entrará. Você jamais sentirá necessidades de novo, portanto não precisará levantar os mortos. A partir de agora, jamais nos encontraremos.

São Pedro foi embora e Lustig retomou sua caminhada, sem pensar mais no presente que o companheiro lhe dera.

Os dias se passaram e Lustig viu-se com apenas quatro moedas. Assim, parou numa taberna, pediu pão e vinho, sentando-se para comer. À sua frente, o taberneiro assava dois gansos, cuja visão deixou Lustig faminto. Ele olhava para as aves e só então lembrou-se da mochila mágica que o companheiro lhe dera. "Ah, muito bem...", pensou consigo mesmo. "Vejamos se aquilo que o velho camarada prometeu é verdade!"

113

– Para a minha mochila – murmurou Lustig para os dois gansos.

Num piscar de olhos, as aves desapareceram do fogão, e quando Lustig espiou na mochila, lá estavam elas! Lustig pagou a cerveja, correu para a porta e, dando seu chapéu como gorjeta ao taberneiro, foi até um campo próximo dali. No momento em que, sentado, começou a comer, dois trabalhadores vinham pela estrada.

– Bom-dia, meu caro senhor – disseram os homens, olhando famintos para os gansos.

– Bom-dia – replicou Irmão Lustig.

Fez uma pausa e pensou: "Não preciso de dois gansos para mim". Então, deu um aos dois homens. Muito satisfeitos, aceitaram o presente e correram para a taberna mais próxima, pedindo uma garrafa de vinho.

– Que golpe de sorte! – congratulavam-se os dois entre si.

O taberneiro olhou com suspeita para os dois jovens, que comiam um ganso tão bom. Correu para seu fogão, abriu a porta do forno e viu que seus dois gansos não estavam ali.

– Ladrões! – gritou o taberneiro para os trabalhadores. – Como ousam roubar meus gansos!

Os jovens protestaram:

– Foi um soldado que nos deu esse ganso!

– Mentirosos! – guinchou o taberneiro, pegando um bastão e começando a bater nos rapazes, até que eles fugiram.

Longe dali, Lustig retomou sua caminhada. Chegou a um castelo, estranhamente vazio. Lustig parou numa pequena pensão que havia ao lado e perguntou ao proprietário:

– Tem um quarto para esta noite?

– É uma pena, mas não tenho – disse o homem. – O dono do castelo se mudou para cá porque o castelo está assombrado por demônios.

Lustig coçou a cabeça.

– Tenho de dormir em algum lugar; se o senhor não tem nenhum quarto, vou dormir no castelo.

– Muitos já tentaram – disse o proprietário da pensão. – Só que ninguém voltou para contar o que aconteceu.

Lustig não se convenceu. O proprietário entregou-lhe as chaves do castelo e comida, para seu jantar. Lustig foi até o salão principal do castelo, acendeu a lareira e comeu o jantar. Depois, deitou-se para dormir.

No meio da noite, foi despertado por um tumulto. Havia nove demônios em círculo à sua volta, respirando fogo e fazendo uma incrível balbúrdia.

– Dancem como quiserem – avisou Lustig àquelas horrendas criaturas –, mas não se aproximem mais.

Os demônios saltaram na direção de Lustig, em provocação.

– Chega! – berrou o soldado, enfurecido. – Fora daqui! Ou então vou lhes ensinar bons modos!

Os diabos apenas riram e empurraram Lustig. Este agarrou um bastão de madeira e começou a bater nos demônios; Lustig era valente, mas nove diabos era demais para qualquer um. O ex-soldado viu que aquilo ia terminar mal.

– Socorro! Socorro! – gritava ele, enquanto os demônios o espancavam.

Lustig corria para todos os lados, mas não conseguia escapar dos monstros. Foi então que lembrou de sua mochila mágica.

– Para a mochila, todos vocês! – berrou Lustig.

No minuto seguinte, os diabos estavam presos na mochila e, exultante, Lustig amarrou bem a boca do saco. Os demônios esperneavam e se debatiam, saía fumaça da bolsa, mas nenhum deles conseguia escapar. Então, Lustig foi se deitar e dormir.

Na manhã seguinte, acordou e foi até a pensão. O proprietário ficou espantado ao ver que ele ainda estava vivo e correu para chamar o senhor do castelo. O nobre apareceu e exclamou:

– Você está vivo, meu bom homem!

– Ora, é claro! – E Irmão Lustig explicou: – E tirei todos os demônios que assombravam o seu castelo!

– Você é um homem corajoso – disse o dono do castelo. – Fique a meu serviço e jamais nada lhe faltará.

Lustig abanou a cabeça:

– Eu quero ver o mundo, de modo que só vou andar pelas estradas.

Antes de partir, Lustig pediu ao ferreiro para bater bem sua mochila. O ferreiro fez o que ele pediu: martelou bastante a mochila. Depois de algum tempo, Lustig abriu a mochila e sacudiu-a, virada. Oito demônios caíram no chão, mortinhos da silva. O nono era bem pequenininho e sobreviveu ao espancamento, escondido num canto da mochila. O diabinho pulou fora se arrastando e correu de volta para o inferno, sem ser notado.

Lustig continuou sua caminhada por muitos e muitos anos, até perceber que seu tempo no mundo havia terminado. Começou a se preocupar com o que lhe aconteceria depois da morte e pediu conselho a um eremita:

– O que faço para entrar no céu quando morrer?

O eremita apontou para uma trilha cheia de pedras no meio do bosque:

– O caminho para o céu é aquele ali; é estreito, muito íngreme e difícil.

O sábio apontou então para uma encantadora avenida nas proximidades:

– Aquele é o caminho para o inferno; é amplo, fácil e muito agradável.

"Só um idiota tomaria a estrada ruim", pensou Lustig com seus botões. E entrou na avenida agradável. Daí a pouco tempo, deparou com um imenso portão negro. Era a porta do inferno, mas estava fechada naquele dia. Lustig pegou a aldrava e bateu com força. Abriu-se uma janelinha no portão e um diabo espiou para ver quem estava batendo. O demônio se arrepiou, aterrorizado, quando viu Lustig; fechou a janelinha e correu ao demônio-chefe. O porteiro era o diabinho que havia escapado por um triz da mochila de Lustig!

O diabrete pediu a todos os demônios que não deixassem Lustig entrar senão, explicou, ele poderia mandar todos para dentro de sua mochila! Os diabos trancaram bem a porta e disseram a Lustig para ir embora.

– Olha só a minha sorte! – resmungou o antigo soldado. – Me mandaram embora do inferno!

Assim, Lustig teve de voltar pela bela estrada agradável, até chegar ao começo da trilha íngreme e difícil.

– Bem, não posso fazer nada... Tenho de ficar em algum lugar pelo resto da eternidade... – disse ele a si mesmo.

Entrou na trilhazinha e subiu, subiu, subiu. Finalmente, chegou ao céu e ali, atrás do portão de madrepérola, São Pedro tirava um cochilo, envolvido em suas lindas vestes brancas. Num instante Irmão Lustig reconheceu o velho amigo.

"Ah!", pensou ele, "quer dizer que o meu camarada está aí, na minha frente... É claro que vou me dar bem!"

Lustig chamou:

– Olá, velho amigo! Aqui estou novamente, precisando de um lugar para ficar. Deixe-me entrar!

São Pedro se levantou e olhou surpreso para Lustig:

– Você veio para cá? Mal posso acreditar no que vejo! Tente a outra estrada, que é ampla e mais fácil...

116

– Já fui até lá e eles não querem me deixar entrar.

– Bom, mas também não posso deixar você entrar aqui.

E São Pedro abanou a cabeça com firmeza.

– Que belo soldado você deu! – retorquiu Irmão Lustig. – Recusando ajuda a um camarada que precisa.

Lustig virou-se para ir embora, mas fez uma pequena pausa. Tirou a mochila das costas.

– Se você não tem nada a ver comigo, eu também não quero nada de você. Pegue esta sua maldita mochila de volta.

E Lustig enfiou a mochila pelo portão do céu.

– Ah, é! Muito bem – disse São Pedro, sentindo-se meio esquisito.

O apóstolo pendurou a mochila num gancho perto de sua cadeira e, aí, Lustig gritou:

– Que eu entre na mochila!

No mesmo instante, viu-se dentro da mochila. Quando saltou fora, lá estava ele, nas luminosas ruas do céu. Uma vez dentro, São Pedro deixou-o ficar. E até hoje Irmão Lustig ali permanece – a menos que ele tenha enfiado todo o céu dentro de sua mochila!

Parte 1 – Irmão Lustig

O homem pós-heróico

Essa história da coleção dos irmãos Grimm é longa, engraçada e inicialmente desconcertante. Na primeira vez em que a li, tive a sensação de um "grande" sonho: ela continuava e continuava, parecia muito importante, mas não conseguia entender seu sentido. Ler e reler a história só trazia mais confusão, pois é um conto bastante complexo e carregado de símbolos. No entanto, a comparação desse drama com as histórias que já discutimos revela semelhanças impressionantes. Esses pontos em comum ajudam a desvendar o simbolismo em "Irmão Lustig".

A trajetória de Lustig começa quando é dispensado do exército levando uma recompensa pequena em relação aos anos de serviço prestado. Ex-soldados, como Lustig, são personagens freqüentes dos contos de homens, como acontece em "Os três cirurgiões do exército" e "O irmão fuliginoso do diabo" dos Grimm, ou "Vá não sei pra onde" e "Respostas inteligentes", da Rússia. A situação dos antigos soldados se resume na decadência dos ideais heróicos e patriarcais que os homens experienciam na meia-idade. Após trabalhar duramente por muito tempo voltados para um ideal heróico, como Lustig, que serviu a seu rei, muitos homens se vêem desamparados, sem saber como direcionar seus interesses. Se um homem atinge suas ambições da juventude, muitas vezes descobre que elas não o satisfazem mais e que tampouco fazem sentido. Se tem seus sonhos frustrados, percebe que não há mais tempo para uma segunda tentativa. Lustig personifica o período pós-heróico na vida dos homens.

Depois da dispensa, Lustig descobre que foi explorado pelo rei. O monarca o acolheu durante a guerra, quando precisava de soldados, para dispensá-lo quando chegou a paz. Para o rei, Lustig era simples carne de canhão. Temos aqui um tema recorrente de "O presente do Vento Norte": os homens são oprimidos pelos patriarcas. Mesmo quando *conseguem* realmente se tornar heróis, são dispensados ao deixar de ser necessários. Atletas vitoriosos são esquecidos quando passam do topo da carreira ou se tornam incapacitados por ferimentos; heróis de guerra sucumbem a situações semelhantes – como mostram eloqüentemente Michael Messner e Don Sabo, em seus ensaios sobre antigos campeões.

Embora se veja em uma penosa crise da meia-idade, Lustig não desiste. Como o camponês de "O presente do Vento Norte" ou o monarca de "O rei e o espírito mau," ele se recusa a entrar em desespero. Começa a viajar e logo encontra São Pedro. A maneira como os dois se encontram é bastante significativa: São Pedro se disfarça de aleijado, mendigo, velho e ex-soldado, pedindo comida e dinheiro. Lustig mal consegue viver com o que tem, mas compartilha esse pouco, mostrando o quão generoso é; ele integra seu lado feminino e caridoso. São Pedro faz o papel de Malandro, iludindo Lustig com seus disfarces variados. À medida que a história prossegue, São Pedro mais se parece com o demônio Malandro de "O rei e o espírito mau". O apóstolo ao mesmo tempo perturba e ajuda Lustig, como o espírito mau o fez com o rei. São Pedro, como aquele espírito mau, acaba se revelando um terapeuta, um mestre e um mentor.

O tema do Malandro é tão importante, que aparece até mesmo no nome de Lustig. Em alemão, *Lustig* significa *alegre, jovial, engraça-*

118

do, divertido, esquisito ou *estranho*. O nome remete à figura do bobo ou do palhaço, uma forma clássica do Malandro. Lustig também apresenta traços característicos dos Malandros; atributos que contêm percepções essenciais para os homens na meia-idade.

O Malandro: um andarilho e um curandeiro

Depois de ficarem amigos, São Pedro e Lustig viajam sem destino definido. (São Pedro permanece disfarçado, como todo bom Malandro.) Essa perambulação pelo mundo afora é típica dos Malandros, como Hermes na Grécia, Exu e Legba na África ou Wadjunkaga e o Coiote na América do Norte. Hermes era o patrono das viagens; havia relicários a ele dedicados nas margens das estradas, especialmente nas encruzilhadas. Legba e Exu também estão associados a encruzilhadas e viagens. Como perambulador, o Malandro é um excelente símbolo para a mudança, a transição e a transformação. Ele resume o embaraço dos homens na meia-idade, como indica Murray Stein em seu livro *In Midlife* (Na meia-idade), dando ênfase a Hermes. No momento em que os homens obtêm certa medida de sucesso e conforto e com isso esperam gozar sua vida, ela vira de cabeça para baixo. Os modelos conhecidos são postos abaixo, obrigando-os a sair por aí, em busca de uma nova maneira de viver, como Lustig. Essa perambulação confusa opõe-se à busca confiante do jovem herói, que joga todas as suas energias em um ou dois sonhos. Quando na meia-idade essas ambições se desintegram, os homens se desviam das buscas heróicas para iniciar uma tentativa.

A perambulação do Malandro difere da do "eterno jovem". Este é um homem que permanece adolescente no coração, não importando sua idade cronológica; jamais firma ou mantém compromissos: vai de um lugar a outro, de um emprego a outro, de um relacionamento a outro. Malandros como Lustig *realmente* firmaram compromissos e os mantêm. Lustig serviu por 25 anos no exército, antes de começar sua caminhada! Os eternos jovens não suportam esse tipo de compromisso. São "pré-heróicos" e poucos sabem o que é lealdade, perseverança ou dedicação, virtudes tradicionais do herói e do patriarca. Lustig dominou essas qualidades e agora está diante de novas tarefas. Sua caminhada é pós-heróica, não adolescente.

O nomadismo do Malandro muitas vezes é sexual. Na história de Lustig, no entanto, não se aborda esse tema, pois a maioria dos contos europeus era fortemente censurada antes de sua publicação. Não obstante, os contos de Malandros do mundo inteiro ilustram bem essa perambulação sexual. Por exemplo, Wadjunkaga, da América do Norte, viajava pela terra, tendo relações sexuais com todas as mulheres que encontrava. E era casado e tinha uma família. Perambulava de cama em cama. Ananse, na África, fazia algo semelhante, embora voltasse para casa com maior freqüência. Esse lado namorador do Malandro ilustra dois aspectos dos homens muito lastimados pelas mulheres – sua aversão ao compromisso nos relacionamentos e sua aparente promiscuidade sexual. No entanto, atrás da perambulação sexual do Malandro há significados simbólicos mais profundos, assim como seus roubos ocultam a sabedoria de soma zero. O lado namorador reflete um espírito inquieto, investigador. Os Malandros se recusam a aceitar limitações ou convenções. Inversamente à atitude do patriarca e a do herói quando afirma um ponto de vista, um companheiro, uma família e um território como seus, o Malandro atravessa fronteiras e está sempre em busca de novas ligações. No fundo, é um explorador e pioneiro. Sua promiscuidade de certa forma mina o ideal romântico na tradição heróica. O jovem herói supostamente se apaixona por uma linda mulher, casa-se com ela e vive feliz para sempre. Na realidade, muitos maridos e esposas têm casos. O lado namorador do Malandro zomba de uma ficção da tradição heróica e patriarcal. Os contos do Malandro exageram essa promiscuidade para enfatizar esse aspecto, como os sonhos ilustram seus temas.

Viajando juntos, Lustig e São Pedro chegam a um fazendeiro doente; o apóstolo o cura – algo comum nos contos de fada sobre a meia-idade, como "Os três cirurgiões do exército", da Alemanha, "O apedrejamento", do Marrocos, ou "O consertador de ossos", do Japão. À primeira vista, está clara a importância do tema da cura para os homens de meia-idade. Na verdade, os homens começam a sofrer diversos males físicos na meia-idade. Torceduras de atletismo nos finais de semana demoram mais tempo para sarar; doenças cardíacas podem levar todo o dinheiro. A máxima juvenil da "Vitória a qualquer custo!" na meia-idade se transforma em simples sobrevivência. A cura psicológica também se torna essencial, pois os homens passam a admitir seus ferimentos interiores na meia-idade, e caminham pela estrada das cinzas. A cura é uma preocupação pós-heróica. Na maturidade, a terapia substitui o triunfo que até então era prioridade.

A cura também é um atributo das figuras de Malandro. Embora esse fato seja às vezes esquecido, os Malandros trazem as artes da cura para sua gente.[1] Wadjunkaga deu à humanidade importantes remédios, como o fizeram Legba e Exu, na África. (Legba também espalha doenças, para obrigar as pessoas a utilizar seus remédios!) Entre os zunis, o culto Newekwe foi criado por uma figura de Malandro, com cerimônias de cura para os doentes. Os palhaços-Malandros dos hopis realizam ações insultuosas para curar doenças e reconciliar os conflitos sociais em suas comunidades. Nas cerimônias de cura entre os navajos incluem-se as histórias do Coiote, um Malandro, como parte integrante do rito. Por trás de suas brincadeiras e palhaçadas, os Malandros são curadores e terapeutas, proporcionando exatamente o que os homens precisam na maturidade.

Malandro versus *patriarca*

Logo após São Pedro curar o fazendeiro, Lustig recebe um carneiro como recompensa e o cozinha. O apóstolo faz então uma pequena brincadeira maliciosa com Lustig: faz o soldado prometer que não comerá nada enquanto ele não voltar, mas demora tanto, que Lustig não resiste à fome. O ex-soldado come o coração do carneiro e depois inventa a história ridícula de carneiros sem coração. Na verdade, São Pedro incita Lustig a quebrar a promessa e mentir – chega a dar-lhe a panela para cozinhar. As ações do apóstolo beiram a armadilha! Na seqüência da história, o apóstolo faz Lustig cair em mais erros. Quando São Pedro ressuscita a princesa, insiste em que Lustig não receba nada, apesar da fabulosa recompensa que lhes é oferecida. Isso coloca Lustig numa situação impensável: imagine jogar fora um bilhete de loteria premiado! Naturalmente, Lustig quebra a promessa mais uma vez e leva a recompensa. Mais adiante, São Pedro dá a mochila mágica à Lustig, o que é um convite a maiores logros. Lustig não precisou de muito tempo e usa a mochila para roubar os dois gansos do taberneiro. E assim, São Pedro induz Lustig a mentir, enganar e roubar, transformando o ex-soldado num Malandro.

As ações de São Pedro são surpreendentes. Ele é a lendária "pedra" sobre a qual a Igreja Católica foi fundada e a base teológica

---

1. Lorenz e Vecsey (1986), Pelton (1980), Radin (1972), Tedlock (1979), Toelken (1990).

da autoridade patriarcal do papa. (O papa governa em nome de São Pedro.) Seria de esperar que fosse um velho sábio, um augusto patriarca. Ao invés disso, é um malandro que faz brincadeiras maliciosas – o oposto de um patriarca. "Irmão Lustig" não é a única história a retratar São Pedro como um Malandro; em muitas histórias folclóricas esse tema se repete.[2]

Em suas brincadeiras maldosas, São Pedro faz o papel do palhaço sagrado. Comuns em muitas culturas, como o hopi do Capítulo 5, os palhaços sagrados são uma variante do Malandro. Parodiam importantes autoridades e rituais religiosos, zombam dos patriarcas e de seus dogmas. A festa do Asno medieval é um bom exemplo europeu. Em um rito comemorado na França e na Inglaterra, as congregações desfilavam em torno da igreja atrás de um burro, enquanto um falso bispo fazia o papel do palhaço sagrado, rezando a missa e queimando sapatos, em vez de incenso. Essas festividades chegaram a ocorrer até na catedral de Notre Dame, em Paris, mas terminaram sendo eliminadas pela Igreja Católica. Nessa mesma linha, "Irmão Lustig" parodia muitas doutrinas cristãs ortodoxas. No episódio do cozido, por exemplo, Lustig come o coração, sendo o carneiro um símbolo tradicional de Cristo. (O que presumivelmente saberiam os ouvintes da história.) O "sagrado coração de Jesus" também é uma imagem freqüente na liturgia católica. Assim, comer o coração de um carneiro implica comer o coração de Cristo, uma troça macabra em cima do simbolismo cristão. A história também ridiculariza o sacramento cristão da santa comunhão. Ao comer o pão e o vinho consagrados, o fiel partilha o corpo e o sangue de Cristo; Lustig zomba da doutrina, comendo o coração do carneiro. Por trás do humor sacrílego do Malandro há uma intenção séria. A investida dos Malandros estabeleceu dogmas para obrigar os homens a explorar novas possibilidades.[3] "Irmão Lustig" usa o humor e a paródia para esta finalidade, como "O rei e o espírito mau" se baseia nas charadas e no paradoxo. O objetivo é o mesmo nos dois casos: "desconstruir" as regras convencionais. Essa também é a meta da terapia da maior parte dos homens maduros, que precisam de ajuda para tornar-se mais flexíveis e expressivos, menos juízes e patriarcas.

---

2. Temos um exemplo que vem do Brasil, em que São Pedro e Exu, o Malandro africano, são nivelados. Ver Williams (1979).

3. Pelton (1980) e Radin (1972).

Um outro significado mais sutil se esconde nas engraçadas brincadeiras de São Pedro. Uma investigação melhor do São Pedro bíblico mostra que, originalmente, ele revelava uma faceta de Malandro. No Novo Testamento, ele hesita, comete erros e muitas vezes desobedece a Jesus. Quando este caminha sobre as águas, por exemplo, São Pedro tenta imitá-lo e logo afunda no mar. Assim acontece com Lustig que quase se afoga ao tentar atravessar o rio. Pedro mente antes da crucificação, negando conhecer Jesus. Igualmente, Lustig o faz, negando ter comido o coração do carneiro. Por suas hesitações e erros, Pedro seria uma improvável escolha para ser o patriarca na tradição cristã, mas foi o que aconteceu. Ao retratar Pedro como um Malandro, "Irmão Lustig" toca num segredo surpreendente. Em sua origem, Pedro era um Malandro, não um patriarca, mais um bobo do que um herói. Tema semelhante veio à tona anteriormente em "As orelhas do rei", em que as orelhas de bode do monarca se parecem com as orelhas que os bobos da corte usam. Sob a coroa, o rei tem o acessório de um bobo, não o de um patriarca. O fato de que o Malandro se esconde no patriarca pode causar perplexidade aos homens, mas raramente o causa às mulheres. Em geral, esposas e mães percebem o bobo oculto nos papéis dignitários que seus homens representam. Diplomaticamente, elas mantêm esse segredo para si, mas o Malandro abre o segredo e o celebra. Não há vergonha, insiste o Malandro, em ser um "bobo" – esta é antes uma oportunidade para divertir-se. Ter orelhas de bode, garante o Malandro aos homens, não é nenhuma deformidade; todos os homens, acrescenta ele, têm as suas orelhas de bode.

O irmão espírito

Em suas aventuras, Pedro e Lustig se tornam camaradas; o título do conto enfatiza sua fraternidade: *Irmão* Lustig. Não se faz referência ao fato de Lustig ser membro de alguma ordem religiosa; Lustig provavelmente não teria tido tempo para tal, já que aparentemente foi soldado a maior parte de sua vida. O termo "irmão" provavelmente não é religioso, deve referir-se à camaradagem entre soldados. A história reforça o tema num detalhe sutil. Somente São Pedro e Lustig têm nomes próprios, todos os outros têm denominações genéricas: "o fazendeiro doente", "a princesa", "o taberneiro", "o rei", e assim por diante. Dando nome apenas aos dois homens, o enfoque se fixa em ambos, ressaltando a importância de sua amizade.

Embora São Pedro tenha poderes mágicos, não tenta dominar Lustig. O relacionamento dos dois não é o de senhor e criado, patriarca e vassalo ou pai e filho, mas o de camarada e igual. É surpreendente, pois Pedro é um apóstolo e, tradicionalmente, uma autoridade patriarcal. Em seu inesperado papel fraternal, Pedro introduz um importante arquétipo nos contos de homens – o do Irmão Espírito, um ser espiritual que acompanha, aconselha e faz brincadeiras maliciosas com um homem na odisséia da meia-idade. O tema já apareceu em "O rei e o espírito mau", em que o espírito, como São Pedro, ajuda o rei durante uma perigosa passagem na meia-idade. A literatura clássica aborda essa questão; *A Divina Comédia* de Dante é um bom exemplo.

Como discutimos no Capítulo 2, Dante sofre uma calamidade na meia-idade e em seu clássico literário descreve sua metafórica descida ao Inferno e ao Purgatório. A linda Beatriz, principalmente a distância, o ajuda em seu périplo. Na verdade, é o espírito de Virgílio, o poeta romano clássico, que acompanha Dante em cada passo do caminho até o Inferno. Virgílio diz a Dante como passar com segurança pelos numerosos perigos do Inferno, salva-o de problemas, assim como São Pedro ajuda Lustig a sair dos seus. Da mesma forma que o espírito mau, Virgílio atua como mestre, mentor e terapeuta para um homem na crise da meia-idade. Além do mais, Virgílio e Dante se relacionam como iguais, não como superior e subalterno, apesar da grande admiração deste pelo primeiro. O que prevalece é a fraternidade, não a hierarquia. Dante não apresenta Virgílio como um Malandro, como acontece com São Pedro no conto de Lustig; o tema vem à tona veladamente, pois os poetas são aliados íntimos dos Malandros. Afinal de contas, a comunicação é o desejo maior dos poetas, assim como o é para os Malandros, como Hermes e Legba. Os Malandros levam mensagens e até recebem o crédito pela própria invenção da linguagem. Os poetas servem também de intermediários entre o arquetípico e o nosso mundo interior e exterior; eles unem o sublime e o demoníaco em sua obra. Esses são os aspectos do Malandro, que transita entre os deuses, a humanidade e o submundo. O poeta ainda cria ilusões encantadoras com suas palavras – não menos do que os Malandros; algumas línguas, como o norueguês, usam a mesma palavra para dizer "poeta" e "mentiroso"![4]

Outros contos de homens, como "Vá não sei pra onde" (Capítulo 9), desenvolvem o tema do Irmão Espírito. A fraternidade mas-

---

4. Frye (1957).

culina é um motivo arquetípico na mitologia, profundamente curador para os homens de hoje. A cultura moderna valoriza a intimidade feminina, e assim os homens procuram as mulheres para criar e sustentar relacionamentos. No entanto, historicamente, a fraternidade *masculina* era o modelo da intimidade, não o amor romântico entre homem e mulher, como hoje.[5] Para os gregos antigos, Eros era um deus, não uma deusa. Ao atentar para a fraternidade masculina, entretanto, é essencial distinguir o Irmão Espírito do camarada guerreiro.[6] Os dois são facilmente confundidos, pois a fraternidade dos guerreiros é igualmente antiga e aparece em um dos primeiros épicos da literatura: a história de Gilgamesh e Enkidu, da Suméria. A saga conta as aventuras de dois heróis, que juntos combatem os inimigos. São camaradas na guerra. Da mesma forma, a *Ilíada* dos gregos antigos celebra a amizade entre Aquiles e Pátrocles, dois heróis-guerreiros; *A canção de Rolando*, da Europa medieval, descreve as aventuras de dois cavaleiros, Rolando e Olivério. Na literatura mais recente, essa imagem se repete em *Tudo está calmo na frente ocidental* ou em *Adeus às armas*.

A fraternidade dos heróis de guerra é a natureza da juventude; a camaradagem acaba na meia-idade. Simplesmente, os heróis camaradas morrem jovens. Aquiles e Pátrocles caíram em Tróia; Rolando e Olivério perecem na flor da juventude. Os companheiros de guerra jamais têm de lidar com as responsabilidades da maturidade, com os problemas de criar uma família e com o medo de envelhecer. Esta é a importância de "Irmão Lustig" e de outros contos de homens – as histórias auxiliam quanto às preocupações de homens que envelhecem, oferecendo um novo modelo de camaradagem masculina, já não mais baseada no heroísmo juvenil. Lustig é um ex-soldado, não um jovem guerreiro. A fraternidade entre ele e São Pedro se centra em compartilhar novas experiências e tratar de velhos ferimentos, e não combater inimigos comuns e conquistar terras estrangeiras.

Só recentemente a importância da camaradagem espiritual dos homens na maturidade tem sido enfatizada – como o faz Sam Keen em seu *Fire in the Belly* e Keith Thompson em *To be a Man* –, o que se opõe à florescente literatura sobre os homens e o feminino. No entanto, um dos poucos fatores relacionado ao sucesso do homem na transição da meia-idade é o relacionamento íntimo com irmãos na

---

5. Ver Brod (1987), Hammond e Jablow (1987), Lewis (1981).
6. Cf. A noção do "duplo". Walker (1976) e Hopcke (1990).

adolescência. Em sua vasta pesquisa sobre os homens, George Vaillant descobriu que a experiência de ter um irmão proporciona aos homens um recurso para atravessar a meia-idade. Os homens também encontram apoio e orientação nas fraternidades estudantis. Um empresário expôs um fato de sua vida, em um dos cursos que dei sobre os contos de homens. Contou que chegou ao fundo do poço em seus quarenta e poucos anos, quando passou por um divórcio doloroso. Sobreviveu apenas porque velhos companheiros da universidade, de quem não ouvira falar desde a formatura, souberam pelo que estava passando, telefonaram e visitaram-no, ajudando-o a atravessar a crise. Eles funcionaram como Irmão Espírito.

O arquétipo do irmão torna-se importante na meia-idade por diversas razões. A essa altura da vida, muitos homens viram um ou ambos os pais morrerem. Os conflitos com mãe e pai, característicos da juventude, começam a desaparecer, seja porque as brigas foram resolvidas ou porque já não têm mais importância. Na meia-idade, muitos homens chegaram a uma posição de autoridade no trabalho ou em casa. Têm menos superiores com quem lutar e mais iguais. A fraternidade espiritual é pós-heróica; os contos de fadas ilustram esse aspecto. Em muitas histórias sobre a juventude, vemos irmãos rivalizarem pela mão de uma princesa e pelo direito de suceder ao velho rei. Quando o irmão mais jovem é o vencedor, os mais velhos conspiram para matá-lo. A ênfase dos contos de jovens é a competição entre os irmãos, não a camaradagem. As histórias refletem a realidade da sociedade patriarcal, em que apenas um homem pode tornar-se o patriarca regente. O Irmão Espírito libera os homens da competição frenética e fratricida dos jovens.

O Irmão Espírito também ajuda as mulheres, aliviando seu papel feminino tradicional, e atribui apoio e intimidade emocional aos homens. Quando maduros encontram ajuda em seus camaradas, não apenas em suas esposas e amantes – assim, as mulheres estão livres para seguir suas próprias vidas. Por outro lado, algumas mulheres consideram ameaçador quando seus maridos, pais e filhos deixam de concentrar sua atenção nelas, voltando-a para camaradas do sexo masculino. Muitas vezes, de modo inconsciente, elas solapam o desenvolvimento dos homens. Contudo, isso ocorre principalmente quando se dedicaram exclusivamente a papéis femininos limitados, como o de mãe ou esposa, deixando de lado seu próprio desenvolvimento psicológico. Aquelas que se desenvolveram como indivíduos e conquistaram seu lugar no mundo aceitam com prazer a mudança dos homens para a camaradagem masculina. Afinal, aquilo que eles aprendem sobre confiança e intimidade de suas camaradas espirituais é trazido para seus relacionamentos com elas. As novas capacidades fraternais dos homens aprofundam a intimidade entre homens e mulheres.

O arquétipo do Irmão Espírito muitas vezes vem à tona em sonhos. À medida que os homens envelhecem, seus sonhos tendem a abandonar o enfoque na imagem materna, passando primeiramente às imagens paternas e em seguida aos grupos masculinos.[7] Andrew Samuels, um analista junguiano, em seu livro *The Plural Psyche* (A psique plural), descreve o exemplo de um homem que chegou à análise numa crise da meia-idade. Profissional da área social, sentia-se perturbado por um chefe do sexo masculino, o qual considerava um velhaco sombrio, quase um criminoso, exatamente como um Malandro. No entanto, com freqüência ele aparecia nos sonhos como uma figura que o ajudava; os sonhos ecoavam os temas de "Irmão Lustig". Em um episódio, o chefe dava ao sonhador um rifle, no meio de uma guerra, salvando-o de uma situação terrível. Em outro, o chefe Malandro agia como um guia turístico, tirando o sonhador de uma confusão. Os dois sonhos lembram a maneira como São Pedro primeiro salva Lustig do afogamento no rio e, mais tarde, da atrapalhada ressurreição da princesa. Em um terceiro sonho, o homem encontra o chefe, que se havia tornado emissário papal. Naturalmente, em "Irmão Lustig" São Pedro é um Malandro e predecessor dos papas. Embora Samuels não discuta o tema, o homem sonhara com seu chefe no papel de Irmão Malandro.

O Malandro como fonte de vida

Depois de curar o fazendeiro doente, Lustig e Pedro chegam ao reino em que a princesa acabara de morrer e São Pedro a ressuscita. (Lembre-se de que "O rei e o espírito mau" tem episódio semelhante em que uma mulher morta é ressuscitada; é um tema arquetípico nos contos de homens.) Os detalhes do ritual de São Pedro são profundamente simbólicos. O apóstolo corta o cadáver e cozinha os pedaços, até que restem apenas os ossos. São Pedro então ressuscita a princesa a partir do esqueleto. Esse rito impressionante é uma metáfora da

---

7. Mahdi *et al.* (1987), Thompson (1991).

meia-idade. As convicções e ambições juvenis dos homens desmoronam, fazendo-os se sentir vulneráveis e carentes, como a princesa morta. Em seguida, até mesmo esta parte crua e sensível do homem desfalece e é cozida, restando apenas ossos, a parte essencial do corpo. Por fim, aparece uma vida nova. O tema é mencionado anteriormente no conto marroquino "O lenço do sultão". Ali o sultão caía num poço e era ameaçado de ser esquartejado e comido – sua vida seria completamente desmantelada.

No conto do sultão, o monarca é salvo por Zakia, uma figura de anima. A história de Lustig não delega um papel tão poderoso à anima: as únicas candidatas a figuras de anima são as duas princesas – e elas estão mortas! Neste caso, aqui é enfatizada a vitalidade *masculina*, não a energia feminina. A força vital masculina também vem de São Pedro, no papel de Malandro, não de patriarca. Chegamos então a um traço importante dos Malandros pelo mundo afora: eles representam uma força de vida masculina.[8]

Por todo o mundo o tema assume formas variadas na mitologia. Muitas vezes o Malandro é o criador da vida, como acontece entre os kungs da África, com Gao, seu Malandro-criador, ou com o Corvo, entre os índios do noroeste norte-americano. Muitos Malandros têm explicitamente o poder de levantar os mortos e alguns, como o Coiote da América do Norte, até ressuscitam a si mesmos. Às vezes a força vital dos Malandros se expressa de maneira sexual, é um doador de vida, no sentido concreto, biológico. A energia procriadora, fálica, do Malandro está bem ilustrada em Hermes, representado por símbolos fálicos, chamados "hermas", que eram colocados ao lado das estradas na Grécia antiga. Shiva, da Índia, outro deus Malandro, bem como os Malandros Exu e Legba, da África, também eram associados a falos sagrados. A tribo dos iorubás ligava o Exu ao que chamam "ase", a força primordial da vida. O folclorista Paul Radin observou que a associação é universal e que o Malandro simboliza "a própria força procriadora", uma energia doadora de vida, singularmente masculina.[9]

No entanto, o Malandro personifica mais do que a vitalidade sexual. É um doador de vida no sentido *social*, que traz para a humanidade a linguagem, o fogo, os remédios e invenções importantes,

---

8. Eliade (1964), Jung (1953), Lorenz e Vecsey (1986), Radin (1972), Samuels (1989), Toelken (1990), Williams (1979).

9. Pelton (1980) e Pemberton (1975).

como a metalurgia. Esses dons possibilitam a vida humana. Os Malandros personificam "as forças brutas de que é feita a vida humana",[10] conclui Robert Pelton em sua análise dos contos de Trapaceiros. A força vital primordial dos Malandros é o que Eugène Monick e James Wyly, dois analistas junguianos, chamaram, em diferentes ocasiões, de *phalos*, uma energia geradora sexual, social *e* espiritual.

A imagem do Malandro como força primordial de vida é essencial para os homens de diversas maneiras. Em primeiro lugar, promete a cura aos homens que estão trilhando "o caminho das cinzas", oferecendo conselhos, camaradagem, renovação e rejuvenescimento. Em termos práticos, o Companheiro Malandro é muitas vezes um terapeuta do sexo masculino, haja vista hoje os homens terem poucos amigos íntimos do sexo masculino. Felizmente, com o movimento dos homens, o Camarada Espírito inclui cada vez mais um grupo de homens. Em segundo lugar, sendo uma imagem da força vital inteiramente masculina, o Irmão Malandro opõe-se à visão equivocada de que apenas o feminino e a Grande Deusa Mãe possuem o poder de dar a vida. Na verdade, muitas discussões recentes sobre a Deusa fazemna a única fonte da vida, como se os antigos ignorassem a biologia sexual. Contudo, as mitologias deixam claro que o Malandro é, no mínimo, um arquétipo tão antigo quanto a Deusa Mãe. (Discutirei esse aspecto em mais profundidade nos Capítulos 11 e 12.) Todavia, o Malandro não é o Deus Pai da tradição patriarcal – ele representa uma fonte não-patriarcal da vitalidade masculina. É uma alternativa ao patriarca e também à Grande Deusa.

Muitos homens sentem a força masculina primordial do Malandro como impulso sexual inteiramente físico – mas esta é uma energia tão social e espiritual quanto sexual. Aqui é fácil esquecer o significado mais profundo. Os psicanalistas o fazem quando argumentam que o sexo é fundamental e que os interesses sociais e espirituais dos homens são simples sublimações de impulsos eróticos. O Malandro questiona essa afirmação. No folclore, o papel de portador do fogo, da linguagem, dos remédios e dos alimentos essenciais é tão básico no Malandro quanto o é sua sexualidade. Para falar a verdade, muitos homens se prendem à promiscuidade sexual e jamais atingem o âmago gerador mais profundo da psique masculina. Aqui a si-

---

10. Pelton (1980: 50). Ver também Radin (1972).

tuação equivale aos furtos do Malandro. Alguns homens se tornam criminosos na juventude, mas não a maioria; quando atingem a meia-idade, a maioria deles chega à percepção soma zero do Malandro: é a sabedoria que se esconde atrás da prática do furto. Da mesma forma, na meia-idade muitos deixam a licenciosidade sexual e começam a apreciar, no Malandro, sua capacidade geradora masculina mais profunda.

A força vital primordial do Malandro apareceu em um sonho que tive muitos anos atrás. Como na época não o compreendi, anotei o episódio e esqueci. Lembrei do sonho enquanto escrevia este capítulo e identifiquei alguns pontos em comum com "Irmão Lustig". No sonho, fazia parte de um grupo de homens numa espaçonave; aterrissamos num planeta desconhecido. Na aterrissagem, nossa nave foi danificada e não podíamos decolar novamente. O ar do planeta era respirável, mas não havia nele vida nem água. Temerosos de morrer quando terminassem os nossos suprimentos, começamos a procurar água e comida. Logo descobrimos uma caverna e entramos, na esperança de descobrir alguma fonte. Usando cordas e pitões, descemos uma longa escarpa, mas assim que o último de nós atingiu o fundo, a corda se rompeu. Sem ter como subir de volta, estávamos presos na caverna, com suprimentos para poucos dias; ficamos desesperados. Contudo, à medida que passavam os dias, milagrosamente nossa comida e água não se esgotavam. Mais tarde, descobrimos por quê. Em nossas explorações pela caverna, encontramos sinais de vida inteligente no planeta. Era uma parede de pedra, da qual saía um bastão de metal prateado, com uns dez metros de comprimento e uns dois palmos de diâmetro, que girava constantemente. Eu sabia, daquela maneira como se "sabe" em sonhos, que a máquina tinha centenas de milhares de anos e que era alguma espécie de gerador. Sua energia era responsável pelo fato de nosso suprimento jamais se esgotar. Logo depois de encontrarmos aquele estranho aparelho, descobrimos um caminho para voltarmos à superfície do planeta. Com a ajuda da máquina, conseguimos tornar fértil o planeta deserto e colonizar o novo mundo.

No sonho, eu parto com um grupo de homens numa espaçonave. A tripulação masculina da nave traz-nos o tema da camaradagem entre homens, lembrando a situação de Lustig no início de sua história: ele é soldado de um exército. A espaçonave enfatiza o tema do masculino; os céus em geral são a sede das divindades masculinas. No sonho, estamos aprisionados num planeta desolado, descemos em uma caverna e ali ficamos impossibilitados de sair. O episódio simboliza a queda do paradigma heróico, análogo àquele em que o rei abandona Lustig ou em que Dante desce ao Inferno. Na caverna, temos pouca água e comida, mas milagrosamente o suprimento jamais se esgota. Nossas mochilas continuam a nos sustentar, como a mochila mágica de Lustig. A origem da magia em meu sonho é uma barra de prata maciça, que gira nas profundezas. Embora colocada na horizontal e não na vertical, o cilindro é um gigantesco símbolo fálico, uma versão *high-tech* da antiga herma grega, o falo sagrado que simboliza Hermes, ou uma versão da era atômica do *lingam* hindu, que personifica Shiva. O bastão de prata representa uma fonte de vida e energia associada aos Malandros. Devo acrescentar que o instrumento tem a ver com o papel do Malandro, o inventor, doador do fogo e patrono da metalurgia. Assim, o sonho da era espacial retoma um drama antigo: os camaradas descem ao inconsciente e deparam com a energia masculina primordial, doadora de vida, do Malandro. Os temas iludem e estão bastante disfarçados – o que é característico do Malandro!

Os traços do Malandro

Prosseguindo na história de Lustig: após São Pedro ressuscitar a primeira princesa, Lustig tenta imitá-lo e falha. São Pedro resolve o problema e dá a Lustig a mochila mágica para evitar que o soldado tente levantar os mortos. A mochila é simbólica. Lustig utiliza-a para roubar dois gansos do taberneiro. O roubo é uma característica dos Malandros. No entanto, com a mochila mágica, Lustig poderia supostamente ter obtido sem roubar qualquer coisa que desejasse. O fato de realmente furtar reitera o tema da soma zero associado ao Malandro. Se Lustig desejar algo, tem de obtê-lo de alguém. Curiosamente, Lustig não usa a mochila para enriquecer; ao contrário, rouba os dois gansos e dá um aos jovens trabalhadores. A malandragem de Lustig, sua perspectiva soma zero, é temperada pela generatividade. Em todas as culturas, os Malandros costumam dar a outros o que roubam. Este é um tema de "O pequeno camponês", no Capítulo 5: a generatividade está oculta nos roubos do Malandro. Surpreendentemente, o presente de Lustig aos dois jovens é um tiro que sai pela culatra, e os rapazes acabam apanhando do taberneiro. O episódio sublinha o fato de não existir "almoço grátis" e que a magia do Malandro não é a simples realização de um desejo.

Na seqüência de suas viagens, Lustig chega ao castelo assombrado por demônios. Ali pernoita, apesar das advertências, e tem de lutar com os diabos. Este é um evento comum nos contos de jovens heróicos, mas diversos fatores fazem com que a luta de Lustig com os demônios seja diferente. No início, ele perde. Os demônios o dominam até que, no último instante, ele se lembra de sua mochila mágica. Simbolicamente, em seu caso a luta e a interpretação heróica falham. Por outro lado, os recursos do Malandro, simbolizados pela mochila mágica, o salvam. Além disso, Lustig não luta com os diabos para obter glória ou fortuna, mas simplesmente porque procura abrigo no castelo. Sua meta é o conforto, não a conquista, algo que os homens pós-heróicos compreenderão. Depois de tirar os demônios do castelo, Lustig até recusa a recompensa do grato senhor – é a primeira vez que o faz! Prefere voltar para a estrada. De boa vontade, escolhe aquilo a que foi obrigado no início da história, quando foi sumariamente despedido do exército e teve de perambular pelo mundo.

Depois de prender os diabos em sua mochila, Lustig pede a um ferreiro para esmigalhá-los, o que é intrigante. Inicialmente, usa a mochila mágica para obter comida, transformando-a em fonte de alimentos. Mais tarde, a usa de maneira violenta, apanhando os demônios e matando-os dentro dela. A mochila inicialmente é o alimento e somente mais tarde um instrumento de violência – como as caixas mágicas em "O presente do Vento Norte". A primeira caixa do Vento Norte fornece alimento, mas a segunda liberta bandidos violentos. Além do mais, o Vento Norte é uma figura de Malandro, como São Pedro. Os dois contos, que em outros aspectos divergem, convergem neste tema: retratam o Malandro como força masculina primordial, cuja energia é inicialmente nutriente e somente depois, violenta.

Apenas um demônio consegue sobreviver às batidas do ferreiro e sua fuga se mostra providencial. No desfecho da história, o diabinho recusa a entrada de Lustig no Inferno. O soldado é obrigado a ir para o céu, presumivelmente para sua vantagem eterna. Drama análogo ocorre em "O pequeno camponês", em que o pároco adúltero escapa da casa do moleiro e mais tarde permite que o camponês fuja da execução. Nos dois enredos, a escapada que parece acarretar problemas, termina salvando – o que proporciona uma profunda percepção. O jovem herói tende a ser um perfeccionista puritano e procura erradicar completamente o mal. Em compensação, os Malandros aceitam as fraquezas humanas, desculpam os erros, riem das falhas e toleram o mal. Personificam um superego mais flexível, contrastante com a moral rígida e idealista dos homens jovens. Esta transição é difícil para os homens maduros.

No final da história, Lustig se pergunta qual será seu lugar na eternidade e pede conselho a um eremita. Naturalmente, ele toma o caminho mais curto e mais fácil, aquele que vai ao Inferno, ao invés de tomar a difícil e longa estrada que vai ao Céu. Ele faz o oposto do que se imaginaria, tendo-se tornado um Malandro de primeira... Mais adiante, Lustig vai ao céu e dá um jeito de entrar no paraíso. É uma forma escandalosa de entrar no Céu, todavia reflete do humor sacrílego do Malandro. São Pedro deixa Lustig ficar, indicando a aprovação divina ou, pelo menos, tolerância à sua trapaça. Assim, conclui-se haver a sugestão de um tema importante: há uma dimensão espiritual no Malandro, atrás de toda a sua malícia e contratempos. O tema já havia surgido em "O rei e o espírito mau", em que o deus Shiva finalmente aparecia para abençoar o monarca. Outras histórias de homens irão desenvolver mais o tema.

Um caso do irmão Malandro

Até aqui a discussão de "Irmão Lustig" parece extensa, complexa e cheia de teorias. Precisamos de uma situação que mostre como o Irmão Malandro aparece na vida de um homem – e é Jung quem nos oferece uma. Como já mencionamos anteriormente, por volta dos trinta e poucos anos, Jung rompeu com Freud e entrou numa penosa crise da meia-idade. Nesse período, teve uma série de sonhos e fantasias impressionantes, que lhe apresentaram a figura da anima, isto é, o feminino interior. Quando ela emergiu, Jung deparou em seguida com uma segunda personagem luminosa, inicialmente num sonho e, mais tarde, em uma série de fantasias. Esta nova figura era um homem com asas de martim-pescador e chifres de touro. Jung ficou fascinado com este homem, chamou-o de "Filêmon", e muitas vezes mantinha com ele conversas imaginárias durante suas caminhadas. Jung considerava-o seu "guru" interior e pintou-o numerosas vezes; até pendurou um retrato de Filêmon em seu "santuário interior" – a torre que mandou construir em Bollingen. Em sua biografia de Jung, Barbara Hanna chegou a chamar Filêmon de "a figura mais importante em toda a exploração de Jung".

Filêmon era o Irmão Espírito de Jung, que lhe prestava ajuda espiritual e psicológica na crise da meia-idade. Embora fosse menos brincalhão e menos bem-humorado que São Pedro em "Irmão Lustig", Filêmon apresenta conexões profundas com o Malandro – Jung atribuía a ele sua introdução ao inconsciente. Este é um papel tradicional do Malandro: Hermes, Legba e Exu, todos fazem a mediação entre a humanidade e o mundo subterrâneo, entre consciente e inconsciente. Ao pintar Filêmon, Jung também o retratou como uma "herma", a coluna fálica encimada por uma cabeça de homem. Como já mencionamos, Hermes, Exu, Legba e Shiva são tradicionalmente representados por um falo sagrado desse tipo. Por fim, Jung explicitamente considerava Filêmon uma energia primordial masculina – exatamente o que o Malandro personifica. Filêmon, em suma, representa um Irmão Malandro, que ajuda um homem a passar pela traiçoeira transição da meia-idade, como São Pedro em "Irmão Lustig", Virgílio na *Divina Comédia* e o demônio de "O rei e o espírito mau". Filêmon era o terapeuta-Malandro de Jung, enfatizando a realidade arquetípica do Irmão Espírito na vida dos homens.

A iniciação dos homens na meia-idade

Resta um último tema a discutir em "Irmão Lustig": o da iniciação. Ele se torna claro ao compararmos a história de Lustig aos ritos masculinos da puberdade. Os antropólogos, de Van Gennep a Victor Turner, observaram que há três etapas fundamentais nas iniciações dos adolescentes do sexo masculino: a separação, a transição e a reintegração. Na primeira etapa, os meninos são tirados de suas mães, muitas vezes à força, e separados de sua vida infantil. Na segunda, os jovens passam por provas assustadoras, que destroem suas crenças infantis e os lançam em um confuso estado de transição. Nesse momento, os garotos aprendem as tradições secretas de seus pais e ancestrais, em geral seguindo a trilha do herói. Depois de provar que são duros, espertos, fortes e corajosos, os jovens são recebidos como homens entre os homens. Voltam à sociedade na fase final da iniciação, a reintegração.

O conto de Lustig recapitula esse rito de passagem em três etapas. Suas aventuras começam com seu afastamento à força de uma vida a que estava acostumado: é abruptamente demitido do exército, depois de 25 anos de serviço. Ao contrário dos ritos da puberdade, em que os meninos são tirados de suas mães e aprendem a ser heróis, Lustig é retirado do mundo dos heróis. Ele começa onde a maioria dos ritos da puberdade termina: sua iniciação é *pós-heróica*. A seguir, perambula pela estrada sem qualquer objetivo; essa situação transicional reflete a segunda etapa da iniciação. Tendo perdido sua vida heróica e confortável, Lustig ainda não achou o que colocar no lugar. A essa altura, ele encontra São Pedro, que lhe ensina a sabedoria do Malandro. No papel de mestre da iniciação, São Pedro introduz Lustig à masculinidade pós-heróica e pós-patriarcal.

"O rei e o espírito mau" reintroduz o processo da iniciação. Na introdução, o rei deixa o palácio para encontrar o "sábio" no cemitério. O monarca se afasta da vida patriarcal e familiar; é a primeira etapa da iniciação. A seguir, entra em um período de transição, simbolizado pelo cemitério, entre o mundo dos vivos e dos mortos. Ali o rei encontra o espírito mau, que usa enigmas para ensinar-lhe coisas sobre a sombra, o pluralismo e o humor negro, ao mesmo tempo desmoronando seu *logos* e suas crenças convencionais. O espírito mau introduz o rei na vida do Malandro. A culminação do rito ocorre quando o rei mata o necromante com um estratagema inteligente e Shiva, um Malandro divino, comemora o sucesso de sua iniciação.

As duas histórias revelam que a experiência intermediária dos homens, tão penosa e confusa, é a iniciação a um novo modo de masculinidade. Em algum momento dos anos intermediários da vida, os sonhos, esperanças e ideais juvenis dos homens se desfazem, deixando-os no limbo, como Lustig, que é brutalmente demitido por seu rei. O paradigma heróico e patriarcal da juventude é destruído na primeira etapa da iniciação na meia-idade. Os homens nesse momento perambulam, sem rumo e sem objetivo; emerge uma nova figura por meio de sonhos, fantasias, amizades ou terapias. É o Irmão Malandro, que lhes oferece conselhos, apoio, esperanças. Patrono da estrada aberta e inimigo dos dogmatismos, o Malandro ajuda os homens a romper com os hábitos heróicos de sua juventude. Por meio do humor e do escândalo, o Malandro incita os homens a explorar novos modos de viver. Os homens aprendem a curar e a ressuscitar, em vez de batalhar e conquistar; preferem a fraternidade e a igualdade, à hierarquia e à autoridade. A transição do herói e patriarca para o Malandro é difícil, já que hoje há poucos ritos formais de passagem para os homens maduros; muitos voltam-se para a terapia, em busca de ajuda. Durante a transição, muitas vezes os homens sentem-se com se estivessem sendo cozidos vivos, até que só restassem seus ossos. No entanto, a partir do esqueleto, o Malandro ressuscita uma vida, usando uma poderosa energia vital masculina interior. Simbolizada geralmente por um falo sagrado na mitologia, essa energia masculina não é apenas sexual, mas também social e espiritual: o **Malandro** tem casos e tem filhos, mas da mesma forma levanta os mortos, inventa a linguagem e traz o fogo para a humanidade. A vitalidade do Malandro é tão antiga e tão importante como a da Grande **Deusa**. O Irmão Malandro essencialmente inicia os homens de **meia-idade** no masculino profundo. Essa iniciação masculina amadurecida não é produto de nenhum movimento de homens recente ou fenômeno da Nova Era. É uma experiência antiga, arquetípica, reverenciada por muitas sociedades secretas de homens pelo mundo afora, como veremos no próximo capítulo.

8

Irmão Lustig:
Parte 2 – As sociedades secretas
e a iniciação dos homens
no masculino profundo

Lendas da masculinidade amadurecida

Muitas sociedades aborígenes separam os homens mais velhos e os mais jovens em ordens fraternais distintas.[1] O rito da puberdade masculina é muitas vezes o primeiro de uma série de iniciações, e à medida que os homens amadurecem, vão passando pelos diferentes círculos fraternais. Os aborígenes de Adelaide, na Austrália, passam por cinco etapas da masculinidade; os homens só serão elegíveis para a *burka*, o grau mais elevado, quando estiverem "de cabelos brancos". Da mesma forma, tribos como a wanika e a wadai, na África, separam os homens de meia-idade dos jovens, como faziam os índios norte-americanos, entre eles os sioux e os pés pretos. As fraternidades dos jovens são tradicionalmente heróicas e marciais, mas as sociedades dos homens de meia-idade não – os círculos dos homens maduros têm como referência o Malandro, não o herói. A tradição das fraternidades dos mais velhos deixa isto bem claro; a lenda de Payatamu, do culto dos zunis, dos newekwe, é um bom exemplo. Essa história recapitula de forma surpreendente o drama de "Irmão Lustig".

A lenda diz que Payatamu era o filho do Deus Sol. Todas as manhãs Payatamu trazia o disco solar para iluminar o mundo. Um dia, encontrou uma mulher que o desafiou a um jogo de esconde-escon-

---

1. Boas (1897), Heckethorn (1965), MacKenzie (1967), Webster (1968).

de. A aposta era suas vidas; Payatamu perdeu, a mulher cortou sua cabeça e a levou para casa. Quando a família de Payatamu soube do que havia acontecido, apanhou seu corpo e mandou animais procurarem sua cabeça desaparecida. Por fim, uma toupeira a trouxe para casa e a família juntou a cabeça ao corpo de Payatamu, que ressuscitou – mas estava drasticamente mudado. Daí em diante, ele sempre dizia o contrário do que queria dizer. Tornou-se o primeiro "contrário" e fundou o culto newekwe como uma sociedade de palhaços sagrados.[2]

Inicialmente, Payatamu é um herói típico, filho de um grande pai, o Sol. Ele se apresenta contendo todos os atributos de um jovem iniciado na masculinidade heróica, exatamente como Lustig, que inicia seu conto como soldado. Payatamu encontra então uma mulher misteriosa que o decapita; sua morte reitera um evento conhecido nos contos de homens: um herói é destituído de seu poder e glória. A calamidade de Payatamu é parecida com a infelicidade de Lustig ao ser sumariamente demitido do exército por seu rei e obrigado a mendigar para viver. Os dois homens vêem sua vida heróica desmoronar na maturidade. Por felicidade, Payatamu se levanta dos mortos, lembrando o tema da ressurreição em "Irmão Lustig" – mas, depois de reviver, se torna um "contrário". Na sociedade zuni, os contrários desempenham o papel dos Malandros, violando as convenções sociais e os tabus sagrados. Fazem molecagens, têm atitudes escandalosas em rituais solenes e zombam dos velhos da tribo. Assim, Payatamu começa como herói servindo a um pai divino e termina como um Malandro, zombando das regras convencionais. O mesmo acontece a Lustig, que deixa de ser um soldado cumpridor de seus deveres e servidor do rei para se tornar um Malandro que perambula pelo mundo. Mais tarde, Payatamu funda a sociedade newekwe para celebrar e institucionalizar a maneira de ser dos Malandros. Embora Lustig não estabeleça uma sociedade secreta de homens, sua amizade com São Pedro nos remete à figura fraternal.

Drama semelhante ao de Payatamu e ao de Lustig aparece em um mito do início da trajetória da ordem maçônica européia.[3] Os homens tomavam conhecimento de uma história secreta sobre Hiram, o patrono da ordem, quando eram iniciados ao grau de mestre maçom, o mais elevado até então. Hiram era mestre maçom e arquiteto do rei

---

2. Lowie (1970), Tedlock (1979).
3. Heckethorn (1965), Jones (1967).

Salomão da Bíblia. No auge de sua carreira, planejou um magnífico espetáculo público: um deslumbrante lago de metal derretido. No entanto, Salomão invejou Hiram e sabotou seu projeto, fazendo o lago de metal transbordar, ameaçando matar todos os espectadores. Em seu momento de desastre e humilhação, Hiram teve uma visão: um homem gigantesco lhe pedia para moldar-se no metal derretido. Hiram obedeceu, saltando no lago de fogo; assim, ele caiu no centro da terra. Ali o gigante apresentou-se como Tubal-Caim, um de seus ancestrais, que lhe revelou o segredo de sua ancestralidade. No início do mundo, disse o gigante, um dos Elohim ou espíritos divinos casouse com Eva, que teve um filho chamado Caim. Outro dos Elohim, chamado Jeová, fez Adão surgir do pó e uniu-o a Eva, que teve outro filho, chamado Abel. Usando de seus poderes, Jeová criou Abel acima de Caim e perseguiu este e todos os seus descendentes. Mesmo assim, a progenitura de Caim ensinou a humanidade a construir com pedra, a escrever, a fazer música e a trabalhar com os metais. Segundo a profecia, continuou Tubal-Caim, os filhos de Caim um dia derrubariam os descendentes de Adão e acabariam com a tirania de Jeová. Após essas revelações, Tubal-Caim fez Hiram voltar à cidade de Salomão.

À primeira vista, esse antigo mito de iniciação maçônica parece incompreensível; não obstante, comparando a lenda a "Irmão Lustig", ele faz sentido. Aparece-nos no início Hiram, o primeiro maçom, que elabora um projeto espetacular no auge de sua carreira. Salomão inveja Hiram e arruína seu trabalho. Aqui a lenda reitera dois temas importantes nos contos de homens: em primeiro lugar, Hiram é lançado do alto de sua glória e toda a sua vida heróica desmorona – como Lustig, que é sumariamente demitido do exército. Logo após Hiram é ameaçado por Salomão, um patriarca, da mesma maneira que Lustig foi traído por seu rei, sem nada receber por 25 anos de serviço.

Na tradição judaico-cristã, Salomão é considerado um homem sábio, embora a lenda maçônica o descreva como vilão. A história é herética e subversiva, como "Irmão Lustig", com sua escandalosa apresentação de São Pedro. O conto maçônico chega a fazer de Jeová um patife, perseguindo Caim injustamente – a lenda repete certos ensinamentos gnósticos, rejeitados pelos primeiros cristãos. Virando os dogmas sagrados de pernas para o ar, a lenda maçônica reflete o espírito irreverente do Malandro e sua insistência para que os homens abandonem as convenções estabelecidas. Segundo a história, Caim e seus descendentes deram à humanidade a maçonaria, o alfabeto, o fogo e a metalurgia – o que inverte a tradição bíblica, que descreve este clã como criminoso. Mesmo assim, as habilidades de Caim são características dos Malandros. Hermes, o Corvo, Coiote, Legba e Exu trazem para a humanidade a linguagem, o fogo, os alimentos básicos e a metalurgia – o que sugere que Tubal-Caim e a progenitura de Caim sejam também Malandros. O mito maçônico aborda mais detalhes sobre o tema do Malandro. Por exemplo, Hiram encontra Tubal-Caim no centro da terra, depois de saltar no lago de metal derretido. O cenário subterrâneo e ardente insinua que o clã de Caim seja demoníaco. "O pequeno camponês" e "O rei e o espírito mau" deixam claro que os Malandros aparecem inicialmente aos homens sob essa forma diabólica, o que em parte acontece, pois o Malandro se opõe aos ideais heróicos e patriarcais, como já discutimos; a tradição patriarcal faz dele um vilão. O mito maçônico reforça o tema, dizendo que Caim e seus descendentes um dia derrubarão Jeová, o deus patriarcal. Como outros Malandros, Caim e companhia representam uma energia masculina distinta e oposta ao patriarca. A lenda maçônica observa que Jeová é apenas um dos Elohim ou seres divinos. Essa é uma doutrina gnóstica e reflete um espírito pluralista, o qual se opõe diretamente ao monoteísmo da ortodoxa tradição judaico-cristã. No mito maçônico, não há um deus único, mas uma série de divindades que rivalizam entre si. Como já mencionamos no Capítulo 6, esse pluralismo é uma característica do Malandro, ao passo que o patriarcado se define pela insistência em uma única autoridade. Finalmente, o mito maçônico oferece um bom exemplo do Malandro como o masculino profundo. Hiram cai nas profundezas da Terra e ali encontra Tubal-Caim, um poderoso espírito masculino, oculto e reprimido pela tradição patriarcal. Simbolicamente, Tubal-Caim é uma energia masculina literalmente profunda: na Terra e na psique masculina.

Se o mito maçônico pode ser comparado a "Irmão Lustig", ele também ecoa a história de Payatamu. A história zuni começa no momento em que Payatamu é decapitado e sua vida heróica é destruída. Como ele, Hiram é humilhado no auge de sua glória e se atira no lago de metal derretido. Payatamu renasce como Malandro e funda o culto newekwe, uma fraternidade pós-heróica. Hiram encontra Tubal-Caim, aprende os mistérios do Malandro e se torna o patrono da ordem maçônica.

As sociedades secretas dos homens

A lenda de Payatamu e o mito maçônico de Hiram tipificam a tradição das sociedades secretas compostas por homens maduros. Além da antiga ordem maçônica e dos newekwe dos zuni, entre essas fraternidades estão as dos poros da África Ocidental, a dos nangas de Fidji, a sociedade canibal dos kwakiutls do noroeste norte-americano, alguns elementos da associação da Tríade chinesa e os rosacruzes da Europa ocidental. Embora com rituais e tradições diferentes entre si, essas sociedades masculinas compartilham diversos aspectos que revelam a influência do Malandro e as virtudes da masculinidade amadurecida.[4] Contos de homens como "Irmão Lustig" refletem fielmente a característica desse tipo de lojas, o que torna valiosíssimas as histórias, pois preservam as tradições das fraternidades maduras mesmo após tais organizações terem desaparecido na sociedade moderna.

As fraternidades secretas são importantes por constituírem precedentes à masculinidade madura e proporcionarem modelos práticos para os homens de hoje. Antes de mais nada, essas lojas são pós-heróicas; aceitam apenas homens que já dominaram o modo de vida do herói e do patriarca, como Lustig, que foi soldado por 25 anos. Os membros das fraternidades de homens maduros são guerreiros ou chefes bem-sucedidos, que renunciam à luta pelo poder e se voltam para atividades espirituais, como, por exemplo, ensinar as tradições tribais aos jovens. Dessa maneira, as fraternidades demonstram a diferença entre a masculinidade amadurecida e o heroísmo juvenil. A maioria das fraternidades mais antigas aceita *qualquer* homem que se tenha colocado à prova, independentemente de seu *status* social fora da fraternidade; assim, gente do povo se mistura com nobres, mesmo nas sociedades em que isso seja raro fora do círculo. No conto de Lustig, o pobre soldado viaja com São Pedro, o primeiro apóstolo. As fraternidades maduras abandonam a hierarquia, típica das organizações heróicas e patriarcais. Os círculos adotam a camaradagem espiritual do Malandro e essa nova irmandade perpassa os limites tribais. Os iniciados dos círculos poro, ukuku e mwetyi na África, por exemplo, viajam a salvo por diferentes territórios tribais, apesar das guerras entre as tribos. A fraternidade do Malandro supera as fronteiras do

---

4. Eliade (1958), Gregor (1985), Henderson (1967), La Fontaine (1985), MacKenzie (1967), Morton-Williams (1960), Pelton (1980), Webster (1968).

patriarcado ou as lealdades heróicas a um clã. Lustig simboliza esse aspecto num detalhe bastante sutil: como soldado, lutou para defender ou expandir as fronteiras de seu país; como perambulador, viajou de um reino a outro, esquecendo-se das fronteiras pelas quais anteriormente lutara.

Em relação a esse desprezo pelos limites, as sociedades de homens maduros tradicionalmente fazem coisas abomináveis e escandalosas, tais como romper com os limites sociais. A sociedade canibal kwakiutl impunha o canibalismo ritual como parte de sua iniciação, assim como ocorria nos níveis mais altos da sociedade poro, na África Ocidental. Essas duas fraternidades vêm de culturas que abominam o canibalismo; a iniciação enfrenta deliberadamente um tabu social. Esse espírito subversivo obriga os homens a questionar determinados pressupostos socialmente estabelecidos e a investigar e explorar novos pontos de vista, duas metas do Malandro. O conto de Lustig reflete esse espírito velhaco no episódio do coração do carneiro, em que a história zomba do sagrado coração de Jesus.

Na privacidade de seus círculos secretos, os homens maduros tornam-se brincalhões e relaxam. Eles caçoam e fazem brincadeiras uns com os outros, assim como Lustig e São Pedro. Temporariamente libertos das famílias e das responsabilidades tribais, os homens podem ser eles mesmos e experienciar novos papéis. Com um espírito assim brincalhão, escandaloso e afrontoso nas sociedades dos homens maduros, não é de surpreender que seus patronos míticos sejam Malandros. Payatamu, o Malandro, é o patrono do culto newekwe; Tubal-Caim desempenha esse papel na antiga ordem maçônica. Ogo-Yuguru, o Malandro do povo dogon, na África, preside a sociedade masculina das Máscaras; Minabozho, o Malandro-Lebre, criou a sociedade medewiwin da tribo dos ojibways da América do Norte; Wadjunkaga é o patrono do rito da medicina dos winnebagos. A orientação do Malandro nas fraternidades maduras é muitas vezes bastante clara, pois os iniciados aprendem diversos artifícios para lograr os companheiros da tribo. Os Whare Kura, uma sociedade secreta maori, ensinam a ventriloquia aos iniciados; as lojas de homens dos kwakiutls do noroeste da América do Norte ensinam o ilusionismo a seus membros. Essas artimanhas lembram a maneira como Lustig aprendeu a roubar depois de receber a mochila mágica de São Pedro – que é a maior ferramenta para o ilusionismo!

Os artifícios das lojas de homens maduros têm um sério propósito bastante criativo. Por exemplo, a artimanha é usada nos ritos da puberdade dos jovens. Os homens mais velhos fingem ser espíritos, deuses, demônios e ancestrais, aterrorizando os adolescentes para separá-los de sua infância, iniciando-os, assim, no caminho do herói. Se os jovens enxergam apenas o aspecto heróico, o Malandro é o patrono secreto do rito. A trapaça também é importante em outros ritos de fraternidades secretas. Os círculos dos índios norte-americanos, organizados como sociedades de palhaços tribais, conduzem cerimônias tribais para assegurar a boa caçada e campos férteis ou para resolver tensões. As fraternidades usam máscaras e truques de mágica para atemorizar os integrantes da tribo; não obstante, por trás das ilusões há um objetivo generativo. "Irmão Lustig" insinua essa generatividade quando dá um de seus gansos roubados aos dois jovens famintos, e quando, mais adiante, acaba com os demônios do castelo, tornando-o seguro para seus moradores. Sua artimanha ajuda aos outros.

As equivalências entre "Irmão Lustig", as fraternidades dos homens maduros, a lenda de Payatamu e o mito maçônico refletem uma origem comum na psique masculina. Mircea Eliade observou que muitas vezes os contos de fada preservam temas de iniciação muito tempo após os ritos terem sido esquecidos. Podemos dizer que os contos de homens derivam dos mitos secretos das fraternidades dos mais velhos.

Embora raras na sociedade moderna, as fraternidades de homens maduros não desapareceram completamente. O arquétipo é forte demais. Um exemplo contemporâneo é o Bohemian Club, uma sociedade secreta exclusivamente masculina, cuja sede está na Califórnia.[5] Fundada por Bret Harte e muitos outros jornalistas, que eram eles próprios uma espécie de Malandros, o Bohemian Club promove reunião anualmente em algum lugar isolado e remoto. O clube é composto por homens muitíssimo bem-sucedidos, que já dominaram o modo do herói e do patriarca. Executivos de empresas bilionárias e muitos ex-presidentes dos Estados Unidos são membros desse clube – ainda que o foco dessas reuniões anuais sejam gracejos irreverentes e obscenos e musicais engraçadíssimos. Nesses espetáculos burlescos, senadores, generais e milionários muitas vezes se vestem de mulher, entre muitas gargalhadas. É o espírito do Malandro e não o do patriarca que inspira as festividades. Para falar a verdade, alguns homens usam o retiro para fazer contatos de negócios, mas essa prática é ex-

---

5. MacQuade (1985), *Newsweek* (2 ago. 1982: 21).

plicitamente desestimulada. O lema informal é "nada de mulheres, nada de jogo, nada de negócios, nada de discussões".

Fraternidades exclusivas como o Bohemian Club são hoje objeto de polêmica. Durante toda a história, essas sociedades exclusivamente masculinas foram muitas vezes cabalas racistas, em que poucos homens mais velhos faziam acordos entre si, excluindo mulheres e minorias. Acredito que o verdadeiro problema está no modelo heróico e patriarcal, não no grupo exclusivamente masculino em si. É a ênfase heróica em provar a própria masculinidade que leva grupos de homens jovens, como os amigos de boteco, a atacar mulheres ou a juntar-se em gangues de estupradores. A obsessão patriarcal pelo poder, por sua vez, é uma oportunidade explícita para que as organizações exclusivas, formadas por homens mais velhos, tornem-se cabalas. As fraternidades inspiradas pelo Malandro, ao contrário, opõem-se à conquista heróica e à autoridade patriarcal. As sociedades de Malandros dão prioridade à igualdade e curiosidade do que à exclusão e à exploração do outro. Apesar de sua má reputação, as fraternidades de homens mais velhos têm diversos potenciais positivos. Equivalem ao próprio Malandro, que, a princípio, parece um criminoso, mas traz oculta a sabedoria masculina. Na verdade, muitas lojas de homens maduros permanecem presas aos elementos sombrios da fraternidade masculina, em que alguns se tornam ladrões e jamais atingem a percepção daquilo que há por trás dos furtos do Malandro – mas os erros e falhas de alguns e seus círculos não desacreditam a sabedoria mais profunda do Malandro.

As sociedades dos homens na cultura moderna

Hoje os homens não têm acesso a ou interesse em sociedades tradicionais secretas; assim, muitos criam espontaneamente suas próprias lojas. Aaron Kipnis proporciona uma narrativa divertida e picante em seu livro *Knights Without Armor*. Durante anos a fio, ele e muitos homens de meia-idade reuniam-se para um grupo de discussão – embora o encontro sempre começasse informalmente como uma festa de pôquer tradicional e semanal, só de homens. Chamavam-se os "cavaleiros da távola redonda" – do pôquer – e seu patrono era o Malandro, ele próprio inveterado jogador.

Para outros homens, a iniciação ao Malandro ocorre individualmente e sobretudo na terapia. A cultura moderna é desprovida de ritos sociais ou fraternidades de homens maduros, socialmente sancionados, de modo que a psicoterapia tornou-se um veículo importante para a iniciação dos homens no masculino profundo. Joseph Henderson, analista junguiano, apresenta em *Thresholds of Iniciation* (Limiares de iniciação) o impressionante exemplo de um homem de 48 anos em análise, que teve um "grande" sonho, central em sua vida. No começo do sonho, é um jovem servindo ao exército e se dirige a um estádio com um grupo de companheiros, para uma competição olímpica. Em seguida, os atletas nadam no oceano e os jovens encontram uma enorme rocha escondida sob a água. Quinhentos jovens levantam a pedra. O sonhador distancia-se um pouco e, deste ponto de vista, percebe que a rocha era na verdade a cabeça de um homem, parte de uma antiga estátua escondida durante séculos no fundo do mar. A cena muda mais uma vez, e o rapaz está perto de um outro, diante da vitrine de um armazém. O sonhador se curva, baixa as calças e olha para seu ânus refletido no vidro, enquanto fazia uma estranha expressão com a boca. O outro ri e faz o mesmo.

O sonhador associou a cena a alguma espécie de rito de iniciação, mas não estava muito certo do que poderia significar. Henderson sublinha o sonho e discute nele os elementos adolescentes, como os jovens competindo por um prêmio olímpico. Podemos aprofundar a interpretação, relacionando o sonho aos contos de homens, Malandros e à iniciação dos homens no masculino profundo. O sonho começa com uma atividade heróica tradicional, jovens competindo em um grandioso campeonato atlético. O sonhador participa avidamente da competição e em seguida, como parte de um grupo de homens, levanta uma imensa pedra do oceano. Aqui ele passa a ser um observador e percebe que a pedra é na verdade a cabeça de uma antiga estátua de homem. Como em geral o oceano simboliza o inconsciente nos sonhos, a figura arcaica pode ser interpretada como um elemento masculino que emerge do inconsciente – ou seja, o masculino profundo. É significativo que ele identifique a pedra como uma cabeça de homem, pois está a uma certa distância e pode assim observar a configuração da rocha. Apenas quando se distancia de suas atividades heróicas ele reconhece o masculino profundo. Esta separação do masculino profundo é o primeiro passo na iniciação do homem maduro, como já mostraram "Irmão Lustig" e "O rei e o espírito mau".

À primeira vista o episódio seguinte do sonho é intrigante . O sonhador abaixa as calças, se curva e olha para seu ânus refletido numa vitrina. Henderson interpreta o episódio como o retorno aos instintos auto-eróticos adolescentes, normais, que ele adulto reprimia, como os outros homens. Esta é uma forma de enfrentamento da sombra: os homens jovens reprimem seus impulsos grosseiros para obter um lugar na sociedade, mas esses instintos voltam na meia-idade. Há um significado mais profundo no episódio anal, já que os temas escatológicos são típicos dos Malandros. Alguns desses contos ilustram esse aspecto.[6]

Wadjunkaga, o Malandro winnebago, uma vez deixou seu ânus tomando conta de alguns patos assados, enquanto dava um passeiozinho. (Algumas partes de seu corpo eram destacáveis.) Ao voltar, Wadjunkaga se sentou no fogo para punir o próprio ânus – e, é claro, se queimou! Quanto ao Coiote, este uma vez engravidou uma porção de jovens virgens. Perseguido por membros enfurecidos da tribo, escondeu-se num tronco oco, mas o pessoal tapou as duas saídas do tronco. Preso ali dentro, o Coiote só conseguiu sair cortando-se em pedacinhos, que enfiava pelo buraco de um nó da madeira. Depois, juntou todo o corpo, mas o ânus ficou no lugar errado. Como se pode imaginar, o erro levou a intermináveis problemas bastante embaraçosos, até que ele resolveu usar uma cenoura como rolha. Da África, vem um conto muito parecido sobre Ananse, o Malandro ashanti. Ananse aprendeu um truque de mágica que lhe permitia tirar a cabeça quando bem entendesse e depois recolocá-la no lugar. Por infelicidade, certa vez ele meteu a cabeça entre as nádegas, resultando numa hilariante série de contratempos até que descobrisse como desfazer a magia. Muitas outras histórias associam o humor anal especificamente ao Malandro; há muitas razões para isso. O Malandro gosta de chocar as pessoas e divertir-se com a propriedade convencional; o humor escatológico cabe-lhe perfeitamente. Ele também insiste em que os indivíduos reconheçam o lado sombrio – "de merda" – da vida. Em termos freudianos clássicos, os temas anais se relacionam a questões de controle e autocontrole; o Malandro naturalmente zomba dessa autodisciplina.

O tema anal nos contos do Malandro lança uma nova luz no sonho do homem que olhava para o próprio ânus. O drama introduz o arquétipo do Malandro por meio de uma forma escandalosa embora disfarçada – o Malandro adora disfarces e escândalos. Esse tema ajuda também a explicar a presença do segundo homem no sonho. É

---

6. Hays (1963), Pelton (1980), Radin (1972).

um Irmão Malandro. Ao imitar o sonhador e rir enquanto olhava o próprio ânus, o segundo homem transforma o exibicionismo chocante numa engraçadíssima farsa. O evento também carrega seu simbolismo. Quando os dois homens olham para os reflexos de seus traseiros, fazem expressões engraçadas com a boca. Franzida de certa maneira, a boca pode ficar igual ao ânus. Assim, o sonho relaciona a boca, refinada quando associada à linguagem e à comida, ao ânus, fétido, pois se associa às fezes e aos despojos. Uma união de opostos tão escandalosa como essa é o prazer do Malandro. O segundo homem então transforma um fato grosseiro e sombrio em uma ação simbólica e chocante. Sem o Irmão Malandro o sonho realmente pareceria auto-erótico e perverso.

O homem ilustra a mudança do arquétipo do herói, que impulsiona os jovens, para o caminho do Malandro, característica da masculinidade amadurecida.[7] É o padrão descrito em "Irmão Lustig", na história de Payatamu e no mito maçônico de Hiram: os homens maduros cruzam a fronteira da virtude e da glória do herói para ingressar no humor e escândalo do Malandro. Essa interpretação do sonho poderá parecer um tanto confusa, mas os artifícios do Malandro normalmente surgem em pequenos detalhes que facilmente passam despercebidos. O imaginário heróico e patriarcal é mais óbvio, mais familiar e mais fabuloso. Afinal de contas, o herói e o patriarca valorizam exageradamente a fama e a glória; assim, quando aparecem em sonhos e fantasias, exigem o centro do palco. O Malandro prefere se disfarçar e rodear limites exteriores. É fácil deixá-lo passar. A complicação está em que muitos homens continuam com tarefas heróicas a cumprir e questões não-encerradas da juventude a resolver. Como pode um homem saber se deve permanecer no caminho do herói ou tomar o do Malandro? Por sorte, seu Malandro interior lhe dará algumas dicas e pistas. Se ele segue por muito tempo o modelo do herói, terá uma vida estagnada e estéril: o Malandro interior sempre o fará visitar um cemitério, tal como o fez o espírito mau com o rei no conto anterior, até que o homem consiga dar o próximo passo. No entanto, quando o homem está pronto, o Malandro emerge em sonhos e fantasias, geralmente de forma inesperada ou chocante.

---

7. Ver também Kerenyi (1986), Stein (1983), Pearson (1986), Whitmont (1987).

Um outro aspecto da iniciação dos homens na maturidade deve ainda entrar em discussão – a conexão entre o Malandro e o xamã. "Irmão Lustig" apresenta esse aspecto na passagem em que São Pedro ressuscita as princesas, cozinhando seus corpos até restarem apenas os ossos.

Xamã e Malandro

Os rituais de São Pedro diferem bastante daquilo que o Novo Testamento descreve como ressurreição: Jesus simplesmente ordena a uma pessoa que acaba de morrer, como Lázaro, que ressuscite. Sendo ele o primeiro apóstolo, esperar-se-ia que São Pedro fizesse o mesmo; o fato de não o fazer nos obriga a buscar os significados simbólicos. Já abordamos uma interpretação: o desmembramento dos corpos ilustra como as imagens dos homens são desmanteladas na meia-idade. Há um outro significado ainda mais profundo na natureza do impressionante ritual do apóstolo. São Pedro chega a usar um caldeirão como aqueles do folclore europeu, tradicionalmente associados às bruxas e à magia negra. A cena parece demoníaca – o que é uma blasfêmia, pois a tradição cristã faz de Deus e não do diabo a fonte da ressurreição e da saúde. A peculiaridade das ações de Pedro nos leva a uma interpretação mais elaborada.

Uma explicação da ressurreição macabra pode estar no xamanismo, pois o procedimento de São Pedro é notavelmente parecido com as iniciações xamânicas. Na tradição encontrada entre as culturas aborígenes da Austrália à Sibéria, nas Américas do Norte e do Sul, um indivíduo é iniciado como xamã quando tem uma experiência visionária em que é cozido vivo, desmembrado ou destruído de alguma forma, até restar apenas seu esqueleto.[8] Neste momento, os espíritos demoníacos ressuscitam o iniciado, dando-lhe um novo corpo e o poder de cura. "Irmão Lustig" aborda o tema xamânico em um pequeno detalhe: Lustig viaja ao Inferno e ao Céu no final da história. No entanto, essas viagens são uma função tradicional dos xamãs, que visitam o mundo subterrâneo e o mundo superior, comunicando-se com demônios e deuses.

---

8. Focalizarei os homens, mas as mulheres também podem se tornar xamãs. Ver Halifax (1982), Eliade (1964), Walsh (1990).

Já houve uma alusão ao xamanismo em "O rei e o espírito mau" – ali o monarca vai ao cemitério, confronta-se com o espírito das sombras e com o necromante, e retorna com bênçãos e poder. Sua história é uma recapitulação da prática dos xamãs em seus rituais de cura. O xamã entra em transe para tratar de um paciente, e desce ao mundo subterrâneo. Ali, enfrenta os demônios da doença e da morte e com eles negocia, da mesma maneira que o rei e o espírito mau se opõem – ou, pode-se dizer, o xamã enfrenta os espíritos do submundo da mesma forma que o rei mata o necromante. O bom xamã retorna com uma cura para seu doente.

Outros contos de fadas referem-se ainda mais explicitamente ao xamanismo, como "O padrinho", da Alemanha, "O consertador de ossos", do Japão, "A esposa furiosa", da Rússia, e "O apedrejamento", do Marrocos. Mircea Eliade observou que os temas xamânicos foram incorporados aos contos de fadas, embora religiões formais, como o cristianismo, reprimissem as práticas xamânicas. É bastante curioso que "Irmão Lustig" descreva São Pedro como Malandro *e* xamã, ao mesmo tempo – insinuando que os dois papéis estão relacionados. Muitos estudiosos, como Carl Jung e Joseph Campbell, confirmam essa associação quando afirmam serem os Malandros versões divinas dos xamãs, o que Campbell chama de "super-xamãs".[9] Mas talvez o xamã seja uma versão humana do Malandro. Xamãs e Malandros podem ser considerados partes do mesmo arquétipo. Os traços do xamã-Malandro também retratam os temas dos contos de homens e as grandes tarefas que os homens enfrentam na meia-idade. O xamã-Malandro apresenta uma alternativa para o herói e patriarca como paradigma da masculinidade. Isso se torna evidente quando lembramos de alguns traços essenciais, comuns ao xamã e ao Malandro, como descrevem "Irmão Lustig" e outros contos de homens.

A *comunicação*

Xamãs e Malandros são comunicadores e mediadores. Malandros, como Hermes, Legba e Exu, são mensageiros que ligam a hu-

---

9. Campbell (1959), Fuller (1991), Hays (1963), Nicholson (1987), Radin (1972), Salman (1986).

manidade aos deuses e os vivos aos mortos. Os xamãs fazem o mesmo em seus transes, levando petições e preces de sua tribo aos espíritos e deuses. "Irmão Lustig" transmite o mesmo tema na pessoa de São Pedro. A missão histórica do apóstolo era levar a palavra de Deus à humanidade; na tradição católica, São Pedro e seus sucessores, os papas, são os mediadores entre a humanidade e Deus. Bem antes disso, "O rei e o espírito mau" introduziu o tema da comunicação; o espírito mau procurava dar ao monarca lições, usando enigmas sagazes.

Ao enfatizar a comunicação, o xamã-Malandro diferencia-se do herói-patriarca. Deixando de lado a discussão, o último busca mais a conquista do que a comunicação e o poder. O contraste se evidencia em "O rei feiticeiro", em que o rei autocrata assume a forma de uma águia predadora, e seu filho conciliador adota o disfarce de um poético papagaio. A águia simboliza o poder e a glória do herói-patriarca, enquanto o papagaio representa a comunicação e a esperteza do xamã-Malandro. Essa oposição reaparece em "O rei e o espírito mau", em que este último difere do necromante de maneira drástica. O espírito mau procura comunicar-se com o rei, enquanto o necromante procura dominá-lo e explorá-lo.

Como mediador e mensageiro, o xamã-Malandro simboliza uma tarefa maior dos homens maduros: passar do enfoque juvenil na conquista e dominação para um novo espírito de negociação e co- municação. Miguel de Cervantes, o autor espanhol, é um excelente exemplo dessa transição. Cervantes foi um soldado profissional na juventude; começou a escrever na meia-idade e só publicou seu clássico *Dom Quixote* aos 58 anos – passou de guerreiro a contador de histórias, de herói a comunicador. Conheci alguém que passou por semelhante transformação. Tomei contato com John durante meu trabalho sobre os contos de fadas, logo após sua iniciação na carreira de contador de histórias. Curioso sobre essa radical mudança de vida, perguntei-lhe sobre a experiência: descreveu-me uma saga extraordinária. Fora um empresário bem-sucedido, ex-*marine*; um dia, sentado em seu escritório, John literalmente escutou uma voz que lhe ordenava contar histórias. Pensou que estava enlouquecendo, mas a voz não o abandonou até que ele a obedecesse. Vendeu a empresa e começou a contar histórias – primeiro aos amigos, depois como profissional. Como Cervantes, John abandonou a trilha do herói pela trilha da comunicação e entrou no caminho do xamã-Malandro. Devo

150

acrescentar que contar histórias é uma característica dos Malandros. Na tradição ashanti, o Deus dos Céus premiou Ananse, o Malandro, com a custódia de todos os contos, chamando-os de histórias de Ananse.

Como espírito masculino, o xamã-Malandro personifica a comunicação *masculina*. Isso é hoje vitalmente importante, quando a comunicação é muitas vezes considerada "feminina" e os homens são estimulados a seguir o comportamento das mulheres – por exemplo, verbalizando sentimentos. De Hermes a Ananse, o xamã-Malandro encarna um modo masculino de comunicação. Em vez de falar compulsivamente e partilhar as emoções, o que ocorre principalmente na conversa feminina, o xamã-Malandro conta piadas, brinca e conta histórias – um estilo tipicamente masculino de comunicar-se. A conexão feminina também dá ênfase aos relacionamentos permanentes e ao contato constante entre as pessoas. Ao contrário, a conexão masculina tende a ser episódica. Os homens podem passar anos sem falar uns com os outros, mas quando há uma crise, os irmãos e camaradas muitas vezes se reúnem e prestam-se apoio uns aos outros, como se o tempo não tivesse passado. "Irmão Lustig" é um exemplo, quando Lustig se atrapalha na ressurreição da segunda princesa e São Pedro o salva. O apóstolo se oferece para ajudar, embora os dois homens tenham-se separado por diferenças inconciliáveis pouco tempo antes. Indo e vindo imprevisivelmente, o Malandro simboliza um espírito de comunhão singularmente masculino, que é intermitente, sem palavras e intangível – até ser necessário. Homens e mulheres devem respeitar essas diferenças arquetípicas profundas na comunicação. Se os homens precisam aprender mais sobre a expressão das emoções, as mulheres também devem reconhecer os significados profundos nas ações, brincadeiras e silêncios dos homens.

Na condição de comunicador, o xamã-Malandro faz a mediação entre os deuses e a humanidade. Em termos psicológicos, estabelece a comunicação entre o mundo interior e o exterior, entre o consciente e o inconsciente. O xamã-Malandro proporciona aos homens um elo *masculino* com o inconsciente, corrigindo a concepção equivocada de que a anima é a única conexão do homem com as profundezas interiores. Se isso fosse verdade, os homens dependeriam para sempre do feminino para guiá-los em suas próprias psiques; teriam de apoiar-se em esposas, mães, amantes e filhas para entender a si próprios. O xamã-Malandro alivia esse erro em homens e mulheres. Este é mais um dado para que os terapeutas do sexo masculino sejam especialmente importantes na terapia dos homens – mas somente se o terapeuta já fez a transição do herói-patriarca para o xamã-Malandro, e se igualmente assimilou a maneira de compreender tanto masculina quanto feminina.

A integração dos opostos

Por sua capacidade mediadora, o xamã-Malandro equilibra opostos e paradoxos. Na verdade, ele é uma massa de contradições. Dizia-se que Mercúrio, o Malandro na alquimia européia, era ao mesmo tempo bom e mau, bonito e feio, velho e jovem, criador e destruidor. O mesmo se aplica aos Malandros norte-americanos, como Wadjunkaga e o Coiote, e aos africanos, como Legba e Exu. Os iorubás da África chegam a dizer que, após criar o bem e o mal, o Alto Deus enviou Exu para equilibrar os dois lados. Por sua vez, os xamãs guardam muitos opostos e contradições. São considerados ao mesmo tempo profundamente sábios e loucamente bobalhões, próximos aos deuses pelo poder de cura e aos demônios pela capacidade de lançar maldições. Muitos xamãs do sexo masculino usam roupas de mulheres, unindo traços masculinos e femininos. Lustig e São Pedro refletem a natureza contraditória do xamã-Malandro. O apóstolo pede que Lustig seja virtuoso, mas induz o soldado a mentir e a roubar. Ele rouba, mas generosamente dá aos pobres. Da mesma forma, o espírito mau em "O rei e o espírito mau" é diabólico, e concomitantemente curador. Ele perturba o rei, dando-lhe ao mesmo tempo importantíssimas lições.

Ao integrar os opostos, o xamã-Malandro diverge do herói-patriarca. Como já mencionamos em "O pequeno camponês", o herói-patriarca escolhe um lado da dualidade e reprime o outro. De forma bem clara divide o mundo em masculino e feminino, bem e mal, claro e escuro, forte e fraco, sublime e vil. Numa etapa seguinte, reivindica para si o lado virtuoso dessa dualidade, negando quaisquer vestígios do lado menos nobre. Na maturidade, os homens devem integrar esses dois lados. Jung talvez tenha sido o primeiro psicólogo moderno a perceber que o equilíbrio das dualidades é importante para o homem maduro; Daniel Levinson confirma esta opinião em seu *The Seasons of a Man's Life* (As estações da vida de um homem). Na meia-idade, os homens lutam com as polaridades da juventude e da velhice, da criação e da destruição, do amor e do ódio, do masculino e do feminino, do bem e do mal, do poder e da vulnerabilidade, do triunfo e da tragédia. Para sobreviver, devem transcender as dualidades e manter ao mesmo tempo numerosos pontos de vista conflitantes.[10] Este é um talento que o xamã-Malandro se oferece para ensinar.

Uma polaridade particularmente difícil que o xamã-Malandro equilibra é a da vida e da morte: ele está intimamente ligado à morte e à ressurreição. Como já abordamos, os xamãs são iniciados por meio de visões de desmembramento e revivificação. Malandros como Wadjunkaga e o Coiote da América do Norte, a Raposa da América do Sul ou o Kaggen da África periodicamente são mortos, desmembrados e ressuscitados. Os Malandros podem até ressuscitar a si mesmos – como o Coiote, que se cortou em pedacinhos para escapar de um tronco e em seguida reconstituiu o próprio corpo.

O fato de xamãs e Malandros serem sucessivamente mortos e ressuscitados é bastante simbólico. Ao contrário do herói-patriarca, que nega a dor e o medo e procura manter uma fachada de invencibilidade, o xamã-Malandro aceita sua vulnerabilidade e seus ferimentos. O herói-patriarca encara ferimentos e sofrimentos como derrota e humilhação, algo a ser evitado, negado ou reprimido. O xamã-Malandro considera os ferimentos como oportunidades para transformação e compreensão – ele zomba do herói "forte e silencioso". No entanto, o xamã-Malandro não é nenhum fracote. Nas culturas aborígenes, os xamãs são indivíduos bastante robustos, que dançam ou tocam tambores por horas a fio, por mais tempo do que os outros homens da tribo. Roger Walsh afirma em *The Spirit of Shamanism* (O espírito do xamanismo) que os xamãs também são confiantes, flexíveis, criativos, inteligentes e psicologicamente saudáveis. Mesmo quando o xamã-Malandro reconhece a própria vulnerabilidade e mágoa, permanece duro e forte; é uma combinação de força e fragilidade, vida e morte. Ele apresenta um novo modelo de masculinidade para os homens que lutam com a vulnerabilidade e a carência na meia-idade – homens em terapia, em recuperação ou em busca interior. O mais importante é que o xamã-Malandro promete ajuda e cura quando os homens tomam o caminho das cinzas, inevitável na meia-idade.

---

10. Kramer (1989), Riegel (1973).

Há uma última polaridade integrada pelo xamã-Malandro de especial importância para os homens de hoje: a individualização *versus* o bem comum. O individualismo do xamã-Malandro é evidente. Os xamãs não se alinham aos dogmas convencionais da religião, mas se baseiam em suas próprias visões para obter orientação. O Malandro, por outro lado, se opõe fortemente às ortodoxias e é impelido a quebrar as regras. Como o pequeno camponês, o espírito mau e Lustig, o Malandro prefere a inovação individual à conformidade coletiva. Aqui o xamã-Malandro é o perfeito oposto do herói-patriarca, que insiste em que todos sigam as mesmas regras – ou seja: as suas próprias. Inversamente ao patriarca que codifica e formaliza leis, como o antigo Código de Hamurábi, os Dez Mandamentos ou o código napoleônico, o xamã-Malandro despreza as convenções. Ele personifica mais uma importante missão dos homens na meia-idade: livrar-se das convenções para sair em busca da própria visão interior. Ao mesmo tempo, o xamã-Malandro trabalha para o bem comum e não apenas em benefício próprio. O Malandro dota a humanidade de talentos essenciais para a civilização. Prometeu, o Corvo e Maui deram o fogo; Hermes, Exu e Legba trouxeram a linguagem e a fala. Ogo-Iuguru, um Malandro africano, determinou os costumes básicos dos dogons, como fez Ananse para os ashanti e o Coiote para muitas tribos de índios norte-americanos.[11] Os xamãs usam seus rituais para curar os doentes, garantir a abundância da caça e assegurar a fertilidade das mulheres; ajudam também a resolver conflitos entre indivíduos e fazem profecias para ajudar as decisões tribais. Doando a cultura e ajudando a humanidade, o xamã-Malandro lembra duas lições importantes aos homens de meia-idade. Em primeiro lugar, ele insiste em que a experiência privada e o desenvolvimento individual não bastam: os homens devem atuar em suas comunidades. O xamã-Malandro procura o bem comum e não apenas a própria iluminação. Ele não é simplesmente um terapeuta para indivíduos isolados, mas para a sociedade em geral. Para os homens de hoje, isso significa que a terapia ou a recuperação pessoal é apenas o primeiro passo de uma jornada bem mais longa. A iniciação no masculino profundo só se

---

11. O Malandro não é o único originador da cultura humana; as figuras de mulher desempenham papel igualmente importante na mitologia. Ao contrário do patriarca, o Malandro não tenta subtrair o crédito das mulheres!

completa quando os homens se voltam para as preocupações de suas comunidades.

Em segundo lugar, o xamã-Malandro oferece uma abordagem *não-patriarcal* para a sociedade. Sua perspectiva singular torna-se clara quando comparamos as atitudes do patriarca e as do Malandro em relação a uma questão central na sociedade: o poder. O patriarca usa o poder como arma para controlar os outros, enquanto o Malandro vê o poder como instrumento para ser utilizado por todos. Por exemplo, ele trouxe a linguagem à humanidade para que todos pudessem comunicar-se entre si e expressar seus pensamentos. Por outro lado, o patriarca usa a linguagem como "logos" ou lei, com a qual reforça seu poder. Além disso, a imagem patriarcal do poder é a de uma pirâmide em que o herói-patriarca está no topo e todos os demais abaixo. A imagem do Malandro é a de uma estrada em que todos podem trafegar. Exu, o Malandro africano, é chamado de "fazedor de estradas" e muitos xamãs, de "exploradores de trilhas". A mudança da dominação para a generosidade, do herói-patriarca para o xamã-Malandro, é uma importante diferença entre os homens que se tornam tiranos com a idade e aqueles que enriquecem em sabedoria.

A iniciação no xamã-Malandro

Os paralelos entre xamãs e Malandros confirmam que ambos são dois aspectos de um padrão mítico, assim como o herói e o patriarca são duas facetas de um arquétipo. Mais do que isto, a iniciação dos homens no xamã-Malandro só ocorre após sua renúncia ao paradigma heróico e patriarcal. Mircea Eliade afirmou algo semelhante depois de examinar os rituais de iniciação. Ele concluiu que há três tipos básicos: os ritos da puberdade, a admissão em sociedades secretas e as iniciações xamânicas.[12] As duas últimas lhe pareceram tão semelhantes, que pensou serem variações de uma única forma. Assim, só existiriam dois tipos de iniciação para os homens: os ritos da puberdade, dominados pelos temas heróicos, e a iniciação em sociedades secretas, inspirada pelo xamã-Malandro. A segunda passagem é a imersão dos homens de meia-idade no masculino profundo.

---

12. Ver também Downton (1989), Henderson (1967).

O xamã-Malandro e o herói-patriarca representam dois modelos distintos de psique masculina. O conceito heróico tradicional descreve o ego combatendo impulsos inaceitáveis, controlando instintos, sublimando desejos e forjando uma identidade própria coerente. Como um patriarca, o ego tenta subjugar o inconsciente e dominar a psique. O xamã-Malandro personifica a negociação e a mediação com o inconsciente, em vez do combate ou da conquista. Sua meta é a integração, não a dominação. Isso ajuda a explicar por que o Malandro é um arquétipo pós-heróico. O contato direto com o inconsciente pode ser arrasador, por isso os jovens o reprimem. Com a maturidade e a força da experiência, os homens aprendem a suportar um enfrentamento cara a cara com o inconsciente. Assim, os homens mais velhos deixam de reprimir o inconsciente.

Autores como Sam Keen em *Fire in the Belly* e Robert Bly em *Iron John* reclamaram da falta de iniciações masculinas na sociedade moderna. Argumentam eles que, em conseqüência disso, os rapazes adolescentes têm pouca orientação ao se tornarem homens. Mas há um outro problema, igualmente grave. Existem ainda muitas iniciações heróicas para os jovens de hoje, como demonstram Aaron Kipnis em *Knights Without Armor* e Michael Gurian em *The Prince and the King*: ganhar um bilhão de dólares, entrar no exército, fazer viagens de exploração a lugares remotos, terminar um doutorado. O maior problema é a ausência de iniciação para os *pais*, os homens maduros. Sem as iniciações na meia-idade os homens mais velhos permanecem presos a seus papéis heróicos e patriarcais e não abrem caminho para os mais jovens. Desse modo, pai e filho, mentor e discípulo, velho e jovem, e assim por diante, permanecem lutando por uma posição. O combate edipiano muitas vezes é mortal. Nenhuma das duas partes pode imaginar outra coisa além da doce vitória ou a derrota intolerável. Quando os pais são iniciados nos mistérios do xamã-Malandro, seguem em frente e deixam os filhos seguir a própria vida. O xamã-Malandro resolve a rivalidade edipiana inerente ao paradigma heróico-patriarcal. Essa iniciação madura também ajuda as mulheres, pois os homens mais velhos também dão espaço para as mulheres mais jovens. Além disso, sob a orientação do xamã-Malandro, os homens abandonam a atitude paternalista do patriarca em relação às mulheres e o relacionamento de amor e ódio do herói com o "sexo fraco".

O resultado final da iniciação no xamã-Malandro é o contato com o divino. Em "Irmão Lustig", o soldado entra no céu; o monarca de "O rei feiticeiro" encontra-se diante de Shiva. Esses dois contos mostram as tarefas espirituais dos homens na meia-idade. A próxima história desenvolve a questão e ao mesmo tempo resume todos os temas discutidos até aqui.

9

Vá não sei pra onde:
Parte 1 – Do feminino interior
ao masculino profundo

VÁ NÃO SEI PRA ONDE, TRAZER NÃO SEI O QUÊ*

(RÚSSIA)

Muito tempo atrás, vivia um soldado chamado Fedot, que era um bom atirador no exército. Todos os dias ele ia à floresta e voltava carregado de caça para o rei, que o favorecia mais do que aos outros soldados. Certa vez, Fedot aventurou-se mais fundo na mata, viu uma pomba pousada num galho e atirou nela. Quando o soldado foi apanhá-la para torcer seu pescoço, o pássaro falou.

– Poupe a minha vida e será recompensado! – exclamou a pomba.

Fedot ficou atônito.

– Leve-me para casa, coloque-me sobre o peitoril da janela; quando eu adormecer, bata-me com as costas de sua mão direita. Aí você saberá o que vai ver.

O soldado fez o que a pomba aconselhou. Foi para casa, colocou a pomba sobre o peitoril da janela, esperou até que ela dormisse e

---

* A história vem de Afanas'ev (1973: 504-520). Há mais três versões (Downing, 1989; Raduga, 1981; Wolkstein, 1991) que diferem bastante da de Afanas'ev, embora todas citem-no como fonte original. Por esta razão, me baseei na versão de Afanas'ev. A história está relacionada aos Tipos 465, 465A e 571B no índice Aarne-Thoompson (1961) de contos de fada.

158

então bateu-lhe com as costas de sua mão. No mesmo instante, a pomba transformou-se numa linda mulher.

– Você me conquistou e serei sua esposa! – disse a jovem com uma voz adorável.

Fedot regozijou-se com a boa sorte e se casou com a donzela.

Algum tempo depois, a esposa de Fedot disse:

– Você vai à floresta caçar todos os dias e ganha muito pouco, mas eu tenho uma idéia que nos deixará ricos.

E pediu para Fedot comprar duzentos rublos de fio de seda; quando ele voltou, disse-lhe:

– Dorme, esposo meu, e pela manhã veremos o que veremos.

O artilheiro foi para a cama. Sua mulher tinha um livro mágico, e o abriu. Dois espíritos se materializaram.

– O que desejas? – perguntaram-lhe.

– Tomem esta seda e teçam para mim um lindo tapete, com desenhos do reino – disse ela.

Os espíritos fizeram uma reverência e começaram a trabalhar. Pela manhã haviam terminado um tapete tão belo que iluminou o quarto, como se fosse o sol.

Quando Fedot despertou, a esposa entregou-lhe o tapete:

– Leve este tapete ao mercado e vende-o. Mas não faça um preço, apenas aceite o que lhe oferecerem.

Quando Fedot mostrou a tapeçaria no mercado, uma imensa multidão de comerciantes logo se reuniu a sua volta; estavam assombrados com a beleza do tecido.

– Quanto queres por ele? – perguntaram os comerciantes.

– Vocês são mercadores – respondeu Fedot. – Portanto, digam-me vocês quanto vale...

Os comerciantes sussurravam entre si, mas não conseguiam chegar a um acordo, tão maravilhoso era o tapete. Naquele momento, o mordomo do rei passou por ali; viu a tapeçaria e ofereceu dez mil rublos. Fedot aceitou e o mordomo voltou ao palácio.

– Majestade, veja a magnífica tapeçaria que acabo de comprar! – disse o ministro ao rei.

Ao ver o tecido, o rei desejou-o para si. Tomou-o de seu mordomo, pagando-lhe vinte e cinco mil rublos. O chanceler aceitou o dinheiro e correu à casa de Fedot.

– Encomendarei outro! – pensou ele.

Quando a esposa de Fedot apareceu na porta, o ministro ficou mudo com sua beleza. Esqueceu a que vinha e, a partir desse dia, não conseguia comer nem dormir.

O rei perguntou qual era o mal de que sofria o mordomo.

– É a esposa de Fedot! – suspirou o chanceler. – Jamais vi tamanha beleza!

O rei foi ver com seus próprios olhos e, quando a viu, apaixonou-se por ela no mesmo instante.

– Eu sou o rei, mas não tenho uma rainha! – resmungou ele com seus botões. – Como é que um soldado raso pode ter uma esposa tão bela? Ela devia ser minha!

No dia seguinte, o rei chamou o mordomo:

– Você me falou da esposa do soldado. Agora me diga como posso me livrar de Fedot para casar com sua mulher! – E ameaçou: – Se você falhar, mandarei cortar a sua cabeça!

Por mais que tentasse, o chanceler não conseguia imaginar um jeito de eliminar o soldado. Aí correu até Baba Iaga, a feiticeira.*

– Conheço o seu problema – declarou Baba Iaga. E posso ajudá-lo.

– Se o fizer, pagarei em ouro! – disse o mordomo, esperançoso.

Baba Iaga deu uma gargalhada.

– Você quer se livrar do artilheiro Fedot para que o rei se case com a mulher dele. O soldado é muito simples e pode ser facilmente eliminado; mas sua esposa é muito esperta. Você deve fazer o seguinte...

A feiticeira sussurrou algumas coisas para o mordomo. O ministro acenou, concordando, deu-lhe um saco de ouro e correu para o palácio. No dia seguinte, o monarca mandou chamar Fedot.

– Artilheiro – disse o rei –, tenho uma tarefa para você. Além de três vezes nove terras, no trigésimo reino vive um cervo com chifres de ouro. Traga-me esta criatura viva. Se você falhar, perderá a cabeça! Dou-lhe um navio e marinheiros para cumprir a missão.

E o rei mandou preparar o navio mais antigo de sua marinha, que certamente em pouco tempo afundaria, e mandou o mordomo reunir cinqüenta beberrões e bandidos para servir de tripulação para Fedot. O soldado viu tudo e voltou perturbado para casa.

– Qual é o problema? – perguntou sua esposa.

Fedot explicou-lhe e a mulher sorriu.

– Você não tem nada a temer. Basta que durma esta noite. A manhã é mais sábia do que a noite...

Quando Fedot foi para a cama, a esposa abriu o livro mágico e os dois espíritos se materializaram.

---

* Embora Baba signifique papai, o autor se refere a Baba Iaga no feminino. Optamos pela fidelidade a este (N. do T.)

– Encontrem esse cervo de ouro para mim – ordenou ela. – Ele está no trigésimo reino, além de três vezes nove terras.

Os espíritos desapareceram e antes do amanhecer voltaram com o cervo de ouro.

Quando Fedot despertou, a mulher lhe disse:

– Leve este cervo para o navio. Navegue por cinco dias e depois volte.

Assim, o soldado colocou o cervo numa jaula, cobriu-a e a carregou para o navio. O rei veio se despedir de Fedot, sorrindo com malevolência.

Quando o navio estava fora da vista, Fedot deu à tripulação todo o vinho que os homens queriam, de modo que eles não conseguiam lembrar nada da viagem. No quinto dia, Fedot fez a volta e levou o navio para sua terra.

O rei ficou furioso e perguntou:

– Você ousou voltar sem o cervo de ouro?

– Não, majestade – replicou Fedot, tirando a capa da jaula.

O rei ficou enraivecido com o êxito de Fedot, mas não podia fazer nada com o artilheiro. Assim, mandou chamar novamente o mordomo.

– Você falhou! – gritou o monarca. – Sua cabeça está por um triz! Encontre outra maneira de se livrar deste soldado!

O mordomo apavorado saiu correndo para Baba Iaga. Encontrou-a e pediu mais uma vez sua ajuda. Ela fez que sim e disse:

– Como já lhe contei, o soldado é um homem simples e é fácil cuidar dele, mas sua esposa são outros quinhentos... Mas você não tem nada a recear. Tenho uma tarefa que nem ela conseguirá resolver!

A bruxa sussurrou ao ouvido do chanceler, cujo rosto se iluminou. Ele pagou mais ouro à feiticeira e correu para o rei. Quando o ministro lhe contou o novo plano, o monarca sorriu com malícia.

No mesmo dia, o rei mandou chamar Fedot.

– Tenho outra missão para você – disse o monarca ao soldado. – Vá não sei pra onde e traga não sei o quê; se voltar sem o conseguir, cortarei sua cabeça!

Fedot foi para casa, muito aflito. A esposa perguntou-lhe qual era o problema e ele explicou a exigência do rei.

– Ah... – disse ela. – Leva nove anos para chegar lá e mais nove para voltar. Mas vá dormir. A manhã é mais sábia do que a noite.

Quando Fedot foi dormir, a esposa abriu o livro mágico e os dois espíritos apareceram. Ela pediu:

– Será que vocês poderiam ir não sei pra onde e trazer não sei o quê?

Os espíritos abanaram a cabeça e responderam:

– Não sabemos onde fica esse lugar...

Triste, a esposa fechou o livro.

Na manhã seguinte, ela acordou o marido, deu-lhe uma bola de ouro e disse:

– Você deverá perambular durante dezoito anos, mas esta bola lhe mostrará o caminho. Por onde andar, use este lenço para lavar o rosto. Fui eu mesma quem o fez.

Ela e Fedot se despediram cheios de tristeza. O soldado partiu para sua longa viagem.

Logo depois, o rei foi até a mulher de Fedot e ordenou-lhe:

– Case-se comigo!

– Estou casada com Fedot e ele ainda está vivo – respondeu ela.

– Se você não aceitar o meu pedido, terei de obrigá-la – ameaçou o rei.

A linda mulher riu, bateu com o pé no chão, transformou-se numa pomba e voou para a floresta.

Enquanto isso, Fedot caminhava sem parar, seguindo a bola, que rolava a sua frente. Por fim, a bola rolou até um palácio e desapareceu. O soldado coçou a cabeça por um momento e entrou. Três lindas donzelas apareceram e encheram o artilheiro de perguntas.

– Quem é você?

– De onde vem?

– Para onde vai?

Fedot ignorou o questionamento.

– Minhas senhoras, acabo de chegar de muito longe. Primeiro me dêem comida e descanso, depois façam as perguntas que quiserem.

As três jovens prepararam uma refeição e mostraram um quarto a Fedot. Ele caiu na cama e dormiu a noite inteira. Na manhã seguinte, as moças acordaram o artilheiro e trouxeram-lhe água, sabão e toalha para um banho.

– Muito obrigado, eu tenho a minha própria toalha – disse Fedot, e mostrou o lenço de sua esposa.

As jovens exclamaram:

– Onde você conseguiu este lenço?

– Foi minha mulher quem o fez – disse o soldado, orgulhosamente.

– Então você é o marido de nossa irmã! – exclamaram as jovens, e foram buscar sua mãe.

A velha senhora examinou o lenço e disse:

– É, este lenço foi feito por minha filha...

Fedot contou sua história, explicou como encontrara sua mulher

162

e descreveu os planos maldosos do rei para separá-los. Quando terminou, perguntou às mulheres:

– Vocês sabem como posso ir não sei pra onde e trazer não sei o quê?

As jovens balançaram a cabeça e a velha suspirou:

– Ah, nem eu sei onde você poderia encontrar uma coisa assim... Mas talvez meus criados saibam.

A velha saiu, bateu palmas e, de todos os lados, apareceram animais e passarinhos.

– Queridos amigos – disse ela, chorando –, vocês, que vêm tudo na terra e no ar, saberiam me dizer como ir não sei pra onde e trazer não sei o quê?

Os animais e os passarinhos conversaram entre si e disseram:

– Não, não sabemos...

A velha foi até um armário e dele tirou um livro enorme. Abriu-o e apareceram dois gigantes, que perguntaram:

– O que deseja, madame?

– Levem a mim e meu genro para o meio dos oceanos – ordenou ela.

Num piscar de olhos, Fedot viu-se flutuando sobre as ondas, com a sogra. A velha bateu palmas de novo e apareceram todos os habitantes do mar.

– Queridos criados – pediu ele –, vocês nadam por todos os mares e rios do mundo. Saberão vocês como posso ir não sei pra onde e trazer não sei o quê?

E as criaturas das águas começaram a conversar entre si; depois, balançaram a cabeça:

– Não, não sabemos como ir até lá e trazer essa maravilha...

Fedot sentiu-se desanimar, mas uma velha rã veio até ele, manquitolando penosamente.

– Ran-ran... – coaxou a rã. – Eu conheço o caminho!

A velha senhora apanhou a rã e todos voltaram ao palácio.

– O que você procura está no fim do mundo – disse a rã a Fedot. – Eu levaria você até lá, mas estou velha demais para caminhar. Estou aposentada há trinta anos e precisaria de mais uns quinze para fazer a viagem...

A sogra pensou um pouco, encheu uma jarra com leite, colocou a rã lá dentro e disse a Fedot:

– Leve esta jarra e deixe a rã mostrar-lhe o caminho.

O artilheiro logo partiu.

Fedot viajou para muito longe, guiado pela rã, até que chegaram a um rio de fogo.

– Sente-se nas minhas costas – disse a rã – e saltarei por cima do fogo. Não tema por mim.

Hesitante, Fedot sentou-se sobre a minúscula criatura, preocupado em não esmagá-la. Embaixo dele, a rã inchou, inchou, até ficar do tamanho de um celeiro. Depois, saltou por sobre o rio de fogo e voltou a seu tamanho normal.

– Você deve seguir sozinho – disse a rã ao soldado. – Entre naquela porta – e apontou a um portal na montanha – e você se encontrará numa caverna. Esconda-se bem. Aparecerão dois homens. Observe o que eles fazem e, quando forem embora, faça exatamente o que fizeram. Esperarei por você aqui.

Fedot entrou pela porta e viu-se em uma imensa caverna. Escondeu-se dentro de um armário e, momentos depois, dois velhos entraram na caverna e gritaram:

– Shmat Razum, traga-nos uma refeição!

No mesmo instante, acenderam-se velas e apareceu um banquete. Os dois velhos sentaram-se, comeram até ficar satisfeitos e depois disseram:

– Shmat Razum, limpe e tire tudo daqui!

Os pratos desapareceram e o dois velhos foram embora.

Fedot arrastou-se para fora de seu esconderijo, sentou à mesa e gritou:

– Shmat Razum!

Uma voz respondeu:

– O que desejas?

O soldado respondeu:

– Dê-me um pouco de comida.

Antes de Fedot dar outra respirada, apareceu uma suntuosa refeição a sua frente. O artilheiro fez uma pausa e disse:

– Shmat Razum, meu irmão, por que não se senta aqui e come comigo?

O ser invisível respondeu:

– Agradeço-te, bom homem. Há trinta anos sirvo aqueles dois velhos e nenhuma vez eles me convidaram para juntar-me a eles...

Ao lado do soldado apareceu outro prato e talheres; logo, os utensílios começaram a se movimentar e a comida a desaparecer. Fedot ficou espantado com seu companheiro invisível e os dois começaram a conversar. Por fim, Fedot perguntou:

– Shmat Razum, por que você não vem comigo e se torna meu criado?

A voz respondeu:

– Ora, por que não? Vejo que você é bondoso; afinal, já trabalhei muito para os velhos... Vou com você.

Fedot, ao sair da caverna, virou-se, mas não viu ninguém. Gritou:

– Shmat Razum! Você ainda está ao meu lado?

– É claro! – disse a voz. – Não vou abandoná-lo!

O soldado voltou até a rã e sentou-se em suas costas. Ela inchou de novo, saltou para o outro lado do rio de fogo e encolheu, voltando ao tamanho normal. Fedot colocou a rã na jarra de leite, agarrou-a e voltou para a casa de sua sogra.

Quando Fedot chegou ao palácio, Shmat Razum preparou um banquete e deliciou a todos com música. A velha mãe e suas filhas riram, dançaram; sentiam-se felizes como nunca. Por fim, as festividades terminaram e Fedot despediu-se das mulheres. Pôs-se a caminho, com Shmat Razum. O soldado andou, andou, andou; mais adiante, suspirou:

– Puxa! Não posso mais andar por hoje, estou exausto!

– Exausto? – disse o criado invisível. – Devia ter-me dito antes!

No momento seguinte, o soldado foi levantado do chão por uma ventania. A terra corria lá embaixo. Fedot gritou:

– Shmat Razum, pare um momento, meu chapéu caiu!

– Tarde demais – respondeu o criado invisível. – O chapéu está cinco mil léguas lá atrás!

Depois de alguns instantes, Shmat Razum diminuiu a velocidade no meio do oceano e disse:

– Se quiser, farei uma linda ilha para você. Você poderá descansar um pouco ali, e eu lhe contarei como ganhar uma fortuna.

O soldado concordou e, diante de seus olhos, do oceano emergiu uma ilha com areias douradas e imponentes palmeiras.

Shmat Razum colocou Fedot na ilha e disse:

– Três mercadores passarão por aqui em seu navio. Cada um deles possui um talismã mágico; convide-os para jantar e negocie com eles, barganhando muito. Eles trocarão seus encantos mágicos por mim, mas retornarei a você mais tarde.

Logo depois apareceu um veleiro no horizonte, com três mercadores a bordo. Quando viram a ilha, ancoraram e Fedot recebeu-os amigavelmente.

Os comerciantes exclamaram:

– Viajamos neste oceano durante anos e jamais vimos esta ilha!

– Meu criado a fez – explicou Fedot, e bateu palmas. – Shmat Razum, prepare uma refeição para nós – ordenou ele.

Apareceu um banquete suntuoso, que os três mercadores olharam, assombrados.

– Temos as nossas próprias magias – disseram ao soldado. – Se você nos ceder o seu criado, poderá ficar com todos os talismãs que quiser.

O primeiro mercador apresentou uma caixa mágica. Quando abriu o baú, apareceu um belíssimo jardim em volta deles, cheio de flores perfumadas e árvores de sombra. Quando o mercador fechou a caixa, o jardim desapareceu. O segundo comerciante apanhou um machado, bateu com ele num pedaço de madeira e no mar apareceu um navio, cheio de marinheiros e soldados. O mercador bateu novamente o machado e apareceu mais um navio, com bandeiras tremulando ao vento e canhões atirando. Depois, o mercador cobriu o machado e a frota desapareceu. Por fim, o terceiro mercador puxou uma corneta e soprou-a. Apareceu todo um regimento de homens, com cavalos e mosquetes. Soprou novamente e apareceram mais soldados, até que um exército inteiro estava a frente deles. Quando o comerciante soprou pelo outro lado da corneta, o exército desapareceu.

– Escolha a magia que preferir e a trocaremos pelo seu criado – ofereceram os mercadores.

Fedot deu uma risada.

– Sou apenas um simplório. De que me serviriam jardins, um exército ou uma frota de navios? Bom, mas se vocês quiserem fazer alguma troca, dêem-me os três talismãs em troca do meu criado...

Os três mercadores conversaram entre si:

– Ele está pedindo um preço muito alto! Mas se tivermos este criado, poderemos viver muito bem, comendo e bebendo tudo o que quisermos!

Assim, aceitaram a proposta de Fedot e lhe deram a caixa, o machado e a corneta. Perguntaram então ao criado:

– Shmat Razum, você nos servirá com fidelidade?

Uma voz respondeu:

– Por que não?

Os comerciantes carregaram seu navio e disseram ao novo criado para preparar um banquete. Apareceram vinhos, carnes, pães e tortas; eles comeram e beberam até caírem adormecidos.

De volta à ilha, Fedot começou a ficar preocupado.

– Onde estará Shmat Razum?

– Aqui mesmo! – disse o criado invisível.

Fedot alegrou-se.

– Muito bem – continuou o soldado. – Está na hora de voltarmos para casa.

Mal tinha ele falado, quando uma ventania levantou o artilheiro no ar e o carregou rapidamente para casa.

Lá no veleiro, os mercadores acordaram e ordenaram:

– Shmat Razum, traga-nos comida!

Todavia, por mais que berrassem e ameaçassem, nada acontecia.

– Fomos passados para trás! – gemiam eles.

Voltaram pelo mar à procura de Fedot, mas a ilha e o soldado haviam desaparecido. Assim, os mercadores rangeram os dentes e retomaram sua viagem.

Enquanto isso, Fedot voava sobre mares e montanhas, até enxergar sua própria terra. Ele apontou para um lindo lugarejo próximo ao oceano.

– Shmat Razum, vamos parar aqui. Você pode construir um castelo para mim?

– Por que não? – respondeu o criado invisível e antes que Fedot pusesse os pés em terra, apareceu um castelo magnífico.

O artilheiro pegou sua caixa mágica e abriu-a. Num instante um belo jardim ornamentou seu castelo, com fontes, riachos e árvores floridas.

Uma pomba azul veio voando, pousou na terra e transformou-se na bela esposa de Fedot. Os dois se abraçaram apaixonadamente e o soldado contou a ela suas aventuras.

– Quanto a mim – disse a esposa –, passei o tempo todo vivendo na floresta como uma pomba...

Abraçaram-se novamente e Shmat Razum preparou um festim para comemorar.

Ao longe, do outro lado da estrada, o rei de Fedot olhava a paisagem da varanda do palácio e viu o castelo. Ficou enfurecido.

– Como alguém ousa construir um castelo sem a minha permissão?! E um castelo melhor do que o meu!

O rei mandou os soldados investigarem; ao voltar, contaram ao monarca que Fedot retornara a salvo, construíra o castelo e agora vivia ali com a bela esposa. O rei ficou roxo de raiva.

– Chamem o meu exército! Chamem a minha marinha! Mandem desmanchar aquele castelo e matar aquele maldito soldado e sua mulher!

O exército e a marinha do rei puseram-se a caminho. Fedot viu tudo e puxou o machado e a corneta encantados. Bateu uma, duas, cem vezes o machado, até o mar ficar cheio com a sua marinha. Depois, soprou uma, duas, cem vezes a corneta, até o chão tremer com seu próprio exército. Os homens de Fedot imobilizaram as forças do rei, que acabou trucidado na batalha. Quando a batalha terminou, Fedot escondeu o machado e soprou do outro lado da corneta. Sua marinha e seu exército desapareceram.

Sem o velho rei, o povo do reino se juntou e decidiu o que fazer. Consultaram uns aos outros, e acabaram pedindo que Fedot e sua esposa se tornassem os novos rei e rainha. O soldado e sua mulher aceitaram, e foram coroados entre grandes celebrações. E, para o resto de suas vidas, governaram a terra com paz, sabedoria e graça.

Do feminino interior
ao masculino profundo

O encontro da anima

Este é um conto de fadas longo, complexo e cheio de simbolismos, como o é em geral a literatura russa e os contos de homens. Portanto, abordarei a história ponto por ponto, começando pelos temas que já apareceram em contos anteriores. Tudo começa quando Fedot, caçando, atira num pássaro encantado e a criatura se transforma em uma linda mulher, sábia e dotada de poderes. Ela proporciona um excelente exemplo da anima, reminiscente de Zakia em "O lenço do sultão". A esposa-pomba de Fedot também representa a maneira como os homens habitualmente chegam a bons termos com o feminino interior: muitas vezes, a anima aparece inicialmente em sonhos de homens sob a forma de um animal encantado. O estado subumano da anima (a *anima* animal) reflete a relativa ignorância e inconsciência dos homens em relação a seu lado feminino. (Nem sempre a anima é um animal benigno, como a pomba. Ela pode assumir a forma de um tubarão, uma raposa, um tigre; quanto mais um homem põe de lado sua faceta feminina, mais aterrorizante é a forma assumida pela anima!) Fedot a princípio tenciona matar a pomba, pois caça para o rei – este detalhe resume a primeira reação dos homens ao feminino interior: eles denigrem, reprimem ou exploram o feminino, segundo as atitudes patriarcais tradicionais. Neste drama, a pomba fala com Fedot, revelando-lhe sua natureza mágica; ele ouve seus conselhos. A atuação de Fedot epitomiza um passo decisivo para os homens – a abertura para a voz do feminino interior quando ele surge pela primeira vez em terapia, sonhos ou fantasias. Em termos práticos, a dificuldade dos homens é levar em conta a tímida agitação de emoções e intuições que são levados a reprimir na juventude. Mais tarde, aprendem a integrar seu lado feminino, o que Fedot simboliza casando-se com a donzela-pomba.

Após o casamento, sempre que Fedot tem um problema, a esposa usa seu livro mágico para resolvê-lo; primeiro ela tece a tapeçaria que os torna ricos, depois apanha o cervo de ouro. No entanto, ela só utiliza sua magia enquanto Fedot está adormecido. Assim, seus poderes constituem um bom símbolo para a energia criativa do inconsciente. Literalmente, Fedot "dorme sobre seus problemas", e sua anima-esposa os resolve para ele. Este é o clássico papel da anima para os homens, a sustentação de uma conexão proveitosa e salutar com o inconsciente.

Um detalhe sutil sublinha a importância do feminino na vida de Fedot. Quando sua esposa tece a bela tapeçaria, pede-lhe que a venda no mercado, mas sem colocar um preço. Fedot a obedece, mostrando sua abertura para a anima. Ao não impor um preço ao tapete, Fedot também adota uma atitude acomodada e receptiva, traço este tradicionalmente considerado feminino. As ações de Fedot invertem o espírito dinâmico estereotipado dos heróis, e é muito bem recompensado por isso: recebe dez mil rublos pelo tapete, uma soma assombrosa!

Deparamos aqui com um pequeno problema. Fedot se casou bem e enriqueceu sem muito esforço ou grande sofrimento. Parece ter obtido sucesso de forma muito simples. Há muitas razões para suas vitórias fáceis. As grandes lutas são fundamentalmente a substância dos contos da juventude, em que um jovem deve provar seu heroísmo. Fedot já passou por esta prova: ele é um soldado, o que implica haver dominado o modo do herói-guerreiro. A história também mostra que Fedot vai diariamente à floresta, caça animais selvagens e retorna com a caça para a mesa do rei. Suas ações recapitulam a busca arquetípica do jovem herói, que se aventura na mata, luta com bestas selvagens ou com vilões e retorna com um troféu. Fedot faz isso dia após dia, o que significa haver dominado o heroísmo da juventude e até feito deste uma rotina. Além do mais, Fedot é flexível, pois muda a sua maneira de ser e aprende rapidamente, assim como o monarca de "O lenço do sultão". Ambos, Fedot e o sultão, têm uma vida relativamente fácil à medida que cumprem as tarefas da meia-idade. Na trajetória de Fedot isso fica evidente quando é apresentado como um hábil artilheiro. Presume-se que acerte seu alvo toda vez em que sai para caçar; psicologicamente, ocorre o mesmo, pois ele parece fazer a coisa certa na primeira vez. A história de Fedot apresenta um retrato *ideal* do desenvolvimento dos homens; é o que acontece quando tudo funciona direitinho. Seu nome reforça o tema, pois em russo "Fedot" é o diminutivo de Teodoro (*Fiodor*), que significa "dom divino". Seus êxitos são as bênçãos dos céus. Na vida real, os homens tropeçam, perdem o rumo ou desistem; também se debatem em assuntos não resolvidos da infância, presos a questões relacionadas ao pai ou à mãe – as quais Fedot parece ter solucionado. Não obstante, a história de sucesso de Fedot é essencial para os homens, porque ele indica o caminho a seguir, lembrando-lhes que há mais para ser vivido do que apenas a manutenção dos problemas da infância. O conto na verdade revela o chamado espiritual dos homens, fácil de ser deixado de lado ou esquecido na pressão de problemas pessoais e traumas do passado.

Depois de ver a esposa de Fedot, o rei conspira para matá-lo e assim ficar com sua mulher. Essa conspiração traz à tona três temas conhecidos. Primeiro, Fedot é perseguido por um patriarca, como Lustig no capítulo anterior. A situação dos dois soldados mostra a opressão dos homens na sociedade patriarcal. Em segundo lugar, o monarca de Fedot tem um caráter especialmente perverso; representa uma figura da sombra. Durante toda a história, o rei tenta possuir e controlar tudo a sua volta. Da primeira vez que lança os olhos no maravilhoso tapete, toma-o de seu chanceler. Mais tarde, ao ver a esposa de Fedot, também a cobiça. Procurando o poder acima de todos os limites da decência, ele se parece com o necromante de "O rei e o espírito mau" e com o rei feiticeiro do Capítulo 1. Por fim, a disputa entre o rei e Fedot representa uma batalha entre a figura de um pai e a de um filho por uma bela mulher – é a conhecida luta edipiana. Felizmente, o conto de Fedot proporciona uma alternativa para a competição entre pai e filho ou patriarca e herói, apresentando uma nova visão da masculinidade.

A primeira referência ao novo paradigma surge quando Fedot procura o cervo com chifres de ouro. Vivendo em uma terra muito distante, no "trigésimo reino", o cervo representa algo oculto no inconsciente. Como um animal macho, o cervo simboliza o masculino e, como animal selvagem, aponta uma forma primordial do poder masculino, ainda não moldada pela civilização e pela tradição patriarcal. Possuindo chifres de ouro, o cervo também é mágico, encantado e arquetípico. Assim, a busca de Fedot é por uma imagem arquetípica do masculino, separado da tradição patriarcal e oculta no inconsciente. Ele procura o masculino profundo.

A busca pelo desconhecido e a Grande Deusa

Quando Fedot "retorna" com o cervo, o rei enfurecido envia-o a uma segunda viagem, para ir "para não sei onde e trazer não sei o quê". O destino é desconhecido, a meta não é especificada; na melhor das hipóteses, uma viagem confusa. Esta é a situação dos homens na meia-idade! Quando os sonhos heróicos da juventude esvaecem ou desaparecem, os homens perambulam no limbo, como Lustig nos capítulos anteriores, procurando novo significado e objetivo. O título deste conto resume a situação difícil dos homens que se aventuram para além do herói.

Fedot descobre que sua mulher não pode imaginar uma solução para a segunda missão. Nem ela nem seus espíritos mágicos sabem como ir "para não sei onde trazer não sei o quê". É uma indicação de que o feminino interior só pode ajudar um homem até o ponto em que estiver seu desenvolvimento: a anima tem seus limites. No entanto, a esposa lhe dá uma bola mágica e um lenço. Seguindo a bola, Fedot encontra três lindas mulheres e, por intermédio do lenço, elas o identificam como seu cunhado, apresentando-o à mãe que, por sua vez, é uma pessoa extraordinária. Ela chama todas as criaturas do ar, da terra e da água de "criados" seus, o que só pode significar uma coisa: ela é a senhora da natureza, a própria Grande Deusa Mãe. Assim, Fedot sai de seu próprio feminino interior, simbolizado pela anima-esposa, e entra no reino do feminino arquetípico, personificado pela Grande Mãe.

Aqui a história contém uma mensagem sutil para homens e mulheres. Enquanto os homens lutam contra seu lado feminino interior, é comum pedirem conselho e ajuda às mulheres, em especial no que diz respeito a sentimentos. Contudo, isso pode rapidamente degenerar em papéis patriarcais tradicionais, em que os homens esperam que as mulheres cuidem de suas necessidades emocionais. Além disso, quando a anima aparece nos sonhos e fantasias dos homens, em geral a confundem com uma mulher real. Os homens têm casos, confundindo a anima interior, mágica e fascinante, com mulheres atraentes e sedutoras do mundo exterior. Na meia-idade, os homens têm de aprender a lidar com os arquétipos do feminino, com as figuras de mulheres interiores e não as de carne e osso. A história ressalta esse aspecto, passando da esposa de Fedot para sua sogra, a própria Grande Deusa. Como figura arquetípica, a Grande Deusa não deve ser confundida com uma mulher real. A deusa é uma figura interior, não alguém com quem um homem possa ter um relacionamento!

À medida que Fedot vai encontrando arquétipos femininos cada vez mais vigorosos, não perde sua identidade masculina. Ao encontrar suas cunhadas pela primeira vez, por exemplo, age de maneira tipicamente masculina: as três mulheres o assaltam com perguntas sobre quem é e de onde vem, mas Fedot descarta esse questionamento e diz a elas para lhe buscarem comida. Ele insiste em suas próprias necessidades, um traço masculino estereotipado. A questão é importante: embora Fedot reverencie o feminino, não nega sua energia masculina.

Quando Fedot indaga suas parentas sobre como ir "para não sei onde" e trazer "não sei o quê", nem a velha senhora consegue responder. Sua limitação é bastante curiosa, pois ela é a Grande Deusa. O episódio confirma que o feminino só pode ajudar os homens até certo ponto em sua viagem. Felizmente, a Grande Deusa também não impõe obstáculos a Fedot, e aqui a história inverte o enredo tradicional dos contos da juventude. Quando o jovem encontra uma Deusa Mãe, é habitual ocorrer em seguida uma batalha em que o herói a mata ou a subjuga. Essas batalhas refletem a psicologia dos homens jovens que lutam para livrar-se emocionalmente dos complexos maternos. O encontro de Fedot com a Grande Mãe é pacífico, presumivelmente porque ele já terminou as empreitadas do jovem herói e psicologicamente separou-se de sua mãe. Naturalmente, na vida real a maioria dos homens ainda luta com algumas questões ligadas à mãe na meia-idade. O drama de Fedot, como já mencionado, passa por cima dessa etapa, para esclarecer o que há além, dando enfoque à difícil entrada na masculinidade madura e não deixando simplesmente para trás a infância.

Quando a sogra de Fedot pede ajuda a todos os seus criados, apenas uma velha rã responde – e de modo bastante simbólico. Sendo uma criatura que passa de girino aquático a um animal que respira o ar, a rã é um bom símbolo da transformação; ela é mais animal do que humano – também simboliza algo inconsciente. Sendo uma fêmea, aponta especificamente para um elemento feminino no inconsciente. Deste modo, a história mostra Fedot deparando com um nível ainda mais profundo do feminino, mudando da anima personificada por sua mulher, suas cunhadas e sogra, a Grande Mãe, que simboliza o feminino arquetípico, para um símbolo da mulher primordial, não-humana.[1]

Tornando-se a orientadora de Fedot, a rã assume o lugar de sua esposa, que o ajudava. A história mistura desordenadamente o padrão comum nos contos da juventude, em que o galante herói salva uma linda donzela de um monstro horroroso. Aqui uma feia criatura substitui a bela jovem e salva o protagonista do sexo masculino![2] É uma importante mensagem para os homens na meia-idade, pois seu feminino interior muitas vezes assume formas inesperadas; se um homem espera que a anima ou as mulheres reais sejam belas e virtuosas, pode ter um grande choque. A sabedoria e a força feminina estão em um nível bem mais profundo do que as aparências superficiais, como a simples veneração do herói pelas mulheres bonitas.

Guiado pela rã, Fedot chega a uma montanha cercada por um rio de fogo. A rã carrega Fedot por sobre as chamas e depois lhe diz para ir sozinho até a montanha. Parece que ela já não pode ajudá-lo mais; a razão logo se torna evidente...

O companheiro Malandro

Ao entrar na montanha, Fedot vê dois velhos: são os primeiros homens que encontra em sua busca, mostrando que a partir dali estará lidando com questões masculinas, não mais com as femininas. Essa indicação se confirma de maneiras variadas. A própria montanha proporciona uma imagem arquetipicamente masculina. Montanhas são habitualmente associadas a divindades masculinas, como Iavé no monte Sinai e Zeus no Olimpo. No folclore europeu, as montanhas são a moradia de gnomos, normalmente do sexo masculino. Diversas mitologias também designam uma determinada montanha como *axis*

---

1. Cf. a discussão de Gimbutas sobre a rã (1982).
2. Sou grato a John Boe por sua argumentação sensível e encantadora.

mundi, o "eixo do mundo" em torno do qual o mundo gira, geralmente interpretado como um símbolo masculino, análogo aos símbolos fálicos. Para sublinhar o enfoque masculino, a história introduz Shmat Razum, o espírito invisível. Shmat Razum é do sexo masculino, pois Fedot se dirige a ele como "irmão". (Supõe-se que ele o fazia por causa da voz do espírito.) Shmat Razum parece ser ainda um espírito do vento, pois mais adiante transporta Fedot nas entranhas da ventania. Como já discutimos no Capítulo 4, em "O presente do Vento Norte", os espíritos do vento são essencialmente masculinos em toda a mitologia.

A nova ênfase na ajuda masculina auxilia a explicar por que a rã não poderia levar Fedot ao interior da montanha, e por que sua esposa e sua sogra não sabiam ir "não sei pra onde". A busca de Fedot tinha a ver com os mistérios masculinos. Para isso, precisaria do auxílio de homens, não de mulheres. Neste ponto, Shmat Razum é profundamente simbólico. Nas primeiras vezes em que aparece, o espírito poderia ser uma questão da simples realização de desejos. Magicamente, as pessoas são alimentadas e seus desejos são realizados. A história refuta essa interpretação no episódio dos três mercadores, que trocam seus tesouros mágicos por Shmat Razum, justamente porque ele pode realizar seus desejos. Shmat Razum responde com sua deserção: recusa-se a ser condescendente com homens autocondescendentes.

Prometendo servir aos três mercadores e em seguida abandonando-os, Shmat Razum age como um Malandro – o que não é de surpreender, visto que ele aparentemente é um espírito do vento; os espíritos do vento em geral são figuras de Malandros. Confirma-se essa identidade de Shmat Razum quando ele paira sobre o oceano e cria uma ilha. Isso acontece em muitas histórias de Malandros de diversas culturas. Por exemplo, os ostyaks da Sibéria contam como Doh, seu grande xamã e Malandro, voou sobre o oceano primordial, não encontrou nenhum lugar para pousar, enviou pássaros mergulhadores para apanhar a lama do fundo dos mares e criou o mundo a partir da lama. Há histórias semelhantes sobre o Corvo, o Malandro do noroeste norte-americano.

Shmat Razum também ensina Fedot a se tornar um Malandro, dizendo ao soldado como trapacear os três mercadores. Nesse aspecto, comporta-se como São Pedro, que faz Lustig mentir e lograr. A comparação entre "Vá não sei pra onde" e "Irmão Lustig" é extensa e complexa. Fedot e Lustig são soldados traídos por seu monarca;

Shmat Razum e São Pedro são Irmãos Malandros, espíritos masculinos amigos de homens em crises da meia-idade. Apesar de seus poderes mágicos, Shmat Razum e São Pedro também tratam seu companheiros mortais como camaradas e iguais. Os Malandros dão ênfase à fraternidade e à igualdade em seu relacionamento com os soldados, sem a hierarquia heróica ou a autoridade patriarcal. São Pedro e Shmat Razum ainda compartilham um aspecto demoníaco: o primeiro usa um ritual hediondo de ressurreição, fervendo cadáveres em caldeirões, enquanto o outro vive em uma montanha cercada pelo fogo, o que sugere o inferno. (Diversas mitologias descrevem a terra dos mortos rodeada por um rio de fogo.)

O nome Shmat Razum aprofunda os pontos em comum em relação ao conto de Lustig. Como São Pedro e Lustig, apenas Shmat Razum e Fedot têm nomes próprios, o que ressalta a importância de sua amizade. "Shmat" lembra a palavra russa *shmatka*, que significa "pedaço" ou "pedaço de pano", trapo.[3] "Razum" quer dizer "razão" ou "juízo" – é algo estreitamente relacionado ao *logos*, o princípio arquetipicamente masculino. Na tradição cristã, supostamente conhecida pelos contadores de história russos, o logos está identificado com Deis, a divina Palavra que criou o mundo. Assim, o nome do criado invisível significa algo como "um pedaço de razão" ou "uma palavrinha", associado diretamente a uma divindade masculina. De maneira análoga, São Pedro, o primeiro apóstolo, está diretamente associado ao Deus masculino da teologia cristã.

Além dos paralelos com "Irmão Lustig", a história de Fedot se parece com "O rei e o espírito mau"; as semelhanças entre esses contos russo, alemão e hindu sublinham a natureza arquetípica dos contos de homens. Em "O rei e o espírito mau", o conto tem início no momento em que o monarca aceita ajudar o "sábio" sem saber o que ele deseja. O rei deixa seu papel patriarcal e se compromete a ir não se sabe onde para fazer sabe-se lá o quê! Nesta confusa situação, o rei encontra o espírito mau, que faz o papel do Companheiro Malandro, como Shmat Razum com Fedot e São Pedro com Lustig. O espírito mau usa enigmas para obrigar o rei a renunciar ao logos, lançando-o em confusão maior, tentando aprender não se sabe o quê. Por fim, o espírito mau ensina o rei a ser um Malandro e o ajuda a lograr o necromante. Isso lembra a maneira como São Pedro ensinou Lustig a roubar e mentir, e como Shmat Razum ajudou Fedot a iludir os três

---

3. Devo a Vassily Barlak esta interpretação. Ver também Wheeler (1984).

mercadores. Finalmente, o espírito mau ajuda o rei a derrotar o necromante, como Shmat Razum ensinou Fedot a derrotar seu rei mau.

Uma grande diferença separa esses três contos de homens. "Irmão Lustig" e "O rei e o espírito mau" enfocam quase exclusivamente o masculino, ao passo que a história de Fedot dá também atenção à anima e ao feminino interior. A história de Fedot esclarece o relacionamento entre a masculinidade heróica, a anima e o masculino profundo, questões centrais na vida dos homens maduros. Os três temas aparecem exatamente nessa ordem: após os homens renunciarem ao paradigma heróico e patriarcal, surge a anima; somente mais tarde emerge o masculino profundo na forma do Irmão Malandro. Os homens experienciam essas três questões em seqüência no seu desenvolvimento.

Do masculino para o feminino para o masculino

A primeira mudança, a da masculinidade convencional ao feminino interior, aparece logo no início da aventura de Fedot. Ele é soldado, caçador e artilheiro: três papéis masculinos estereotipados. Desta condição, volta-se para o feminino, começando com sua anima-esposa e passando para a mãe dela, a Grande Deusa. Ao adotar o feminino, Fedot faz o mesmo que o monarca em "O lenço do sultão", o qual renuncia às suas prerrogativas para reverenciar Zakia.

O conto de Fedot nos introduz a uma segunda transição, a do feminino interior para o masculino profundo. A mudança é clara quando Fedot deixa sua guia, a rã, e se aventura sozinho na montanha de fogo para encontrar Shmat Razum. Ele passa das figuras femininas de suas cunhadas e sogra para as figuras masculinas. Vários detalhes prefiguram essa mudança. No início, a esposa de Fedot obtém para ele dois objetos mágicos, o lindo tapete e o cervo com chifres dourados. Sendo algo tecido e usado em casa, a tapeçaria pertence ao reino feminino, enquanto o cervo é claramente um símbolo masculino. O masculino vem depois do feminino. Um exemplo ainda mais sutil da seqüência é o lenço que Fedot recebe da esposa. Símbolo feminino, o lenço é mais adiante substituído por um "tecido" masculino: *Shmat Razum* – que significa um "trapo de razão" ou um "pano de logos". Portanto, Shmat Razum é a versão masculina do lenço! Enfim, os três tesouros mágicos recapitulam a mudança do feminino para o masculino. O primeiro encanto é uma caixa mágica capaz de criar jardins luxuriantes, **evocando** imagens femininas de paz e bem-aventurança doméstica. O segundo e o terceiro tesouros mágicos são a quintessência da masculinidade: um machado e uma corneta que fazem aparecer frotas marítimas e exércitos. Atenção maior a esses detalhes daria a impressão de exagero na interpretação da história. No entanto, os aspectos particulares são tão coerentes entre si, que não podem ser ignorados. (Lembre-se de que em "O presente do Vento Norte" a primeira caixa continha comida e a segunda, bandidos com cacetes. Mais uma vez, a mudança do imaginário feminino para um tema do masculino.)

As transições da masculinidade convencional para o feminino interior e do feminino interior para o masculino profundo aparecem na literatura clássica. A *Odisséia* proporciona um excelente exemplo e se aproxima bastante da história de Fedot. O drama de Odisseu começa com um triunfo militar em Tróia, uma realização masculina heróica bastante convencional, análoga ao fato de Fedot ser o melhor artilheiro de seu exército. Odisseu vê-se obrigado a retardar por muitos anos sua viagem para casa, voltando de Tróia, obrigado a perambular não se sabe por onde, como Fedot. Em suas viagens, Odisseu encontra numerosas figuras femininas, de Circe às sereias, que representam figuras de anima, como a mulher, as cunhadas e a sogra de Fedot. Odisseu passa então da masculinidade heróica da guerra troiana para o reino do feminino interior.

A segunda mudança, da anima para o masculino profundo, ocorre quando Odisseu encontra o espírito de Tirésias, o famoso vidente grego. Tirésias prevê que Odisseu retornará salvo a sua terra, mas também avisa que ele deve fazer um sacrifício especial a Posídon ao chegar; deverá sacrificar a Posídon um touro, um carneiro não castrado e um javali. Todos animais machos, notáveis por sua agressividade. Assim, a última tarefa de Odisseu, após conviver muitos anos com a anima, é reverenciar o masculino profundo.[4]

A mesma dupla mudança vem à tona séculos mais tarde em *O asno de ouro*, escrito pelo autor romano Apuleius.[5] A maior parte dessa história enfoca as desventuras de Lucius, um homem que acidentalmente é transformado em burro por uma feiticeira. Lucius tro-

---

4. Muitos outros episódios na *Odisséia* recapitulam o tema do encontro com a anima e só depois o masculino profundo, como o de Menelau e Proteu (Hanna, 1977) ou o momento em que Odisseu enfrenta Circe (Stein, 1983).

5. Heckethorn (1965), Von Franz (1980), Wyly (1989).

peça de um problema a outro, tentando reaver sua forma humana, e luta com diversas figuras femininas. Seus infortúnios lembram a perambulação de Odisseu e a busca de Fedot pelo "não sei onde". Lucius termina recuperando a forma humana por intermédio da deusa Ísis e é iniciado em seu culto. Simbolicamente, ele reverencia o feminino arquetípico, assim como Fedot é ajudado pela sogra, a Grande Deusa Mãe. Por fim, Lucius é admitido no culto de Osíris, o maior de todos os deuses. Como Odisseu e Fedot, Lucius acaba por passar do feminino interior ao masculino profundo.

Um terceiro exemplo da passagem masculino-feminino-masculino está na *Divina Comédia*, de Dante. Na meia-idade, Dante perde suas honrosas posições de autoridade e é obrigado a renunciar aos papéis patriarcais convencionais, como já mencionamos. Confuso e desorientado, ele se diz perdido numa selva: perambulava *não se sabe onde*, como Fedot e Odisseu. Nessa crise, Beatriz manda ajuda a Dante – primeiro por meio de Virgílio, que o conduz pelo Inferno e, depois, aparecendo em pessoa para guiá-lo no Paraíso. Mas ao final, é um homem, São Bernardo, que inicia Dante no grande mistério, um encontro direto com Deus. Na tradição cristã, Deus é inteiramente masculino. Dante ultrapassa os papéis heróicos masculinos convencionais, tem a experiência da anima, e finalmente chega ao masculino profundo.

É significativo que o motivo masculino-feminino-masculino sobreviva no mais antigo épico da humanidade, a saga de Gilgamesh. A primeira metade do mito trata de Gilgamesh e seu camarada-guerreiro, Enkidu, ambos desempenhando papéis de heróis masculinos convencionais – estão atrás de um monstro para matá-lo. Quando Enkidu morre, o aspecto heróico desaparece. Gilgamesh se desespera com sua morte, não apenas arrasado com a perda de seu amigo, mas também percebendo que ele morrerá, como todos os seres humanos. Esta é uma crise clássica da meia-idade. Gilgamesh sai então em busca de seu ancestral, Utnapishtim, reputado por conhecer o segredo da imortalidade. Não tem sucesso nessa busca, até encontrar Siduri, uma taberneira, que o coloca no rumo certo. Como Beatriz, na *Divina Comédia*, de Dante, Zakia em "O lenço do sultão", Siduri é uma figura de anima que orienta um homem em uma situação decisiva. O objetivo desse homem é encontrar Utnapishtim, um outro homem – um homem secreto, imortal, que simboliza a indestrutível vitalidade masculina, personificando o masculino profundo. Gilgamesh passa então, na primeira parte do épico, do heroísmo convencional a Siduri, a anima, e finalmente chega ao masculino profundo, simbolizado por Utnapishtim. Sua saga recapitula o ciclo da vida do homem.

Esses contos de períodos históricos e culturas diferentes apresentam muitas lições para os homens de hoje; ressaltam que o desenvolvimento dos homens não se encerra na juventude, com os papéis do herói e do patriarca. Há tarefas que são deixadas para a meia-idade. A primeira delas é renunciar aos papéis heróicos e aprender a reverenciar o feminino. É a iniciação dos homens na deusa. Por mais difícil que seja, ainda não é a etapa final do amadurecimento masculino. Em seguida, vem a imersão no masculino profundo. Mas os mistérios masculinos só estão abertos aos homens que primeiramente serviram à deusa. Devo acrescentar que essa seqüência garante que o masculino profundo e o bárbaro não são rejeições primitivas do feminino, ou seja, palavras de código para uma reação contra o feminismo. O masculino profundo só aparece após os homens terem chegado a bons termos com seus medos e com o fascínio pelo feminino.

Tão importante é esse aprendizado, que aparece nas iniciações de homens maduros celebradas pelas culturas aborígenes, como na ilha de Malekula, da Melanésia. A tradição dos malekulanos diz que, após a morte, a alma do homem é iniciada no reino espiritual em uma série de etapas. Em primeiro lugar, o morto encontra uma alma de mulher, que é a guardiã da entrada para a "caverna dos ancestrais". No chão a frente dela, há um desenho sagrado; como teste, ela cobre a metade do desenho. O morto deve completá-lo ou será destruído. O sucesso neste ponto inicia o homem no que é chamado o "baixo Maki". Em termos psicológicos, o espectro da morte destrói uma identidade masculina tradicional desse homem, obrigando-o a enfrentar a força primordial do feminino, que no mito de Malekula é personificado pela alma feminina. Ao passar no teste, o iniciado deixa seus papéis masculinos convencionais e assume o feminino arquetípico. Isso equivale à evolução de Fedot, que vai de um artilheiro convencionalmente masculino a um peregrino, que encontra a Grande Deusa. A lenda de Malekula também se assemelha à epopéia de Gilgamesh, em que a morte – a passagem de Enkidu – acaba com a vida confortável do herói, preparando-o para buscar a imortalidade e se agarrar à anima.

No mito da Melanésia, uma alma de homem sai de perto do fantasma feminino e vai para uma praia deserta, onde acende uma fogueira a fim de chamar um guia e um espírito prestativo que a conduz a um deus poderoso em uma alta montanha de fogo. O encontro com essa divindade masculina é o último passo da iniciação, quando o morto se torna um "alto Maki".[6] A parte final dessa iniciação é um eco do drama de Fedot. No mito, o morto exige um guia, assim como Fedot precisava da velha rã. O guia melanésio leva o espírito do morto a um deus masculino em uma montanha ardente, como Fedot encontra Shmat Razum em uma montanha cercada de fogo. Os homens malekulanos mudam então do fantasma da mulher para uma divindade masculina, assim como Fedot muda de suas cunhadas e sogra para Shmat Razum. As similitudes entre o mito melanésio e o conto russo são espantosas. Está claro que a dupla transição – de papéis masculinos convencionais ao feminino interior e daí ao masculino profundo – atravessa culturas e história, refletindo a profunda estrutura da psique masculina.

Alquimia e o masculino profundo

O mito de Malekula tem um paralelo na alquimia européia. A alquimia pode parecer esotérica, mas assim como o mito e os contos de fadas, expressa o simbolismo inconsciente e revela em especial a psique masculina. Discutirei brevemente a alquimia, já que ela representa uma abordagem particularmente ocidental ao masculino profundo. As esdrúxulas iniciações secretas de culturas aborígenes distantes não são apenas meios de se obter acesso ao masculino profundo. Além do mais, como observou Jung, a alquimia proporciona um modelo e metáfora para a psicoterapia, especialmente aplicável aos homens. Por sua vez, a psicoterapia hoje oferece aos homens uma das mais acessíveis formas de iniciação no masculino profundo.

A alquimia enfoca o masculino profundo por muitas razões. Em primeiro lugar, os alquimistas em geral são homens; seus textos refletem preocupações masculinas. Além disso, lidam com frascos, chamas, tubos e produtos químicos. A tecnologia é um interesse tradicionalmente masculino. Os alquimistas mantinham uma atitude de meditação quando trabalhavam; esse estado de consciência alterado favorece a emergência espontânea de imagens arquetípicas, normalmente ocultas pela convenção social. (Os produtos químicos que usavam talvez tenham ampliado esses estados alterados, pois certos compostos podem causar alucinações.) Por fim, os alquimistas traba-

---

6. Gewertz (1988), Henderson (1967).

lhavam sozinhos e em segredo, uma solidão arquetipicamente masculina, que nos lembra as visões dos índios norte-americanos.

A meta explícita da alquimia era produzir "a pedra filosofal", que teria o poder de transformar chumbo em ouro, conferir a imortalidade, dar sabedoria e fazer outros milagres. Jung dizia que a pedra filosofal é na verdade um símbolo da auto-realização ou da iluminação. Transformar chumbo em ouro, por exemplo, é uma boa metáfora para a transformação dos instintos primários, como a luxúria ou a raiva em sublime sabedoria. O verdadeiro objetivo da alquimia, concluía Jung, era o desenvolvimento psicológico e espiritual do alquimista. Em certo sentido, a alquimia representa uma versão medieval da terapia; os estágios do processo alquímico, que seus praticantes descreveram em detalhes, simbolizam a individuação dos homens.

Os alquimistas descreveram dois auxiliares decisivos para seu trabalho. O primeiro é a "irmã mística". Esta é uma clássica figura de anima; os manuscritos a descrevem de forma encantadora enquanto ajudava o alquimista em sua busca pela sabedoria. Ela simboliza a dificuldade inicial dos homens, aprender o feminino. Mais adiante a irmã mística dá lugar a um auxiliar do sexo masculino ainda mais poderoso, o espírito Mercúrio. Os alquimistas europeus consideravam Mercúrio a essência da transformação e o identificavam explicitamente como uma figura de Malandro. Ele era imprevisível, ou seja, era tão provável que matasse quanto ajudasse – o que era realmente verdadeiro, pois os alquimistas usavam muito o mercúrio líquido para dissolver outros componentes e este produz vapores tóxicos. Mercúrio dava a vida mas era mortal, era instrutivo mas perigoso – representação esta de uma união paradoxal de opostos, como todos os Malandros o são. Como auxiliar dos alquimistas, Mercúrio é o Companheiro Malandro em nova roupagem, como Shmat Razum no conto de Fedot, o espírito mau em "O rei e o espírito mau" e São Pedro em "Irmão Lustig". Assim, quando os alquimistas descrevem a passagem da irmã mística para Mercúrio em seu trabalho, recapitulam o drama dos contos de homens, em que o enfoque passa da anima ao masculino profundo.

Uma ilustração do século XVII evidencia as etapas do trabalho dos alquimistas e dá ênfase aos paralelos em relação à história de Fedot.[7] É um quadro que retrata diversas cenas, desenhadas dentro de três círculos concêntricos. No círculo de fora há uma sereia reclina-

---

7. Figura 132, Jung (1953).

da, metade humana e metade peixe. Ela pode ser interpretada como uma figura de anima, como a esposa de Fedot: meio humana e meio pássaro. O círculo seguinte mostra o alquimista com sua irmã mística: os dois sentados lado a lado num cenário pastoral e a presença de um peixe no rio. Psicologicamente, representa um homem escavando o inconsciente com a ajuda de sua anima, como Fedot em sua busca, ajudado pela rã, ou a luta de um homem contra seu lado feminino na terapia, às voltas com intuições e emoções. No círculo interno, a irmã mística está sentada num barco, pescando uma figura masculina da água. Localizado no centro de todo o quadro, o homem representa o âmago da psique masculina, ou seja, o masculino profundo. Este homem corresponde a Shmat Razum, a quem Fedot só chega ajudado pela velha rã, uma fêmea.

Outro desenho alquímico reforça as comparações à história de Fedot,[8] mostrando um alquimista vestido como um peregrino entrando em uma montanha. Ali, descobre um templo, com uma fênix em seu topo. Dentro do santuário está a pedra filosofal, a meta da alquimia. O cenário lembra o encontro de Fedot com os velhos e Shmat Razum nos recessos secretos da montanha cercada de fogo. Além do mais, Shmat Razum acaba sendo o objetivo da busca de Fedot, como era a pedra filosofal para os alquimistas. Simbolicamente, os homens devem fazer uma viagem interior na meia-idade para recuperar sua alma.

Há mais uma analogia impressionante entre a alquimia européia e a história de Fedot. A alquimia muitas vezes retratava Mercúrio como um cervo mágico.[9] Podemos dizer que o cervo de ouro da história de Fedot esteja simbolicamente ligado a Mercúrio. Sendo um Malandro, Mercúrio equivale claramente a Shmat Razum. Em certo sentido, o cervo representa uma forma ainda não completamente desenvolvida, muda, inarticulada do masculino profundo, que mais tarde se torna Shmat Razum. Assim, o cervo se parece com a pomba mágica que se transforma na anima-esposa de Fedot: a pomba simboliza a anima em estado inconsciente; quando Fedot se conscientiza mais do feminino interior, a pomba se torna humana. O masculino profundo passa pela mesma evolução.

---

8. Figura 93, Jung (1953).
9. Salman (1986), Emma Jung e Von Franz (1986).

Do feminino interior ao masculino profundo na vida dos homens

Os contos de homens descrevem o mesmo drama: a viagem dos papéis masculinos convencionais ao feminino interior e ao masculino profundo; o mesmo ocorre na vida dos homens. Jung oferece um exemplo impressionante. Como já discutimos, depois de seu rompimento com Freud, Jung passou por uma seriíssima crise da meiaidade. Não tinha rumo, sentia-se ao deus-dará. Como Fedot, Jung foi "pra não sei onde, procurar não sei o quê". Nesse período, teve dois "grandes" sonhos que foram decisivos em sua vida. No primeiro, que descreve em sua autobiografia, ele e seus filhos sentavam-se em volta de uma mesa num belo palácio. Entra voando um passarinho branco, uma pomba ou uma gaivota, que se transforma numa garotinha loura, de uns oito anos de idade. Ela começa a brincar, depois retoma a forma de pássaro e vai embora voando. O paralelo entre a menina-pássaro de Jung e a esposa-pomba de Fedot fica evidente. São duas figuras femininas que representam a anima. A menina-pássaro de Jung ajudou-o a formular o conceito da anima; foi a primeira de muitas figuras semelhantes em sua vida interior.

Pouco depois, Jung teve outro sonho importante, que anunciava toda uma nova fase criativa em seu desenvolvimento. Neste segundo "grande" sonho, ele caminha por uma alameda rodeada de antigos sarcófagos. Há homens mortos sobre as lápides, como as estátuas de cavaleiros sobre túmulos em criptas medievais. À medida que passa pelos sarcófagos, olha para os mortos e um por um volta à vida. Sucessivamente cada sepulcro contém um homem de era cada vez mais antiga. Jung se debruçou sobre a análise do sonho durante algum tempo e por fim concluiu que os homens representavam algo do inconsciente que ultrapassava suas experiências pessoais. Embora não tenha usado a expressão, esses homens podem ser interpretados como símbolos do masculino profundo. Sua ressurreição ilustra a emergência das energias masculinas, há muito desprezadas, vindas do inconsciente. Significativamente, Jung sonhou com esses homens *depois* do sonho da menina-pássaro.

Robert Bly, o poeta que hoje lidera o movimento dos homens, nos dá outro exemplo da mudança do feminino interior para o masculino profundo. Embora celebre hoje o masculino profundo, por muitos anos Bly louvou as virtudes do feminino e reverenciou a deusa. Como Jung e Fedot, Bly se concentrou na anima e no feminino interior, antes de adotar o masculino profundo.

Um caso descrito por Sherry Salman, uma analista junguiana, possibilita interpretações sobre a mudança dos homens da masculinidade convencional para o feminino interior, e daí ao masculino profundo.[10] Durante a análise, um homem de trinta e poucos anos de idade sonhou que havia encontrado duas mulheres. No sonho, eram sua mãe e sua irmã, embora não se parecessem com as da vida real. As mulheres lhe dizem para encontrar seu "pai" e apontam para um edifício com uma escadaria que entra terra adentro. Ao aproximar-se da entrada, o homem descobre que ela está forrada de chifres de animais. Foi um sonho breve, mas muito simbólico. O primeiro personagem é um homem, o próprio sonhador, mas logo o enfoque passa a figuras femininas, sua "mãe" e sua "irmã". A missão dele é descer às profundezas da terra, ao inconsciente, em busca de seu "pai". Supõe-se que este não fosse o pai real, assim como a "mãe" e a "irmã" também não o eram. Ao procurar uma figura masculina oculta sob a terra, o sonhador busca o masculino profundo. O sonho enfatiza esse aspecto em um pequeno detalhe: a entrada para debaixo da terra está forrada de chifres de animais, um símbolo arquetipicamente masculino, que lembra o cervo de chifres de ouro de Fedot. O sonho começa com o próprio homem, passa para as figuras femininas e aponta para um arquétipo masculino oculto ainda por emergir.

A mesma seqüência apareceu em um sonho que tive. Nele, escuto o anúncio de que uma importante personalidade apareceria para salvar o mundo. Ela estaria vivendo incógnita no meio da humanidade, mas agora se revelaria. Na cena seguinte, tenho poderes mágicos e posso controlar o vento, voando para onde desejo. A certa altura, muitos criminosos me atacam, mas utilizo meu poder sobre o vento para soprá-los para longe. Depois, pergunto-me se não seria eu a pessoa que deveria salvar o mundo, achando difícil de acreditar, mas com a esperança de que fosse verdade. No momento seguinte, escuto outra declaração indicando que apareceria uma personalidade ainda mais importante para substituir o primeiro salvador. Esta segunda personalidade é uma atriz, que desenvolvia uma forma nova da ópera. Fico chateado com o anúncio, acreditando que o meu poder sobre o vento era mais importante do que seus talentos de representação. E aí vem uma revelação final, proclamando o aparecimento de um terceiro salvador, que seria o mais importante de todos. Essa terceira personalidade seria um espírito masculino, que encheria todos de conhecimento e visão.

---

10. Salman (1986).

Meu sonho começa com o anúncio de que em breve aparecerá um salvador. Quando descubro que posso controlar o vento, posso voar e derrotar criminosos, me pergunto se não sou eu o herói. Naturalmente, essa é a pergunta que a maioria dos homens se faz na juventude, acreditando secretamente que a resposta é sim. Mas o sonho traz um segundo anúncio e introduz uma figura mais importante – uma mulher, uma figura de anima, seu talento está ligado à ópera, uma expressão emocional. O sonho ilustra a maneira como a anima suplanta o herói no desenvolvimento dos homens, e como o sentimento desloca o poder como centro na vida dos homens. Um último anúncio revela que o salvador final será um espírito masculino que inspirará a sabedoria a todos. Essa é uma alusão direta à imagem do Espírito Santo, que é masculino na teologia cristã. Portanto, o sonho mostra a mudança do herói tradicional para a anima e logo a seguir para um espírito divino masculino.

As razões para a seqüência

Por que os homens tratam do masculino profundo depois do feminino interior? Devo acreditar que o masculino profundo é mais inconsciente do que a anima. Pode parecer estranho, mas a maioria dos homens considera sua masculinidade um fato encerrado e presume que a masculinidade é apenas o que a sociedade diz ser o herói ou o patriarca. Os homens não investigam os fundamentos da masculinidade. Por outro lado, como facetas femininas em um homem são consideradas vergonhosas na maioria das sociedades, os homens logo respondem ao chamado da anima e ao feminino interior quando esses emergem na meia-idade, mesmo que para reprimi-lo.

A história de Fedot simboliza empiricamente o tema, fazendo com que ele entre em contato com sua sogra, a Grande Deusa, facilmente. O encontro com Shmat Razum, entretanto, exige uma viagem a uma montanha cercada de fogo, "no fim do mundo". O masculino profundo está muito longe, no inconsciente. A corroboração para isto vem de dois interessantes estudos psicológicos em que os pesquisadores usaram numerosos testes para determinar o sentido consciente ou inconsciente de identidade masculina de um homem.[11] Três grupos distintos de homens emergiram. Na primeira categoria, estavam

---

11. Miller e Swanson (1966), Sanford (1966).

homens que conscientemente se consideravam masculinos, mas tinham uma identidade feminina inconsciente, que se refletia em fortes sentimentos de dependência emocional de suas mães, por exemplo, ou se identificavam com as mães e não com os pais. Exteriormente, esses homens se comportavam à maneira de "machões" e energicamente repudiavam as mulheres e desprezavam atividades femininas. Tentavam ser durões e frios, desempenhando o papel tradicional do herói. Contudo, por dentro, duvidavam da própria masculinidade, engalfinhavam-se com sentimentos de inadequação e lutavam para reprimir seus impulsos "femininos". O segundo grupo de homens era consciente e inconscientemente masculino. Exteriormente, agiam de acordo com os papéis masculinos tradicionais, eram independentes e autônomos no amor e no trabalho. Interiormente, identificavam-se com seus pais e tinham confiança em si, como homens. Os pesquisadores já esperavam encontrar esses dois tipos de homens, de modo que se surpreenderam quando depararam com uma terceira categoria.

Os homens desse último grupo eram inconscientemente masculinos, mas conscientemente femininos. Afirmavam intencionalmente a importância do feminino e davam atenção aos relacionamentos, emoções e intuições. Mesmo assim, mantinham um forte sentido inconsciente da identidade masculina e não abrigavam dúvidas sobre sua masculinidade. Nesse terceiro grupo estavam os homens mais amadurecidos, mais criativos e mais bem-sucedidos de todos. Assim, a masculinidade madura exige uma afirmação consciente do feminino, combinada a uma identidade masculina mais profunda.

Os xamãs dos povos primitivos dramatizam essa observação. Homens que se tornam xamãs na meia-idade muitas vezes se vestem de mulher e adotam maneiras de ser femininas, como já mencionamos. No entanto, em seus transes, os xamãs do sexo masculino habitualmente apelam para divindades ou espíritos masculinos.[12] Um xamã siberiano chukchi, por exemplo, vestia-se de mulher, mas no auge do êxtase em seus transes falava em uma voz profunda, declarando ser o "touro da terra" escolhido para ser o representante de um deus na terra. Conscientemente, ele reverenciava o feminino, mas continuava tendo acesso ao masculino profundo. Roger Walsh, em *The Spirit of Shamanism*, afirma que os xamãs são indivíduos psicologicamente maduros. Mais uma vez nos parece que a maturidade

---

12. Eliade (1964), Hays (1963), Peters (1990).

masculina exige uma afirmação do feminino, encobrindo uma celebração mais profunda do masculino.

Uma razão para que o masculino profundo permaneça oculto no inconsciente e apareça relativamente tarde no desenvolvimento dos homens, é por ser personificado pelo Malandro, facilmente confundido com a sombra. Como discutimos anteriormente nos Capítulos 5 e 6, o encontro com o Malandro exige que os homens se entendam com o lado sombrio da vida, isto é, com o mal, o sofrimento, a vulnerabilidade, a tragédia e a morte – o que requer maturidade e experiência profunda. Além do mais, o Malandro é reprimido pela tradição patriarcal, de modo que os homens obtêm acesso a ele apenas se conseguem superar as convenções sociais. Enquanto os adolescentes se empenham nesse tipo de rebeldia, normalmente ainda não estão prontos para as energias primordiais do masculino profundo. A rejeição juvenil à convenção após alguns anos dá lugar a ambições mais convencionais de assumir um lugar na sociedade. Os jovens geralmente não atingem o masculino profundo.

O retorno ao feminino

A passagem que os homens fazem da anima ao masculino profundo não é a etapa final no desenvolvimento masculino. "Vá não sei pra onde" mostra outros dois acontecimentos. Primeiro, Fedot volta para casa com Shmat Razum e se junta à esposa. O enredo faz a anima retornar à cena, reafirmando a importância do feminino. De volta à casa, Fedot adota o cotidiano do casamento, relacionamentos e vida doméstica. Portanto, sai de suas experiências arquetípicas com Shmat Razum para a realidade da vida comum, o que evita a vaidade ou a presunção. Essa vaidade é vista no final de "Irmão Lustig" e "O rei e o espírito mau". O rei da história hindu é reverenciado por todos os deuses, e no conto alemão Lustig trapaceia para entrar no céu. Esses dois finais me pareceram incompletos e insatisfatórios. Penso que é porque não há nenhuma figura feminina significativa no desfecho das duas histórias. Centradas exclusivamente no masculino profundo, elas se desequilibram. A história de Fedot recupera a harmonia, fazendo-o voltar à esposa.

Essa ênfase na vida cotidiana e no feminino aparece na *Divina Comédia*. Sempre que entra em um tema arquetípico, tratando de Deus, a eternidade, a salvação, e assim por diante, Dante encerra a discussão com um exemplo humano de sua vida, como Helen Luke demonstra em *Dark Wood to White Rose* (Da madeira escura para a rosa branca), uma análise sobre o clássico de Dante. A vida do dia-a-dia proporcionava a Dante uma base, mesmo em sua viagem ao Inferno, ao Purgatório e ao Paraíso. Escrever este capítulo me fez ter uma experiência muito pessoal do tema. Enquanto pesquisava os contos de Malandro, ficava entusiasmado com os paralelos que encontrava em histórias do mundo inteiro. Durante muitas semanas, não conseguia dormir direito; idéias e imagens rodavam em minha cabeça. Quando discutia o trabalho com meus colegas, lançavam-me olhares desconcertados, era como se eu estivesse indo para algum lugar no espaço. O material arquetípico era demais para mim! Com isso, voltei-me para a visualização, como ajuda. Logo apareceu uma figura que me era familiar, mas com quem eu não falava há muito tempo e que apenas conhecia como Senhora dos Bosques. Naturalmente, é uma figura de anima, uma bela mulher que vive na floresta. Quando lhe descrevi a minha situação, ela sorriu e disse que a solução era simples. Em vez de escrever sobre o Malandro e todo o seu simbolismo arquetípico, embriagando-me com idéias abstratas, deveria me voltar para dentro, para minhas experiências pessoais. Onde o Malandro apareceu em minha vida e em meu trabalho? Segui seu conselho e comecei a revisar meus diários de sonhos de anos e minhas notas de casos de psicoterapias. Minha alma sobrecarregada imediatamente se acalmou. A reflexão sobre experiências particulares com pessoas reais em situações cotidianas estava tomando fundamentos.

Quando um homem retorna ao feminino interior depois de seu encontro com o Malandro, relaciona-se com a anima de maneira diferente. O masculino profundo o modifica. Em seus primeiros encontros com a anima, em geral os homens não estão a sua altura, pois ela é muito poderosa e fascinante. Após entrar em contato com o masculino profundo, obtêm um aliado tão poderoso quanto ela, o Espírito Malandro. Reforçados pelo masculino profundo, os homens já não precisam dominar as mulheres ou sentir-se ameaçados por elas. A história de Fedot ilustra esse aspecto. No início, sua esposa é evidentemente mais poderosa do que ele, possuindo dois espíritos que realizam o que ela deseja. Baba Iaga, a feiticeira russa, também diz que Fedot é fácil de ser descartado, mas sua mulher *são outros quinhentos...* A mãe da mulher de Fedot é a própria Grande Deusa! Contudo, após seu encontro com Shmat Razum, Fedot está em pé de igualdade em relação à esposa. Fedot realmente deixa de receber a ajuda oferecida por sua esposa e a família dela e passa a lhes dar presentes. Com a ajuda de Shmat Razum, Fedot oferece um banquete para elas, em que a Grande Deusa Mãe dança com prazer. Mais tarde, Fedot derrota o rei tirano, algo que sua esposa aparentemente não podia fazer, mesmo quando era perseguida pelo monarca.

Com seu novo poder masculino, Fedot não tenta dominar a esposa ou a família dela, procurando ser um patriarca – mas continua a reverenciar e a respeitar o feminino. Esse traço fundamental dos Malandros em geral é esquecido: eles festejam a igualdade entre homens e mulheres, ao contrário do herói e do patriarca. Malandros como Legba, da África, não combatem a Grande Mãe, embora mantenham sua independência em relação a ela.[13] Loki e o Corvo até mesmo mudam de sexo e espontaneamente se tornam mulheres para levar adiante suas brincadeiras! Não têm o mesmo horror nem repudiam o feminino, como caracteristicamente o fazem heróis e patriarcas.

A história de Fedot proporciona inspiração e compreensão aos homens, mas também promete conforto e dificuldades para as mulheres. Para as esposas, mães e filhas que temem perder seus homens para o masculino profundo e para o movimento dos homens, a história de Fedot oferece a tranqüilidade de que seus homens retornarão a elas. (É claro que os homens têm o mesmo medo de perder mulheres e filhas que se envolvem no movimento feminista.) Quando os homens não voltam para seus relacionamentos, insinua a história de Fedot, há um problema, um bloqueio no desenvolvimento. O tempo que um homem tem de permanecer no masculino profundo varia para cada indivíduo. A mulher de Fedot não sabia como ele poderia ir "não sei pra onde" – mas disse que levaria dezoito anos. É um longo período, pode ser difícil para as mulheres esperar seus homens lidarem com o masculino profundo. As mulheres também têm seus próprios mistérios a resolver, existe o feminino profundo. A história de Fedot toca nisso, dizendo que sua mulher passou a infância no meio da floresta, sob a forma de uma pomba, uma ave estreitamente associada às figuras das Grandes Deusas.

O último evento da história de Fedot é sua vitória sobre o rei perverso. De certa forma essa conclusão pode ser interpretada como uma vitória edipiana: Fedot derrota o velho tirânico que tentou matá-lo no início da história. Há um nível mais profundo de simbolismo, que surge quando comparamos a conclusão da história de Fedot com a de

---

13. Pelton (1980), Radin (1952).

"O rei e o espírito mau". Nas duas histórias, uma figura patriarcal malvada é morta e é estabelecida uma nova ordem. Essas duas mostram a derrubada não apenas de um patriarca, mas do próprio patriarcado. A sociedade é transformada, não apenas a vida privada de um homem. Mais uma vez, os contos de homens ressaltam que o Malandro em última análise busca o bem comum; seu aparecimento como masculino profundo é um evento coletivo, não uma simples experiência psicológica pessoal.

Resumo

O conto de Fedot é extraordinariamente completo e integra os temas das histórias anteriores. O drama resume as questões dos homens na maturidade, e se inicia quando Fedot encontra a anima e se casa com ela: simbolicamente, reverencia o feminino e o integra em sua vida, como o monarca de "O lenço do sultão". É um primeiro passo do homem na jornada para além do herói. Com inveja de Fedot por sua mulher, o rei conspira para matar o soldado. O monarca é um tirano cobiçoso que tenta roubar tudo e dominar a todos; representa uma figura de sombra, mais especificamente, o lado sombrio do patriarcado. Lembra muito o tirano de "O rei feiticeiro"; esses dois reis ilustram o que acontece quando os homens se apegam à tradição heróica e patriarcal. Ao perseguir Fedot, o rei se parece ainda com aquele de "Irmão Lustig", que abandona o soldado depois de 25 anos de serviço. Simbolicamente, o paradigma heróico e patriarcal trai os homens na meia-idade.

Acreditando ser uma tarefa impossível, o rei envia Fedot a busca do cervo mágico, mas a esposa-anima o ajuda. Ela mostra como o feminino interior salva os homens na meia-idade, como Zakia em "O lenço do sultão". Mas a esposa de Fedot não sabe o que fazer na segunda missão. O artilheiro deverá ir para "não sei onde". É um retrato da situação dos homens na meia-idade: após a queda dos ideais heróico e patriarcal, entram em confusão sem decidir suas novas convicções, errando pelo mundo, como Lustig, ou transitando em um cemitério, como o rei que carregava um cadáver.

Em sua viagem, Fedot encontra sua sogra, que representa a Grande Deusa; a amizade dos dois ilustra o quanto é total sua integração do feminino. Contudo, nem a Deusa Natureza sabe como ir para "não sei onde", enfatizando os limites do feminino na ajuda aos homens de meia-idade. Por mais essencial que seja a anima, ela deverá ceder lugar a um novo auxiliar, especificamente masculino. Na história de Fedot, é Shmat Razum. Como São Pedro em "Irmão Lustig" e o espírito mau em "O rei e o espírito mau", Shmat Razum torna-se o Irmão Malandro de Fedot, ajudando o soldado e iniciando-o no masculino profundo. Sendo uma realidade arquetípica na vida dos homens, o Mestre Malandro aparece em sonhos, fantasias e na terapia, como Jung encontrou Filêmon e Dante, Virgílio. O Espírito Companheiro introduz os homens a um novo paradigma da masculinidade, centrado em torno da sabedoria secreta do Malandro, não da glória do herói ou do poder do patriarca.

Após seu contato com o masculino, Fedot retorna à sua esposa, reafirmando a importância do feminino na vida cotidiana. Como homem iniciado, Fedot agora está em pé de igualdade com ela. Com os novos poderes encontrados, Fedot derrota o monarca cruel e estabelece uma nova ordem social. Ele não se acomoda à felicidade particular, mas leva a sociedade para além do herói e do patriarca. Esta é a etapa final na iniciação dos homens maduros, que trabalham para o bem comum.

Resta um último tema de grande importância em "Vá não sei pra onde" – a busca espiritual dos homens na meia-idade. O tema se torna ainda mais claro quando comparamos a aventura de Fedot com a lenda de Parsifal, pois há paralelos profundos e inesperados entre os dois soldados.

10

Vá não sei pra onde: Parte 2 – Parsifal revisitado e a busca espiritual dos homens

Analogias com a lenda de Parsifal

Como já disse, fiquei impressionado com os pontos em comum encontrados em "Vá não sei pra onde" e na lenda medieval de Parsifal. O conto e a lenda falam da odisséia pós-heróica de um homem e revelam a dimensão espiritual do masculino profundo. Resumirei a história de Parsifal de acordo com a exposição de Robert Johnson em seu livro *He: Understanding Masculine Psychology* (Ele: para entender a psicologia masculina). Em seguida, farei o paralelo das duas histórias e discutiremos os conteúdos práticos que possam ter para os homens de hoje.

Chrétien de Troyes, pseudônimo de um poeta do século XII, nos deixou uma das versões mais antigas da história. Parsifal cresceu numa floresta, com sua mãe viúva. Na adolescência, encontrou um cavaleiro e ficou tão impressionado com sua visão, que foi à corte do rei Artur e se tornou um deles. Após encontrar um mentor chamado Gournemond, Parsifal empreendeu muitas aventuras heróicas. Em uma delas, viajou por uma terra desolada e encontrou um rei muito doente, pescando num rio. O rei Pescador, como era conhecido, convidou Parsifal a visitar seu castelo, onde seu velho pai também vivia. No castelo, Parsifal viu um Graal mágico, que alimentava o rei Pescador e seu pai. Embora curioso a respeito do Graal, Parsifal permaneceu em silêncio, seguindo o conselho de seu mentor Gournemond, para não falar muito.[1] Mais tarde soube que vira o Santo Graal e que, se tivesse perguntado algo sobre ele, teria curado o rei doente e devolvido a fertilidade ao reino estéril.

Apesar de sua falha no castelo do Graal, Parsifal veio a se tornar um dos primeiros cavaleiros da Távola Redonda do rei Artur. No auge de sua fama, uma horrenda mulher apareceu diante dele e dos nobres de Camelot, censurando Parsifal por seus erros, especialmente por seduzir muitas mulheres sem ao menos conhecê-las e por não perguntar sobre o Santo Graal quando o viu pela primeira vez. Como punição, ordenou que Parsifal fosse procurar o Graal. Parsifal saiu numa busca da meia-idade e, depois de anos de esforços infrutíferos, encontrou um ermitão na floresta que se ofereceu para dizer-lhe onde encontrar o Graal... A versão de Chrétien, porém, termina no meio de uma frase, sem revelar se Parsifal conseguiu ou não encontrar o Santo Graal. Chrétien pára exatamente onde os homens mais precisam de orientação: em plena busca da meia-idade. Esta é a importância da história de Fedot, que a meu ver, completa a de Parsifal.

Há pontos correspondentes nas duas histórias. Em primeiro lugar, Parsifal sai em busca do Santo Graal na maturidade, depois de ter sido um bom guerreiro, assim como Fedot havia sido um bom soldado-artilheiro. Parsifal não tinha a menor idéia de onde procurar o Graal, assim como Fedot, que teve de ir "não sei pra onde". A mulher horrenda que também ordenou a busca de Parsifal lembra a rã de Fedot: são mulheres feias, distantes das lindas princesas que orientam os homens na meia-idade! Em segundo lugar, ao buscar o Graal na maturidade, Parsifal tem sucesso e os outros cavaleiros da Távola Redonda falham. Algumas versões da história de Parsifal chegam a dizer que seu nome significa "bem no meio", referindo-se à sua habilidade de atingir o alvo com uma lança e, por extensão, sua capacidade de fazer as coisas corretamente.[2] Da mesma forma, Fedot é um artilheiro que sempre acerta o alvo e faz tudo corretamente. Por fim, o castelo do Graal é secreto e sagrado, assim como a misteriosa montanha onde Fedot encontra Shmat Razum. Os dois velhos da história de Fedot também se assemelham aos moradores do castelo do Graal, o rei Pescador e seu pai idoso. Shmat Razum alimenta os

---

1. A explanação de Robert Johnson, sobre Parsifal, valiosíssima e impecável, está equivocada ao dizer que Parsifal seguiu o conselho de sua mãe. Chrétien de Troyes diz que foi a conselho de Gournemond (de Troyes, 1991).

2. Matthews (1990).

velhos da montanha, como o Santo Graal alimenta o rei Pescador e seu pai.

Como Chrétien de Troyes não terminou sua história, não sabemos o que o amadurecido Parsifal fez, nem se conseguiu entrar uma segunda vez no castelo do Graal. Diversos poetas escreveram seqüências para a história de Parsifal, mas são histórias contraditórias e insatisfatórias, como apontaram os estudiosos do Graal. O conto de Fedot começa onde acaba a história de Parsifal, mostrando como este e outros homens podem ser bem-sucedidos em buscas na meia-idade.

Quando Fedot chega à montanha cercada de fogo, a rã lhe diz para entrar, observar cuidadosamente os dois velhos, esperar até que estes saiam, e depois fazer exatamente o que eles haviam feito. Fedot obedece a rã: observa os velhos até saírem, e em seguida chama Shmat Razum, exatamente como devia – mas, logo após, o artilheiro desobedece à rã. Fedot faz algo que os velhos não haviam feito: ele convida Shmat Razum para sentar e comer a seu lado; este "desvio" predispõe Shmat Razum a se tornar seu amigo. As atitudes do artilheiro diferem do comportamento de Parsifal durante o primeiro encontro do cavaleiro com o Santo Graal. O jovem Parsifal permaneceu calado, obedecendo ao conselho de seu mentor para não falar demais e não fazer perguntas a estranhos; em conseqüência, foi expulso do castelo e ainda teve de sair em busca do Graal uma segunda vez. Em compensação, o Fedot maduro não segue o conselho de sua mentora, a rã, e fala com Shmat Razum; em conseqüência, o espírito invisível se alia a Fedot e o artilheiro consegue encerrar sua busca. O Fedot mais velho obtém sucesso enquanto o jovem Parsifal falha.

O exemplo de Fedot mostra que Parsifal e outros homens devem cumprir duas tarefas muito específicas para serem bem-sucedidos em suas buscas na meia-idade. A primeira é desobedecer às instruções de mentores ou mestres, como Fedot desobedeceu ao conselho da rã na montanha. Os homens devem livrar-se das maneiras tradicionais heróicas e patriarcais de pensar e agir. A segunda questão é entrar em contato com um Irmão Malandro, como faz Fedot ao aproximar-se de Shmat Razum, ou Jung quando encontra Filêmon. Romper com a convenção e encontrar um Malandro são tarefas relacionadas: o Malandro adora quebrar regras.

Enquanto examinava mais a fundo a lenda de Parsifal, descobri que duas analistas junguianas, Emma Jung e Marie-Louise von Franz, chegaram a semelhante conclusão depois de seu detalhado estudo sobre as lendas do Graal. Elas observaram que as lutas de Parsifal contra o feminino e a sombra em sua busca na meia-idade tentavam integrar masculino e feminino, espírito e instinto, bem e mal. Ele teve dificuldade quanto a isto por seguir as regras patriarcais da fidalguia medieval, que divide o mundo em dois campos separados: o mundo luminoso, masculino e espiritual de Deus e o domínio instintivo, feminino e sombrio do Demônio. O primeiro problema de Parsifal era o abandono de sua ética patriarcal. Para isso, segundo as teorias de Emma Jung e Von Franz, ele precisava da ajuda de um mestre-Malandro. As duas analistas basearam suas conclusões nas tradições celtas inculcadas nas lendas do Graal. O fato de os mesmos temas aparecerem na história eslava de Fedot enfatiza a natureza transcultural da busca espiritual dos homens na meia-idade. De modo ainda mais significativo, essas mesmas tarefas aparecem em outros contos de homens. Em "O rei e o espírito mau", da Índia, o monarca encontra um Malandro na forma do espírito mau e o demônio obriga o rei a abandonar o logos e o pensamento patriarcal. Em "Irmão Lustig", da Alemanha, São Pedro é o Malandro, que ensina Lustig a mentir e a roubar. A violação das convenções e o encontro com o Malandro são duas tarefas arquetípicas para os homens em busca da maturidade, visíveis em contos pelo mundo afora.

O Malandro divino e o masculino sagrado

Emma Jung e Von Franz acrescentaram um aspecto curioso: chegaram à conclusão de que o Malandro que Parsifal teria encontrado é o Espírito Santo, o que é surpreendente; a história de Fedot retoma o tema, ligando o Malandro Shmat Razum ao Espírito Santo. A história de Fedot mostra isso em dois pequenos detalhes: em primeiro lugar, como observei, "Shmat Razum" significa "um pouco de razão" – e, na doutrina cristã, a razão está associada ao Logos divino, a Palavra eterna, especificamente identificada com o Espírito Santo. O segundo detalhe tem a ver com o relacionamento entre Shmat Razum e os dois velhos na montanha. As três figuras masculinas constituem uma trindade masculina, análoga à Trindade cristã. Os dois velhos também equivalem ao rei Pescador e a seu pai idoso no castelo do Graal. Por estar ferido, o rei Pescador pode ser interpretado como uma representação de Cristo, o Deus Filho. Seu pai equivale então a Deus Pai. Analogamente, os dois homens na montanha de Fedot equivalem a Deus Pai e Deus Filho. Como terceira parte na trindade subterrânea,

Shmat Razum seria o Espírito Santo – e é um espírito invisível, como o Espírito Santo.

A afirmação de que o Espírito Santo é um Malandro estaria à beira da blasfêmia na tradição cristã; talvez uma razão para que a lenda de Parsifal jamais se tenha encerrado de modo satisfatório pelos poetas medievais. Seria uma idéia impensável. Para os leitores modernos, a ligação entre o Espírito Santo e o Malandro pode parecer esotérica ou obscura – mas descobri que é uma associação profundamente simbólica. Antes de mais nada, a ligação revela o lado espiritual do Malandro e o lado marginal da espiritualidade. Como o Espírito Santo, os Malandros iluminam o rosto sagrado do masculino profundo e as missões espirituais dos homens na meia-idade. Mesmo em sua forma abstrata, o conceito cristão do Espírito Santo se assemelha a Malandros aborígenes pelo mundo afora. No santuário rarefeito da teologia patriarcal, o Malandro aparece de repente! Esses dois pontos tornam-se claros se comparamos a imagem cristã do Espírito Santo com os Malandros aborígenes. A comparação resume em essência as grande missões que os homens enfrentam na maturidade.

Em primeiro lugar, como já foi dito, os Malandros, como Hermes, Legba e Exu, são mediadores e comunicadores, que ligam a humanidade e os deuses. Os Malandros são também lingüistas; Hermes e Legba recebem o crédito da invenção da linguagem. (Legba ainda se lembra da linguagem original do Criador; por isso se comunica com Ele e cobra pelos serviços.) Na teologia cristã, o Espírito Santo é o Logos, a Palavra Divina, e funciona como mensageiro de Deus, trazendo revelações a santos, místicos e profetas. O papel mediador de Malandros e do Espírito Santo simboliza um problema essencial para os homens maduros, que passam do enfoque heróico sobre a conquista para uma nova ênfase na comunicação.

Em segundo, os Malandros aborígenes são fundadores da cultura e da comunidade humana, proporcionando à humanidade o alimento básico e os costumes sociais. No entanto, o Malandro também é um iconoclasta, sempre desafiando as convenções. Ele enfatiza o aspecto criativo e inventivo da cultura humana. O Espírito Santo desempenha o mesmo papel paradoxal na tradição cristã – é considerado o espírito animador e unificador nas comunidades cristãs; sua descida sobre os Apóstolos em Pentecostes tradicionalmente marca a fundação da Igreja Cristã. Ao mesmo tempo, os insatisfeitos com os dogmas da igreja estabelecida invocaram a autoridade do Espírito

Santo para desafiar essas doutrinas, como fez Martinho Lutero ao contestar a autoridade papal. Assim, o Malandro e o Espírito Santo enfatizam a dimensão social da busca dos homens maduros e a necessidade destes de trabalhar pelo bem comum ao invés de pela salvação ou iluminação pessoal. A missão reaparece em mais um traço do Malandro e do Espírito Santo: ambos são generativos. Assim como o Malandro beneficia a criatividade e a fertilidade, o Espírito Santo é considerado um espírito de vida – sua cor heráldica é o verde, da vegetação e da fertilidade. Esse paralelo lembra aos homens que sua missão final na maturidade é promover a vida, a criatividade e a condição humana, e não simplesmente o próprio desenvolvimento individual.

Terceiro ponto. Os contos de homens deixam claro que o Malandro ajuda, aconselha e conforta os homens em crise. O Espírito Santo faz o mesmo e é chamado o "Paracleto", que significa o "Consolador". Aqui, o Malandro e o Espírito Santo se unem, prometendo apoio e sabedoria para os homens que estão no caminho das cinzas, perdidos na busca da meia-idade. Além do mais, a ajuda é unicamente masculina, pois o Espírito Malandro substitui a anima como fonte de conforto e aconselhamento.

Por fim, o Malandro traz o fogo para a humanidade, como o Maui da Polinésia, o Exu africano, o Corvo dos índios norte-americanos e o Prometeu grego. O Espírito Santo é muitas vezes descrito como labaredas de fogo. As pinturas medievais mostram a descida do Espírito Santo até os apóstolos em Pentecostes como fogo caindo do céu e, em quadros da santa comunhão, o Espírito Santo aparece como fogo emanando da Eucaristia. A natureza ígnea do Malandro e do Espírito Santo simboliza a paixão ardente no âmago da alma masculina, lembrando a barbárie do Vento Norte ou o amor lascivo pela vida encarnado no Irmão Lustig. O masculino profundo, o rosto sagrado da psique masculina, é bárbaro e valente, e não pálido e ascético.

As semelhanças entre o Espírito Santo e os Malandros aborígenes são surpreendentes. Mesmo depois de a teologia cristã eliminar no conceito de Deus quaisquer referências a instinto e sombra, o Malandro sorrateiramente aparece, disfarçado de Espírito Santo: como Lustig, que usou um artifício para entrar no céu. É evidente que o Malandro assume formas diversas, e se os homens não prestarem muita atenção, poderão facilmente deixá-lo escapar.

As semelhanças entre o Malandro e o Espírito Santo também esclarecem o aspecto espiritual do masculino profundo. A natureza religiosa do Malandro pode parecer surpreendente, pois normalmente os Malandros são maledicentes e escatológicos. Não obstante, em muitas culturas os Malandros são *deuses* e muitas vezes representam a divindade primordial, como o Corvo da América do Norte ou Gao, na África. Como já discutimos no Capítulo 8, o Malandro está associado ao xamã – e o xamã é intensamente espiritual, talvez a primeira figura espiritual na cultura humana. Assim, a dimensão sagrada do Malandro é antiga, que sobrevive mesmo na abstrata teologia cristã.

O aspecto divino do Malandro oferece um novo paradigma de espiritualidade para os homens, distinto da conhecida imagem patriarcal do Rei Divino ou de Deus Pai. (O Malandro divino é essencialmente um arquétipo masculino; os contos de fadas sobre as mulheres mostram que elas têm sua própria e singular imagem da espiritualidade: o feminino profundo. Essa questão será abordada em outra oportunidade.) Como já mencionamos anteriormente, o Malandro aparece na vida dos homens após conseguirem ir além do herói e do patriarca. Isso quer dizer que os aspectos divinos do Malandro oferecem um paradigma pós-heróico e pós-patriarcal da espiritualidade. Joaquim de Fiore, místico cristão medieval, afirmou isso na época das lendas de Parsifal; seus conceitos são espantosamente pertinentes ainda hoje. Joaquim dividiu a história em três períodos: o primeiro governado por Deus Pai, exemplificado pelo Iavé patriarcal do Velho Testamento; o segundo, regido por Deus Filho, refletindo a ênfase cristã em Jesus, o Filho de Deus. A última era, ainda futura, será inspirada pelo Espírito Santo. Psicologicamente falando, Joaquim diz que os modelos heróico e patriarcal da espiritualidade serão substituídos por um novo arquétipo masculino, simbolizado pelo Espírito Santo. A lenda de Parsifal e a história de Fedot vêm acrescentar que esse Espírito Santo será um Malandro, como Shmat Razum.

A natureza do Malandro é dramatizada pelos mestres zen, pelos sufis e pelos poetas taoístas.[3] Esses "santos loucos" rejeitam o ensinamento convencional ou a lógica e insistem em que cada um obtenha sua experiência pessoal e direta da iluminação espiritual. A meta é a "sabedoria excêntrica". Por exemplo, os mestres zen fazem coisas abomináveis para obrigar seus discípulos a abandonar a racionalidade e o convencional em nome da compreensão espiritual direta – exatamente o que faz o espírito mau com o monarca em "O rei e o

---

3. Emma Jung e Von Franz (1986), Jung (1953), Nisker (1990), Qandil (1970), Wilson (1991).

espírito mau". De maneira semelhante, Kdir, um Malandro divino da tradição islâmica, faz brincadeiras com pessoas inocentes, para iniciá-las em verdades religiosas – e o mesmo ocorre com Nasrudin, o Malandro do folclore sufi, e com don Genaro, nos livros de Carlos Castañeda. Esses mestres-brincalhões equivalem a São Pedro em "Irmão Lustig" e a Shmat Razum, na história de Fedot. É interessante que uma das versões da lenda de Parsifal interpreta seu nome como "louco santo" – mais uma expressão para o Malandro divino. (Esta interpretação do nome de Parsifal lembra as do significado de Lustig, como já vimos no Capítulo 7: "Lustig" conota alegria e troça, invocando a imagem do Bobo. Devo acrescentar que, em alemão, a palavra para *bobo* é *Selig*, que deriva de *santo* ou *bem-aventurado*, como observa Jean Collins em seu ensaio sobre o Malandro.) Os contos de homens revelam que uma tarefa espiritual importantíssima para os homens maduros é encontrar a "sabedoria excêntrica", uma conexão autêntica, inovadora, nada convencional e até intrigante com o divino.

Essa discussão pode parecer abstrata e o Malandro divino, simples teoria psicológica. Mas não: ele é o conteúdo das vidas dos homens e aparece nos sonhos e fantasias de homens de hoje. Dois exemplos bem diferentes elucidam essa questão.

O Malandro divino na vida dos homens

O primeiro exemplo chegou a mim de uma forma malandra. Antes de trabalhar nos contos de homens, encontrei um interessante ensaio autobiográfico, que mais tarde percebi ilustrar o rosto sagrado do Malandro. É de um psiquiatra, John Battista, que descreve um sonho que se tornou decisivo em sua vida. Embora não diga a idade exata em que o teve, esse "grande" sonho ocorreu depois de Battista estar casado e ser médico, situando-o no terço intermediário de sua vida. O sonho tem paralelos na história de Fedot e na lenda de Parsifal.

No sonho, John Battista dirige numa pista de alta velocidade com a esposa e vira numa rua secundária. Pára na frente de uma bela casa e a esposa o leva até o porão. Ali, há um coral cantando uma canção cristã antiga enquanto um monge recita textos sagrados. Impelido pela música, Battista caminha sozinho até outro edifício, onde escuta outro coro cantando ainda melhor. A música é tão mística, que ele sente estar a ponto de encontrar-se cara a cara com Deus. Bem no instante em que o coral se aproxima do clímax, um anjo de papelão vem flutuando do céu e cai aos pés de Battista. Atrás dele, alguém ri. Atônito, desapontado e furioso, Battista vira-se e vê seu irmão reprimindo o riso. Battista então grita: "Não ria, podia ter sido eu". E aqui o sonho termina.

Em seus comentários, Battista interpretou a esposa como uma figura de anima, no papel clássico do feminino interior: ela o conduz em uma viagem ao inconsciente, simbolizado pela entrada no portão da bela casa. É algo parecido com Fedot seguindo a rã até a montanha misteriosa ou a donzela horrenda que manda Parsifal buscar o Santo Graal uma segunda vez. Na seqüência do sonho, Battista vai a outro edifício, sem a esposa – da mesma forma, Fedot deixa a rã quando entra na montanha sagrada e Parsifal vai sozinho procurar uma segunda vez o Santo Graal. Battista encontra símbolos cada vez mais religiosos no sonho, desde um coral cantando antigas canções cristãs a monges entoando as sagradas escrituras. (Naturalmente, os monges são irmãos espirituais e trazem à tona o tema da fraternidade.) Battista anseia encontrar Deus cara a cara, mas suas esperanças são rudemente destruídas: em vez do Ser Supremo, um anjo de papelão cai no chão vindo do céu! O sonho passa do sublime ao ridículo, da revelação religiosa ao humor sacrílego. Esta é uma característica dos Malandros; o sonho explora mais o tema, quando aparece o irmão de Battista, rindo de toda a situação. Aqui não há reverência nenhuma nem qualquer temor, apenas a farsa hilariante. O irmão de Battista faz o papel do palhaço sagrado, uma forma importante do Malandro. Em vez de encontrar Deus ou alcançar o Santo Graal, Battista encontra um Irmão Malandro. É exatamente o que acontece quando Fedot se torna amigo de Shmat Razum e também o que Emma Jung e Von Franz prevêem quando Parsifal encontrar o Santo Graal pela segunda vez e deparar com o Espírito Santo Malandro. O sonho de Battista demonstra que o Malandro divino aparece hoje espontaneamente nos sonhos dos homens, como acontecia nos contos de fadas e nas lendas medievais. (Observe também como o sonho de Battista passa da masculinidade à anima e em seguida do Irmão Malandro ao masculino profundo, tema proeminente no conto de Fedot.)

O segundo exemplo do divino Malandro vem de um homem chamado Sam, com quem trabalhei por alguns anos. Sam sofreu uma série de colapsos psicóticos e tinha muitas preocupações religiosas centradas no Espírito Santo. Embora relutante em revelar seu mundo interior, durante anos foi gradualmente conseguindo fazê-lo e uma determinada sessão foi impressionante. Sam declarou: "O Espírito Santo é como os Três Patetas". Desnorteado pelo que dizia, pedi que explicasse; ele contou um episódio do seriado *Três Patetas*, em que os comediantes tiveram seus pés enterrados em concreto. Os blocos de cimento tinham bordas redondas, de modo que quando um dos patetas se inclinava demais, o bloco rolava e o comediante caía – mas, em seguida, o bloco se alinhava, voltando à posição inicial e fazendo o sujeito ficar em pé novamente. Os patetas pareciam aqueles bonecos joão-bobo de antigamente, que voltam a ficar em pé após levar um soco. Esse episódio explicava por que o Espírito Santo se parecia com os Três Patetas – disse-me Sam. Ele não conseguiu explicar melhor, levando-me a refletir sobre a espantosa afirmação.

A idéia de que o Espírito Santo se compara aos Três Patetas pode parecer simplesmente absurda. A única conexão aparente seria o número três, já que existem *três* patetas, o que se relaciona com a Santíssima Trindade. No entanto, como observou Jung, os psicóticos muitas vezes têm acesso direto ao arquétipo, e Sam não foi uma exceção. Refletindo um pouco mais, vem à tona o significado mais profundo de seu comentário. Como já discutimos em "O pequeno camponês" e "Irmão Lustig", o Malandro está intimamente ligado aos palhaços. O humor farsante dos Três Patetas e as brincadeiras que fazem uns com os outros caracterizam-nos como figuras de Malandro. Comparando os Três Patetas ao Espírito Santo, Sam simplesmente dizia que o Espírito Santo é um Malandro. Sob esta luz, a imagem dos Três Patetas com os pés enfiados em blocos de concreto assume um novo significado simbólico. Quando eles são empurrados para baixo, o concreto faz com que voltem à posição correta – e isso mostra um traço importante dos Malandros: não importa o que aconteça ou o quanto eles pareçam idiotas ou que desastres caiam sobre eles, os Malandros se recuperam. Derrubados pela própria impulsividade ou pela má sorte, voltam à posição original. Mesmo quando são mortos, voltam à vida. A resistência dos Malandros reflete sua ligação a um centro mais profundo. Em termos junguianos, o Malandro está ligado ao *self*. Em termos religiosos, está ligado a Deus. O budismo japonês usa bonecos joão-bobo para representar a iluminação individual, pois não importa o que empurre o iluminado para baixo, ele se recuperará, rindo da experiência. O Malandro divino personifica essa profunda sabedoria individual, que Sam resumiu ao dizer que o Espírito Santo compara-se aos Três Patetas. Essa interessante analogia, por mais inusitada que pareça à primeira vista, retoma a mensagem fundamental dos contos de homens: não importa o quão vazio se sinta um homem no caminho das cinzas ou quão idiota pareça com suas orelhas de bode – no fundo de sua alma há uma fonte de cura à sua espera, um centro permanente além do desespero, da vergonha e da confusão.

O Malandro divino e a cura da ferida pai-filho

O aspecto sagrado do Malandro muitas vezes aparece na vida dos homens de modo especialmente importante: o Malandro divino ajuda a reconciliar pais e filhos, curando as feridas inflingidas uns aos outros. O Malandro o faz revelando o elo ilusório mas resistente entre pais e filhos. A teologia cristã expressa o tema em termos bastante esotéricos e abstratos: o Espírito Santo representa a "essência espiritual" comum a Deus Pai e Deus Filho, ligando os dois. Os Malandros das culturas aborígenes também são mediadores entre pais e filhos. Ananse, por exemplo, reconciliou Nyame, o Deus Máximo, com seu filho preferido, o Deus Sol, quando os dois se sentiam ofendidos.[4] Outros Malandros, como o Mercúrio alquimista, desempenham papéis semelhantes. A ilustração de um manuscrito do século XVII retrata a "trindade alquímica", em que Mercúrio está sentado entre Deus Pai e Deus Filho, mediando os dois.[5] O drama de Parsifal detalha mais um pouco o tema. A lenda, na versão de Robert de Boron, iniciada onde a história de Chrétien de Troyes termina, descreve Parsifal encontrando o castelo do Graal pela segunda vez, com a ajuda do Espírito Santo. Quando encontra o rei Pescador, Parsifal segue o conselho do Espírito Santo e faz perguntas sobre o Graal – e obtém a cura do rei adoentado, que então revela a Parsifal um segredo abalador: o falecido pai de Parsifal, de quem este pouco sabia, era filho do rei Pescador! Isto significa que Parsifal é o neto do rei Pescador e herdeiro do castelo do Graal. Parsifal reivindica sua herança paterna há muito perdida, curando o profundo ferimento de que sofria desde a morte prematura de seu pai. Ao mesmo tempo, Parsifal cura o rei Pes-

---

4. Hermes, o Malandro grego, muitas vezes é descrito como um velho e como um filho, o que levou Kerenyi (1986) a afirmar que Hermes é, simultaneamente, pai e filho.

5. Figura 179, Jung (1953).

cador. Pai e filho são curados por meio do Espírito Santo, que aconselha Parsifal.

Um homem a quem chamarei de Bruce nos dá o exemplo tirado da vida real de um Malandro divino que reconcilia pai e filho. Bruce começou a terapia comigo por causa de uma depressão na meia-idade. Bem-sucedido em sua carreira e feliz no casamento, ele não entendia por que subitamente passara a se sentir inseguro e triste. Na terapia, logo apareceu o que precipitara sua depressão. Um ano antes seu pai sofrera um ataque cardíaco e quase morrera. Para Bruce, o fato trouxe à tona muitas questões dolorosas relacionadas a ele. Havia passado boa parte da adolescência rebelando-se contra seu pai e categoricamente rejeitava o modo de vida do velho. Os dois tiveram uma relação tensa durante muitos anos, e agora Bruce estava surpreso ao verificar o efeito da doença do pai sobre si mesmo.

À medida que evoluía a terapia, Bruce percebeu o quanto ansiava por um relacionamento mais íntimo com seu pai. Ao mesmo tempo, descobriu o quanto era parecido com ele. Bruce resolvera tornar-se advogado exatamente porque o pai era médico e ele desejava também ser doutor – mas escolheu a mal remunerada carreira de defensor público, mas dedicada a ajudar os pobres. Da mesmíssima forma, seu pai também trabalhava em clínicas públicas para ajudar os carentes. Bruce igualmente se espantava porque ria exatamente como o pai e até fazia alguns gestos iguais aos dele. Os dois jamais falavam sobre essas semelhanças ou sobre sua vida pessoal, embora Bruce tenha tentado durante certo tempo. O pai pertencia a outra geração e não estava habituado a falar sobre os próprios sentimentos nem a refletir sobre eles. No entanto, Bruce agora admitia pela primeira vez o quanto era filho de seu pai. A compreensão foi profundamente tranqüilizadora para ele e sua depressão terminou.

Ao mesmo tempo, o relacionamento distante e tenso entre pai e filho gradualmente ficou mais brando, mais cálido e tornou-se mais realizado, embora nenhum dos dois falasse abertamente sobre a mudança. O elo entre pai e filho permanecia secreto, silencioso, sagrado e mesmo assim, consistente. Este é o elo invisível que o Malandro divino simboliza, a conexão inarticulada que resiste pelo silêncio, por meio da hostilidade ou mesmo da ausência. Robert Bly observa que é como se os pais dessem aos filhos a sustentação invisível, simplesmente por estarem juntos, sem falar um com o outro. A herança genética do filho, afinal de contas, é pelo menos metade do pai; o que é singularmente masculino no filho, o cromossomo Y, vem inteiramente do pai. O elo silencioso do Malandro não isenta pais e filhos de tentarem comunicar-se verbalmente, mas o Irmão Malandro lembra aos homens que a comunhão masculina é mais profunda do que as palavras. Os homens se perdem quando tentam apenas a comunicação verbal com os pais. Afinal, a fala expressiva e emocional reflete o modo feminino de comunicação – não o espírito masculino primordial do Malandro.

Espírito e instinto

O aspecto sagrado do Malandro opõe-se à sua natureza terrena, instintiva, sexual, impulsiva e gananciosa. A teologia cristã eliminou esse paradoxo suprimindo todos os elementos de sombra no Espírito Santo, mas contos de homens, como "Irmão Lustig", mantêm o tema. Lustig rouba, quebra as promessas e gasta seu dinheiro à toa, todavia dá aos pobres e termina entrando no céu. O próprio título da história confirma as polaridades: *Irmão Lustig*. "Irmão" normalmente é um título religioso; Lustig torna-se amigo do próprio São Pedro, reforçando o motivo espiritual. Contudo, a raiz de "Lustig" em alemão é *Lust*, que se refere a concupiscência, desejo, prazer. Viria do latim *libido*, o termo usado por Freud para referir-se aos instintos. Assim, "Irmão Lustig" combina espírito e instinto. Os Malandros enfatizam o paradoxo assumindo formas animais. Ananse, o Malandro ashanti africano, é uma aranha; o Malandro nas tradições dos índios norte-americanos é um coiote, uma lebre ou um corvo. No entanto, o Malandro também é um deus, une instinto e espírito. Por seu lado, os xamãs repetem essa dualidade; são profundamente espirituais, em especial no que diz respeito a suas visões – mas seus transes são intensamente físicos, produzidos pela dança, pela percussão, pelo jejum ou alucinógenos, todos recursos somáticos. Muitos xamãs comparam seus estados extáticos com o abrasamento sexual. Eles também têm auxiliares animais ou afirmam assumir a forma de animais em suas viagens espirituais.

A natureza espiritual e animal do xamã-Malandro sintetiza outra grande missão que os homens maduros terão de aceitar: recuperar o instinto e integrá-lo compreensivamente, unindo corpo e espírito. Isso inverte o paradigma heróico e patriarcal, que separa o pensamento da emoção, a mente do corpo e o espírito do instinto. Essa fragmentação ajuda os homens jovens a controlar seus impulsos e desenvolver a consciência; reflete ainda o paradigma heróico – o esforço para *conquistar* o corpo e subjugar o instinto. Uma vez dominada a divisão entre mente e corpo, o próximo passo é reintegrá-los. Como o Tantra, o Malandro revela o aspecto sagrado do corpo e o aspecto encarnado do sacro: ele celebra o êxtase em todas as suas formas – sexual, sensual, estética e espiritual. Aqui, o Malandro divino derruba um insidioso preconceito patriarcal: a crença de que o corpo é o domínio do mal e do feminino, ao passo que o mundo espiritual pressupõe o bem e o masculino. O Malandro lembra aos homens que seus corpos são *masculinos* e divinos. Os atletas sabem disso instintivamente e celebram o corpo masculino, comprazendo-se na sensualidade da velocidade, da força e da habilidade. Todavia, essa experiência em geral é obscurecida pelo enfoque do herói na competição e na conquista. O Malandro lembra aos homens o fundamento espiritual e sensual dos esportes, mais importante do que simplesmente vencer.

O chamado dos homens na meia-idade

O Malandro divino tem um último traço de importância primordial para os homens na meia-idade: uma sagrada vocação ou *chamado*. Isso é claro na tradição cristã, em que o Espírito Santo inspira místicos, santos e profetas, fazendo-lhes o chamado sublime. Essa mesma ênfase na missão divina mostra-se também em contos aborígenes em que aparece o Malandro. No folclore winebago, o Malandro Wadjunkaga foi enviado ao mundo pelo Fazedor da Terra, a suprema divindade, para combater demônios e malfeitores e garantir a segurança para a humanidade. Como seria de esperar, Wadjunkaga muitas vezes esquecia e deixava de lado sua missão, mas ao final lembrava e cumpria o chamado divino. Malandros de outras culturas, como o Grande Corvo entre os koryaks siberianos, têm os mesmos apelos sagrados.[6] O Exu africano recebeu seu encargo diretamente de Olodumare, o ser supremo; sua missão era superar os demônios e as doenças que assolavam o mundo, abrindo caminho para a humanidade na terra – daí o nome Exu: "abre caminhos". "Irmão Lustig" reflete essa vocação aborígene dos Malandros em uma pequena passagem, quando o soldado tira os demônios do castelo, tornando-o seguro para voltar a ser habitado. O lavrador de "O pequeno camponês" faz algo

---

6. Hays (1963), Radin (1972), Pemberton (1975), Davis (1991).

semelhante, expulsando o pároco diabólico da casa do moleiro. O tema é arquetípico.

A vocação sublime do Malandro entra em conflito com sua cobiça, astúcia, travessuras e loucuras. A combinação de chamado divino e instinto material é o paradoxo central do divino Malandro: ele é sublime, mas também furtivo e vil. A contradição me desconcertou, mas enquanto estava intrigado uma explicação veio até mim de modo bem malandro. Lembrei-me de um biscoito da sorte que havia recebido alguns anos atrás em meu restaurante chinês preferido. A mensagem, que na época mexeu bastante comigo, dizia o seguinte: "O gênio faz o que deve. O talento faz o que pode". Eu era jovem e, como a maioria dos jovens, achei que "gênio" se aplicasse a mim. Anos de moderação no mundo real rapidamente me tiraram a ilusão dessa vaidade e acabei esquecendo o biscoito da sorte. Quando escrevia este capítulo, percebi que o comentário explica a essência do chamado do Malandro.

O "gênio" mencionado no biscoito da sorte não se refere a um talento ou inteligência fora do comum, mas antes ao espírito bom ou mau em cada pessoa. É o que os antigos gregos chamavam de *daimon*, o espírito divino responsável pelo destino de um homem. É a fonte do chamado do homem, que o convoca a um propósito além dele próprio, para sua vocação e missão. Quando ouvida, a voz interior é peremptória e deve ser respondida. Ignorar o chamado ou voltar as costas ao espírito interior é trair a si mesmo e ao mundo. Daí o oráculo do biscoito da sorte: "O gênio faz o que deve". A história do Jonas bíblico serve como exemplo. Quando Jonas recusou os chamados de Deus para ser um profeta, foi engolido por uma baleia até obedecer ao chamado divino. A tradição dos índios norte-americanos reitera essa advertência. Quando um homem tem uma visão de um Ser do Trovão, significa que está sendo convocado a ser um *heyoka*, um contrário ou uma figura de Malandro. É uma tarefa odiosa e muito difícil; a maioria dos homens prefere recusar o chamado – mas não ousa, pois a recusa pode significar a morte ou a insanidade.[7] A vocação divina não pode ser deixada de lado.

A experiência do chamado peremptório interior tem suas raízes no xamanismo. Em todas as culturas o xamã é convocado por um espírito que exige obediência. Na Sibéria, é o "espírito tutelar", na Austrália, o "espírito totêmico", no Tibete, o "espírito *yidam*". Qualquer

---

7. Ver Combs e Holland (1990), Brown (1979).

que seja, o nome é o *daimon*, o chamado interior, que só é ignorado à custa de grande risco. Embora tenha aconselhado seus leitores a "seguir sua felicidade" e responder ao chamado, Joseph Campbell esqueceu-se de mencionar o aspecto coercitivo, aterrorizante e atormentador de um chamado divino e as catástrofes que ocorrem quando a vocação é deixada de lado.

Na juventude, o chamado de um homem assume a forma de uma visão nobre, um ideal específico pelo qual lutar, um dogma a acreditar sem reservas ou uma causa pela qual morrer.[8] Na meia-idade, os ideais heróicos se desvanecem e os homens perambulam sem rumo por algum tempo. Depois, dos cacos da antiga vocação surge um novo chamado, vago e sem forma, mais parecido com uma canção obsedante ouvida longinquamente no vento. É um chamado para abandonar as crenças conhecidas, para explorar novos horizontes, para "ir não sei pra onde, trazer não sei o quê". O chamado já não está atado a uma determinada crença, ou causa, ou grupo, como na juventude, mas sim a uma sensação de seguir em frente, buscando metas que ainda não estão muito claras. Atender à essa convocação pode ser apavorante, como ilustra a história de Abraão na Bíblia. No auge da força e da felicidade, Deus ordena-lhe que sacrifique seu amado filho Isaac. Era o filho pelo qual Abraão havia esperado durante muitos anos e que construiria uma nova nação. E agora Deus pedia que Abraão o matasse e destruísse tudo aquilo em que acreditava e pelo que trabalhara. Abraão foi chamado para ir "não sei pra onde".

A lenda de Parsifal ilustra a meia-idade do homem em um detalhe sutil. Segundo as variadas seqüências da lenda, quando Parsifal entra pela segunda vez no castelo do Graal, faz muitas perguntas e esta atitude cura o rei Pescador e redime a terra. Dependendo da versão da história, as perguntas variam, mas em síntese são estas: "O que é o Santo Graal?", "Para que serve o Graal?", "A quem serve o Graal?", e "O que poderá te curar, rei Pescador?". A diversificação das perguntas indica que o conteúdo específico não é algo decisivo. Fundamental é o fato de *perguntar*. O principal objetivo da busca do Graal é gerar as perguntas. A resposta está no questionamento; é esse espírito de investigação e dúvida que distingue o chamado de um homem na meia-idade do idealismo e fanatismo da juventude. O chamado maduro é a convocação à busca, a perguntar, explorar e "ir não

---

8. Levinson *et al.* (1978), Cochran (1990), Kolbenschlag (1988).

sei pra onde" – e não decretar ou proclamar verdades absolutas. Joseph Campbell concluiu, depois de sua análise das lendas do Graal, que a lenda é "o inaudito sentido de ansiar e lutar para um fim desconhecido, sem saber o que procurar ou como procurar".[9]

Um velho ditado diz que "muitos são os chamados, poucos os eleitos". Discordo, pois diria: "*Todos* são chamados, poucos escutam". Valorizar o chamado é uma tarefa importante para os homens maduros, pois os chamados divinos são muitas vezes enterrados debaixo de preocupações de ordem prática, a necessidade de ganhar a vida e prover a própria família. Após anos de trabalho duro, o cinismo e o esgotamento toldam o sentido vocacional dos homens. No entanto, a renovação do chamado é crucial, pois reacende a centelha divina nos corações dos homens, redimindo suas almas.

James Fowler confirma a importância do obsedante chamado da meia-idade em seu livro *Stages of Faith* (Etapas da fé). Ele observou como a crença religiosa se desenvolve no ciclo da vida e encontrou uma série de fases distintas. Na meia-idade, afirma, os homens abandonam os conhecidos dogmas religiosos para explorar novas perspectivas. Muitas vezes este processo é impelido por crises pessoais, mas o resultado final é uma notável abertura psicológica: eles se aventuram espiritualmente sem saber "pra onde" – e daí decorre o sentimento de curiosidade, espanto e temor religioso. Em outro estudo, Larry Cochran examinou a impressão vocacional sentida por numerosos homens muito bem-sucedidos. Na juventude, esses indivíduos tinham uma visão ou sonho específico que perseguiam – ganhar um milhão de dólares, reformar a sociedade ou tornar-se um autor famoso. Na maturidade, o chamado tornou-se indefinido. Cochran concluiu: "Longe de terminar em certeza, as pessoas parecem sentir ou buscar a incerteza".[10] Jung expressou sucintamente esse aspecto, sintetizando sua própria transformação na meia-idade: "Todo o meu ser buscava algo ainda desconhecido, que poderia conferir um sentido à banalidade da vida".[11] É o chamado da meia-idade: "vá não sei pra onde".

---

9. Citado em Matthews (1990: 198).
10. Cochran (1990: 172).
11. Jung (1965: 165).

Exemplos do chamado aos homens de meia-idade

O filme *Campo dos sonhos* ilustra o chamado do homem maduro e corresponde à história de Parsifal. No filme, um plantador de milho na meia-idade, papel representado por Kevin Costner, escuta uma voz que diz: "Se você o construir, ele virá". O lavrador tem também a visão de um campo de beisebol em seus campos de milho e pensa que está enlouquecendo. Quando escuta a voz e tem a visão muitas outras vezes, obedece e é estimulado por uma esposa tolerante. O lavrador corta seu milharal e constrói um pequeno estádio de beisebol, usando todas as suas economias. Depois de pronto, estrelas de beisebol do passado aparecem magicamente e começam a jogar em seu campo. Sem a colheita, o agricultor tem de enfrentar a ruína financeira, mas recusa a pressão do banco para vender seu campo. Então, ouve novamente uma voz dizendo: "Alivie a dor dele" – e, entre os espíritos que jogavam em seu campo, ele reconhece seu próprio pai, já falecido. Seu pai sonhara em ser um jogador profissional de beisebol, mas só conseguira entrar em times secundários. Frustrado em seus sonhos, o pai aos poucos se tornara um homem amargurado e triste. O lavrador havia-se distanciado do pai durante anos antes da morte do velho, mas no campo mágico pai e filho se reencontraram e fizeram as pazes. O filme termina com os dois homens brincando de lançar e apanhar a bola um para o outro. Enquanto isso, centenas de pessoas chegam ao campo, pagando ingressos para ver os outros jogadores mágicos de beisebol e resolvendo os problemas financeiros do lavrador.

Exteriormente, a história nada se relaciona com a história de Parsifal ou a de Fedot, mas o enredo é o mesmo. *Campo dos sonhos* começa com um homem no meio da vida que de uma hora para outra começa a escutar vozes e a ter visões que o levam a fazer uma coisa inusitada: construir um campo de beisebol em seu milharal. É sua vocação da meia-idade, que o chama a fazer algo que ele não consegue entender, análogo à segunda busca do Graal de Parsifal e à viagem de Fedot "não sei pra onde". A vocação do lavrador também é parecida com os chamados dos Seres do Trovão aos homens na meia-idade, na tradição dos índios norte-americanos, ordenando que um homem se torne um contrário e faça coisas malucas. No filme, o lavrador tem a visão de um campo de beisebol em seu milharal pouco antes de um temporal com trovões. Depois de construído o pequeno estádio, o agricultor também escuta a voz que lhe diz: "Alivie a dor dele". Aparece então seu pai, um homem ferido pela frustração do sonho juvenil de tornar-se um jogador de beisebol de um time importante. Pai e filho se reconciliam, repetindo o tema central do conto de Parsifal: o filho adulto cura o pai ferido e o contato com o pai cura o filho. Embora no filme não haja nenhuma figura explícita de Malandro, as vozes misteriosas, os sonhos e as visões representam o equivalente a Shmat Razum, que orienta Fedot, ou ao Espírito Santo, que ajuda Parsifal.

Um exemplo da vida real de um chamado da meia-idade parecido com o do filme vem da vida de Emanuel Swedenborg.[12] Swedenborg foi um eminente cientista sueco do século XVII; aos 55 anos começou a ter sonhos e visões impressionantes, que anotou em seu diário – um dos primeiros diários de sonhos conhecidos e que revela sua luta com o material bruto do inconsciente. Ele tinha visões do céu e do inferno, sonhos de canibalismo e encontros com anjos e demônios, remanescentes de "O rei e o espírito mau". Swedenborg temia estar enlouquecendo; de suas experiências arrebatadoras, horripilantes, escandalosas e maravilhosas, sentiu um chamado divino: anotar suas visões e transmiti-las a outros, proporcionando-lhes uma vida espiritual mais profunda. Abandonou seus diversos cargos científicos e administrativos e dedicou sua vida a escrever textos místicos e teológicos. Muitos de seus sonhos são parecidos com os que Jung teve em sua crise da meia-idade e com as imagens que Dante perpetuou em sua *Divina Comédia*. Cada um desses três homens sentiu um chamado divino aterrorizante na meia-idade. Devo acrescentar que as imagens de Swedenborg contêm numerosos temas do Graal, enfatizando o elo entre as lendas do Graal e a espiritualidade dos homens maduros.[13]

A malandragem e o chamado

A vocação de um homem na meia-idade é apenas metade da história. Quando Joseph Campbell aconselhava os homens a seguir sua felicidade e ir atrás de sua vocação, implicitamente prometia que as realidades práticas e materiais se resolveriam. Outros afirmaram essa

---

12. Swedenborg (1977, 1979), Sigstedt (1952).

13. Robert Monroe (1971) oferece um paralelo moderno em relação a Swedenborg, com experiências de sair do corpo iniciadas na meia-idade.

questão de modo mais objetivo, como fez Marsha Sinetar em seu livro *Do What You Love: The Money Will Follow* (Faça aquilo que você gosta: o dinheiro virá). Essas máximas refletem o otimismo da juventude. Qualquer pessoa na meia-idade, habituada a lutar com o mundo, achará o conselho ingênuo. E aqui entra a segunda profecia do meu biscoito da sorte: "O gênio faz o que deve. *O talento faz o que pode*".

Ao contrário do gênio, o talento se preocupa com o possível e o prático, não com o visionário e o ideal. O talento faz qualquer coisa que tenha de ser feita para realizar um trabalho e sobreviver num mundo difícil. Este é o conselho de um Malandro divino. Astuto, esperto, oportunista e até mesmo implacável, ele agarra cada situação e a aproveita ao máximo. Seu objetivo é muito prático: agarrar o momento. O Malandro ri de quem faz planos sonhadores, pois deseja resultados concretos e, fiel a seu propósito escandaloso, muitas vezes busca as recompensas mais pragmáticas: comida, sexo ou dinheiro. O que distingue as maquinações do Malandro das de um sociopata ou de um tirano egoísta é sua natureza divina e seus serviços, em última análise, prestados ao *daimon* interior, a generatividade e a um chamado do alto. Inversamente, o que separa o chamado do Malandro de sonhos indolentes e do idealismo sem praticidade é sua astúcia e seu pragmatismo, sua velhacaria. Este é o paradoxo do Malandro: une a inspiração divina ao pragmatismo ágil, o gênio ao talento. Quase milagrosamente, o Malandro integra o chamamento e o cálculo. A linguagem corrente reflete este espírito paradoxal, pois a palavra "vocação" significa tanto um chamamento divino (por exemplo, a vocação sacerdotal) como um trabalho corriqueiro e prosaico, centrado na sobrevivência ("treinamento vocacional").

Cada homem escuta na meia-idade a convocação do Malandro de maneira diferente. Para um, o chamado pode consistir em dedicação ao trabalho, para outro a dedicação à ação social, e para um terceiro, o amor pelos filhos. Um pai não pode saber o que seus filhos e filhas serão ao crescer, mas irá "não sei pra onde" e trará "não sei o quê" em nome deles. Ele fará seja lá o que for preciso para protegê-los e alimentá-los. É esse espírito que leva os pais a empregos aborrecidos e a levantar-se a cada derrota. É a astúcia e perseverança do Malandro, que se apruma depois de ser derrubado, como o joão-bobo ou os Três Patetas.

Minha discussão corre o risco de se tornar sentimental. Isso é maldição para o Malandro, de modo que aqui nos será útil uma história sobre Ananse, o Malandro da África. De modo impressionante, ela corresponde à história de Fedot e à lenda de Parsifal.

Certo dia, Wulbari, o deus supremo, cansou-se de todas as gabolices de Ananse. Assim, decidiu dar uma lição ao Malandro. Ananse era o capitão da guarda de Wulbari e o deus supremo disse-lhe para fazer uma viagem e trazer "alguma coisa". Wulbari não explicou o que desejava, deixando Ananse em palpos de aranha. O Malandro secretamente vestiu-se com penas, fingiu ser um pássaro e subiu numa árvore próxima da casa de Wulbari. O Deus Supremo viu o estranho pássaro e perguntou se alguém sabia seu nome. Ninguém sabia, mas todos disseram que Ananse devia saber. Wulbari suspirou e explicou que enviara Ananse em busca de "algo" sem lhe dizer o quê. Todos riram da entalada de Ananse e quiseram saber o que Wulbari tinha em mente. O deus contou que desejava o Sol, a Lua e a escuridão. Depois de imenso esforço e mais espertezas, Ananse voltou com as três coisas, para espanto de Wulbari![14]

Nesse conto, Ananse é o capitão da guarda do deus supremo, assim como era a posição de Fedot, o melhor artilheiro do exército, ou a fama de Parsifal como cavaleiro. O sucesso simboliza a honra e a realização dos homens na meia-idade. Ananse também se vangloria sempre, o que reflete a soberba típica dos homens na fase heróica e patriarcal. Wulbari, o deus do céu, decide colocar Ananse em seu devido lugar e diz ao Malandro para trazer "algo" – é o mesmo encargo de Fedot: ir "não sei pra onde" e trazer "não sei o quê". É a indefinida convocação dos homens de meia-idade, o chamado desconcertante e insistente. O chamado de Ananse vem do deus supremo, enfatizando a divina origem espiritual do apelo da meia-idade. Para cumpri-lo, Ananse recorre à trapaça, disfarçando-se de pássaro e escutando furtivamente o que Wulbari dizia. Por meio desse ardil pragmático, inteligente e engraçado, Ananse descobre a intenção do deus supremo e pode realizá-la. Da mesma forma, Shmat Razum ajuda Fedot pela trapaça e Parsifal recebe a ajuda do astuto Espírito Santo. Essas histórias mostram como são essenciais na meia-idade o pragmatismo e a astúcia na resposta ao chamado divino. No final, Ananse retorna com o Sol, a Lua e a escuridão, como queria Wulbari. Como este é o Deus dos Céus, o Sol, a Lua e a escuridão simbolizam sua essência. Psicologicamente, Ananse é iniciado nos mistérios da masculinidade e do masculino profundo. Mais do que isso, só

---

14. Em Radin (1952).

obtém sucesso porque uniu um apelo sublime à esperteza pragmática: o gênio e o talento, a divindade e a trapaça.

A iniciação dos homens no masculino sagrado: um exemplo

Após esta longa discussão, vamos a um exemplo da busca espiritual da vida real de um homem na meia-idade. Em seu livro *The Living Psyche: A Jungian Analysis in Pictures* (Psique viva: uma análise junguiana em quadros), Edward Edinger, analista junguiano, descreve a viagem interior de um artista na meia-idade. Comercialmente o artista era um sucesso, mas iniciou a análise porque na meia-idade sentiu que sua vida não tinha sentido. No decorrer de sua análise, criou uma extraordinária série de pinturas que mostravam seus sonhos e fantasias e traçavam sua odisséia da meia-idade. As pinturas correspondem à história de Fedot, à lenda de Parsifal e à aventura de Ananse. O pintor conhecia muito bem a psicologia junguiana e sua obra reflete muitos conceitos junguianos clássicos, como a anima e a sombra. O que impressiona é o aparecimento de temas *não* tratados por Edinger ou na literatura ortodoxa de Jung, mas claros em "Vá não sei pra onde" e na lenda de Parsifal. Os quadros mostram uma iniciação da meia-idade ao masculino profundo, uma viagem espiritual além do herói. Cito o caso de outro terapeuta para enfatizar como o enredo dos contos de homens emerge espontaneamente na terapia dos homens; um exemplo tirado de minha própria prática seria menos convincente, pois as minhas percepções sem dúvida modelariam o rumo da terapia.

Os trabalhos do artista se dividem em três grupos de ordem cronológica. O primeiro, com imagens de sofrimento, violência, conflito, aprisionamento e opressão. Esses quadros refletem o desmoronamento de suas esperanças e convicções juvenis e o conseqüente turbilhão interior. É a proverbial crise masculina da meia-idade que acompanha a desintegração dos ideais heróico-patriarcais. O tom dessa primeira série de pinturas é infernal e melodramático, cheio de imagens de tormento – é a descrição do "caminho das cinzas" que os homens tomam na meia-idade e reflete a iniciação na sombra e no lado sombrio e trágico da vida. Essa fase corresponde ao momento em que Fedot é perseguido pelo rei ou em que Parsifal é censurado pela donzela horrenda.

Depois das primeiras trinta pinturas, há uma mudança temática; agora a anima aparece com proeminência, oferecendo orientação e apoio. Corresponde ao casamento de Fedot com sua esposa anima e seu encontro com a Grande Deusa. Nas pinturas do artista, os temas da iniciação também se tornam explícitos; um quadro é lancinante: mostra o suicídio do pai do artista, um trauma de que este evitara tratar anteriormente. A pintura expõe uma questão central na viagem da meia-idade dos homens: o enfrentamento das frustrações de um pai. É o tema arquetípico do pai ferido, muito claro no rei Pescador ferido das lendas do Graal; mas o pai ferido simboliza mais do que a frustração pessoal de um pai. O pai machucado personifica também o desmoronamento de todo o paradigma patriarcal, do qual os homens se apercebem nos anos intermediários da vida. Enfrentar as falhas de um pai e abandonar o paradigma patriarcal obriga os homens a buscar algo além da masculinidade convencional.

Para o artista, a substituição emerge de modo impressionante numa pintura inspirada por um sonho. O quadro mostra um recém-nascido engatinhando e sorrindo. Perto do bebê há um cartaz a favor da Emenda dos Direitos Iguais da Constituição norte-americana e abaixo dele o artista está sentado, chupando duas formas fálicas vermelhas. Ao explicar a cena, o pintor disse que o bebê era Hermes, uma figura clássica do Malandro. O aparecimento de um Malandro numa iniciação da meia-idade é exatamente o que mostram os contos de homens: Fedot encontra Shmat Razum, Lustig fica amigo de São Pedro e Parsifal recebe a ajuda do Espírito Santo. Detalhes na pintura exploram um pouco mais o tema do Malandro. Por exemplo, no retrato, o artista tem nas mãos duas formas fálicas vermelhas. Pelo mundo afora, os Malandros são representados por símbolos fálicos semelhantes: Exu, o Malandro ioruba, muitas vezes é mostrado chupando o dedo, uma bala, um cachimbo e outros objetos fálicos. A Emenda dos Direitos Iguais inicialmente parece estranha, mas resume três aspectos básicos do Malandro: seu papel de barata tonta cultural, seu instinto de reformador social e, como se mostrará claro no próximo capítulo, sua afirmação das mulheres e do feminino.

O retrato de Hermes introduz a terceira fase das pinturas do artista, que enfatiza a morte e o renascimento, viagens bem-sucedidas, a reconciliação com os pais e a união dos opostos – temas proeminentes nos contos de homens. O tema da morte e renascimento, por exemplo, está claro nos episódios da ressurreição em "Irmão Lustig", a reconciliação de pai e filho é central na lenda de Parsifal. Malandros como Shmat Razum ou São Pedro também personificam a união dos opostos sublinhada nos quadros do artista. As três últimas obras têm especial significado, pois giram em torno de uma nova imagem:

o artista velejando à noite, seguindo uma estrela distante. O pintor explicou que a viagem marítima simboliza sua viagem pela vida, a estrela distante se referia a seu destino e seu chamado. O tema do chamado divino é mostrado em outro quadro, em que ele pintou a mão de Deus descendo dos céus, segurando um bastão comprido. O artista procura alcançar o bastão e o descreve como "a minha vocação". A pintura é uma boa ilustração do chamado divino, o elo direto entre Deus e um homem. O objetivo do chamado do artista não é esclarecido, assim como o destino de sua viagem pelo mar – de modo que, basicamente, o pintor é chamado a ir "não sei pra onde". Esse chamado divino marca o apogeu da série de pinturas e representa o objetivo final da iniciação dos homens na masculinidade amadurecida.

A experiência do artista recapitula os temas dos contos de homens, como as histórias de Fedot e de Parsifal. Os quadros ilustram de modo impressionante a busca dos homens na meia-idade. A saga começa com uma crise, quando desmoronam os sonhos heróicos. Os homens então se agarram à anima, aprendendo a reverenciar e adotar o feminino, invertendo a denigração heróico-patriarcal da deusa. Também entram no "caminho das cinzas" para chegar a bons termos com a sombra, com suas falhas, frustrações e mágoas, junto com as de seus pais. Nesse árduo momento, o Companheiro Malandro se materializa, oferecendo ajuda e conselhos; introduz uma nova forma de energia masculina, mais centrada no tratamento do que no heroísmo, mais na comunicação do que na conquista, mais na generatividade do que na glória. Enfim, o Malandro divino lembra aos homens seu chamado sagrado, uma convocação para o desconhecido. É o aspecto divino do Malandro e o rosto sagrado do masculino profundo, oculto nas sombras do paradigma patriarcal. A tarefa dos homens é seguir a convocação do Malandro, por mais excêntrica que possa parecer, com toda a malícia e pragmatismo que aprenderam em sua experiência no mundo.

Cada história que discutimos até aqui esboça diferentes aspectos da odisséia dos homens na meia-idade. A história completa só aparece quando os contos de homens são reunidos. Resta uma última saga a contar: o épico do próprio masculino profundo, a origem e história do xamã-Malandro. De onde veio ele? Por que assume tantas formas? Agora voltarei-me para este épico, juntando elementos da antropologia, da arqueologia, da pré-história e da paleontologia.

11

Um conto do masculino profundo: Parte 1 – Da Idade da Pedra à Nova Era

UM CONTO DO MASCULINO PROFUNDO

Há muitos anos, quando a humanidade despertou, nas brumas do tempo, as pessoas andavam pelo mundo em pequenos bandos de famílias, mudando-se com as estações. Os homens eram caçadores e espreitavam as renas, mamutes e bisões, usando lanças com pontas de pedra. As mulheres faziam as colheitas e juntavam frutos, nozes e raízes em cestas. As flechas e a cerâmica ainda não eram conhecidas, mas a humanidade já tinha o fogo, a linguagem, as artes e os rituais; esses quatro dons elevavam-na acima dos outros animais. Os homens e as mulheres se enfeitavam e enterravam seus mortos com oferendas, na esperança de uma vida após a morte.

Quando iam caçar, os homens primeiro se reuniam secretamente para um ritual sagrado. Dançavam, tocavam seus tambores e cantavam, louvando a caça, pedindo aos animais o dom do alimento e da vida. No rito, os homens se tornavam xamãs e pintavam desenhos de sua caça mostrando lanças que atingiam os animais ou estas criaturas apanhadas em armadilhas. As imagens eram encantadas e garantiam uma boa caçada: o que as pinturas ilustravam, magicamente aconteceria. Para proteger o poder sobrenatural, os caçadores mantinham secretas as suas pinturas, ocultando-as em lugares sagrados ou apa-

216

gando-as depois da caçada. No entanto, não confiavam apenas na magia. Quando saíam atrás da caça, disfarçavam-se com esperteza, usando peles de bisão para caçar bisões e peles de mamute para caçar mamutes. Contra o vento, eles se arrastavam furtivamente em direção aos rebanhos, até se aproximar o bastante para usar suas lanças ou, então, se escondiam perto de passagens da vau nos rios, emboscando os rebanhos em migração no momento em que os animais estavam mais vulneráveis, lutando para passar pela água.

Depois de trazer a caça, os homens dançavam e cantavam mais uma vez, agora para agradecer à caça por lhes dar a vida. Depois disso, os caçadores voltavam para o acampamento com sua caça e todos compartilhavam a fartura. Ninguém passava fome, nem os velhos nem os doentes. Depois do festim, os caçadores se reuniam para outro ritual. Juntavam os ossos de sua caça e os enterravam secretamente. Reverenciavam as criaturas que haviam sido sacrificadas para lhes dar o dom da vida e chamavam os espíritos dos animais para levantar uma nova criatura dos restos daquela morta.

Muitas vezes os caçadores voltavam de suas incursões de mãos vazias; a caça era forte e rápida demais para eles. No entanto, ninguém passava fome, porque as mulheres colhiam muitas frutas, raízes e plantas. As plantas comestíveis eram sempre confiáveis e enchiam as barrigas. Sem a fartura do trabalho das mulheres, o bando morreria de fome; mas sem a caça dos homens, que proporcionava as proteínas essenciais, o grupo também morreria: homens e mulheres eram importantíssimos para a sobrevivência, de modo que eram iguais. Na aurora da humanidade, nenhum gênero dominava o outro; um reverenciava o outro.

Cada grupo de famílias viajava por grandes extensões; quando encontravam outros grupos, eram ocasiões alegres e prazerosas, um momento para as danças e as celebrações. Os caçadores contavam uns para os outros onde a caça poderia ser encontrada; as mulheres compartilhavam seus conhecimentos do amadurecimento de frutos e raízes. Os grupos também trocavam presentes e coisas de lugares distantes. Um bando que acabava de chegar das montanhas poderia oferecer o âmbar e outro, vindo das praias, trazia conchas. Nesses encontros, homens e mulheres jovens se encontravam, apaixonavam-se e casavam. Às vezes, os recém-casados ficavam com o grupo do marido ou com o da esposa; às vezes, juntavam-se a um terceiro grupo.

Nos momentos de lazer, homens, mulheres e crianças jogavam, brincavam, contavam histórias, tocavam músicas e dançavam. Os artistas esculpiam requintadas imagens de mulheres, que cabiam na palma da mão. Feitas de pedra, marfim ou madeira, essas pequenas figuras traziam bênçãos e boa sorte; as pessoas as carregavam nas viagens. Os grupos às vezes retornavam aos locais preferidos para acampamento, ano após ano, especialmente para as áreas bem protegidas, próximas a rios. Nesses lugares, os artistas faziam retratos maiores de mulheres; as imagens de pedra abençoavam as fogueiras e protegiam as tribos. Os artistas também pintavam em cavernas, à luz de lamparinas de óleo e tochas de resina, enchendo as cavernas calcárias de magníficos animais. De tempo em tempo, as pessoas entravam nessas cavernas, olhando com espanto e admiração aquelas imagens vívidas. Em certas ocasiões, os homens se reuniam em segredo nas câmaras mais profundas das cavernas. Ali gravavam e pintavam imagens de si mesmos como caçadores e xamãs, dançando disfarçados de animais, às vezes feridos pelas grandes criaturas. Nessas câmaras ocultas, os jovens eram iniciados na vida dos caçadores e dos xamãs. Os jovens, em buscas visionárias, entravam na escuridão desse mundo subterrâneo procurando imagens que proporcionassem algum significado à sua masculinidade.

Nesses santuários, os mais velhos instruíam os jovens iniciados nas tradições secretas da masculinidade. À luz trêmula de tochas, os mais velhos falavam sobre seu senhor, o Malandro, parte animal, parte humano, e parte espírito. Ilusório e secreto como os próprios caçadores, o Malandro era o mestre dos disfarces e das artimanhas da caça, o inventor das lanças e das armadilhas. Ele observava a todos os caçadores e levava suas preces aos espíritos dos animais.

O Malandro não estava sozinho. Iguais a ele, eram as senhoras das mulheres, as Irmãs sagradas, que conheciam a arte da cestaria, os segredos das plantas, as épocas das estações e o mistério da fertilidade. Nem o Malandro, nem as Irmãs sagradas dominavam: homens e mulheres eram iguais.

Nesse tempo tão antigo, ser homem significava ser caçador, xamã e Malandro. A masculinidade era uma aventura no desconhecido, uma competição entre as criaturas mais poderosas e mais rápidas do que se poderia imaginar. Somente com a inteligência, a esperteza e as preces aos espíritos animais os homens sobreviviam e traziam o alimento para seu povo. Naquele tempo, o mundo era rico; havia uma abundância de caça e plantas comestíveis como jamais se viu depois na terra. Os homens e as mulheres não precisavam trabalhar tanto para obter comida ou abrigo para suas famílias; tinham muito mais tempo livre do que seus descendentes teriam. Era este o paraíso – mas a era de ouro não duraria para sempre.

A humanidade floresceu, com seus caçadores e coletores. Homens e mulheres trabalharam e encheram o mundo. Depois, com o passar dos milênios, o clima se alterou, a terra se tornou menos fértil e os rebanhos infinitos de animais desapareceram. A caça tornou-se mais difícil, os animais escassearam e havia cada vez mais bocas para alimentar. Por felicidade, as mulheres descobriram o segredo do cultivo dos grãos. Com o seu conhecimento das plantas silvestres e do ciclo das estações, as mulheres começaram a semear e a colher cereais silvestres, planejando conscientemente o que a natureza fizera antes por acidente. Em pouco tempo, homens e mulheres se estabeleceram em campos cultivados e aprenderam a domesticar os animais selvagens. Bodes, vacas e porcos encheram as novas fazendas, proporcionando permanentemente a carne. Os caçadores eram cada vez menos necessários e passaram para a segunda classe. Com eles, foi sua divina fonte de inspiração, o xamã-Malandro, cujos disfarces e ritos eram agora secundários. Outrora figura numinosa, secreta e sagrada, o Malandro tornou-se um anacronismo.

Na nova era agrícola, a fertilidade dos campos era essencial; pela primeira vez, a maternidade passou a ser valiosa. Muitos filhos eram um bem para os novos lavradores, pois as crianças podiam realizar numerosos trabalhos simples. Para os antigos caçadores, ter muitos filhos era um peso, pois os bebês tinham de ser carregados quando o bando viajava e as crianças não caçam. A fertilidade tornou-se muito importante para os lavradores e assim, aos poucos, o feminino eclipsou o masculino. As Irmãs sagradas, outrora iguais ao Malandro, em pouco tempo fizeram sombra a este. A Deusa Mãe emergiu e logo reinava sobre o mundo, regendo a produtividade dos campos e das famílias. A humanidade pedia-lhe ajuda em tempos de necessidade e o Malandro tornou-se figura secundária, mero consorte da Deusa Mãe. Ao mesmo tempo, os xamãs foram substituídos por sacerdotes e sacerdotisas. A dança desenfreada e as visões em êxtase deram lugar a rituais organizados e a dogmas coletivos. A religião tornou-se confiável e previsível, como os ciclos das estações, tão vitais para os lavradores. A Deusa Mãe ganhou tal importância que os homens eram sacrificados para apaziguar sua ira ou para assegurar a fertilidade da terra. Ser homem já não significava ser um caçador, um xamã ou um Malandro, mas um servo da Grande Deusa, um consorte ou companheiro das mulheres.

À medida que se fixavam em aldeias permanentes, as pessoas começaram a juntar posses. Enquanto seus ancestrais nômades mantinham poucos objetos que podiam ser carregados de um acampamento a outro, os agricultores começaram a acumular grãos e cerâmica, rebanhos de animais e construções. Pela primeira vez na história da humanidade, surgiram as grandes desigualdades entre ricos e pobres. Aumentaram as tensões sociais, agravadas por uma população cada vez maior, pela incerteza do clima e fomes periódicas. Quando suas colheitas falhavam, os lavradores não podiam mudar-se para terras mais férteis, como seus ancestrais caçadores, porque todos os territórios agora tinham donos e estavam ocupados. A terra só poderia ser tomada à força; estava pronto o cenário para uma nova invenção assustadora: a guerra. A luta já não se dava mais entre dois indivíduos que discutiam e chegavam aos socos, como entre os antigos caçadores; eram agora batalhas organizadas e friamente planejadas. O objetivo era a tomada de terras, rebanhos e o saque de bens preciosos.

Para sobreviver, os lavradores se mudavam para aldeias fortificadas; os homens se tornaram guerreiros. O instinto masculino, afiado por milênios de caçadas e descuidado no início da era agrícola, tendia a ter novo uso: matar pessoas, em vez de renas ou bisões, agarrar o ouro e o poder, em vez do alimento. Os guerreiros se organizavam em torno de líderes carismáticos, que se tornavam chefes. Por sua vez, os chefes assumiam o controle da vida da aldeia, controlavam os suprimentos e dirigiam homens e mulheres em nome da defesa. Pela primeira vez, emergia uma hierarquia de poder; o chefe no topo, os guerreiros em seguida e todos os demais abaixo deles. Logo apareceram os reis, donos de autoridade absoluta de chefes de guerra mesmo em tempos de paz. Inventou-se a escravidão; cativos de guerra e seus descendentes eram obrigados a trabalhar contra sua vontade. A riquíssima arte do período da agricultura pacífica, com sua complexa cerâmica e sua delicada joalharia, foi substituída por espadas, escudos e lanças. A mentalidade do assédio em breve dominava todos os aspectos da cultura.

Nesses tempos perigosos, o guerreiro tornou-se o ideal da masculinidade. Nascera o arquétipo do herói: meninos eram ensinados desde cedo a ser destemidos, agressivos e implacáveis na luta. Agora os meninos eram preferidos às meninas por simples questões de sobrevivência: eles se tornariam guerreiros; guerreiros eram perdidos nas batalhas e constantemente eram necessários outros guerreiros. Nos assédios, eram alimentados os homens que lutavam, as mulheres

220

não. Os guerreiros também começaram a tratar suas próprias mulheres como escravas capturadas na guerra. O patriarcado tomou forma, substituindo a cultura feminina dos primeiros lavradores, assim como os lavradores haviam tomado o lugar dos primeiros caçadores-coletores igualitários. Desse momento em diante, ser homem significava ser guerreiro, matar sem medo ou remorso, dominar as mulheres e aspirar a ser um chefe dominante.

No reino da mitologia, deuses-guerreiros destronavam a grande Deusa Mãe. Outrora benéfica e amada, a Deusa Mãe foi remoldada como um ser malévolo e destrutivo. O rei-guerreiro tornou-se a fonte de luz, da bondade e da glória e matou a Deusa Mãe. O mito refletia a realidade, porque na vida real os guerreiros conquistaram os lavradores pacíficos. A Deusa Mãe foi empurrada para a escuridão e com ela, o Malandro. Talvez ainda mais do que a Grande Mãe, o caçador-Malandro ameaçava a nova ordem patriarcal: ele se opunha à guerra, à desigualdade e ao acúmulo – mas era forte, bravo e independente demais para ser descartado como covarde. Assim, o patriarca transformou o Malandro em demônio e o exilou.

No entanto, o Malandro se desenvolvera durante muito tempo nos ossos dos homens para ser completamente esquecido; vinha à tona em histórias e sonhos, brotando espontaneamente do inconsciente. Assumindo numerosos disfarces, escapou à censura do patriarca e emerge nos contos de homens de hoje. É difícil entender a linguagem do Malandro depois de milênios de desuso, mas suas palavras são essenciais para homens e mulheres. Ele chama a humanidade para um período muito antigo, em que os homens eram caçadores espertos, não heróis mortíferos; eram xamãs e não senhores de escravos; eram parceiros das mulheres e não seus dominadores. É o modelo original da masculinidade e encarna o masculino profundo no sentido literal – profundo no tempo e profundo na alma masculina.

Parte 1 – Da Idade da Pedra à Nova Era

A origem do Malandro

Ao contrário de outras histórias neste livro, esta não é um conto de fadas. É uma saga que se relaciona com fatos da antropologia, arqueologia, pré-história e paleontologia. Mas esta não é a História pura, pois não conhecemos os detalhes exatos da vida no passado distante, quando não havia registros. Assim, minha história é em parte inventada; é menos ciência e mais do que mito – digo isso por causa de sua importância para as pessoas de hoje. A História derruba diversos mitos falsos a respeito da masculinidade, que hoje oprimem homens e mulheres.

O meu conto do masculino profundo reivindica cinco pontos básicos. Primeiro, o arquétipo do xamã-Malandro surge em culturas caçadoras nômades e reflete especificamente sua maneira de viver. Segundo, o caçador é diferente do guerreiro-caçador – esses dois são considerados o mesmo, pois ambos matam, o que é um falso mito. O caçador e o guerreiro refletem duas culturas completamente diferentes e dois ideais também diferentes da masculinidade. Na verdade, afirmo que o caçador e o Malandro oferecem alternativas aos homens modernos para o herói e o patriarca.

Em terceiro lugar, as culturas caçadoras constituem a primeira forma da sociedade humana. O caçador-Malandro é um dos arquétipos mais antigos. Essa afirmação contradiz um mito que é popular hoje: a teoria de que a Grande Deusa Mãe dominava a mitologia antiga. Contudo, as Deusas Mães surgiram nas comunidades *agrícolas*, que evoluíram milênios depois dos caçadores-coletores. Este é o quarto aspecto em meu conto sobre o masculino profundo: o xamã-Malandro é mais antigo do que a Deusa Mãe. No entanto, ele tem um paralelo: o arquétipo do feminino profundo, incorporado em mitos e lendas, como as Irmãs divinas. Assim como o caçador-Malandro, as Irmãs selvagens refletem a forma de vida do caçador-coletor e antecedem a Grande Deusa. O quinto e último aspecto em minha saga é uma afirmação das feministas: a cultura patriarcal surgiu *depois* da Deusa Mãe. Isto derruba outro mito, de que o herói e o patriarca representam a base da psique masculina. Na verdade, a vida do guerreiro-rei é o mais recente e mais curto capítulo na história da masculinidade.

Esses cinco aspectos têm profundas implicações práticas para os homens e mulheres de hoje. Discutirei uma por uma essas afirmações, apresentando provas e evidências, sua pertinência nos contos de homens e na psicologia masculina, e a visão resultante de homens e mulheres em um novo tipo de sociedade.

O caçador e Malandro

A antropologia afirma claramente o primeiro ponto: o arquétipo do xamã-Malandro impulsiona as culturas nômades caçadoras, como os kungs da África, os inuits da América do Norte e os aborígenes australianos.[1] Isso significa que o xamã-Malandro não é uma abstração. O arquétipo reflete uma forma de vida particular que é inteiramente prática. Os traços do xamã-Malandro refletem muito de perto os aspectos dos caçadores nômades. Antes de mais nada, os caçadores quase sempre são homens, como os Malandros. Normalmente, as mulheres não caçam, mas colhem frutos, legumes, verduras e raízes. Caçadores e Malandros são arquetipicamente homens. Em segundo lugar, para serem bons caçadores, os nativos devem ser Malandros. Os aborígenes australianos se disfarçam de emas quando caçam essas aves gigantes, exatamente como os bosquímanos da África usam disfarces emplumados quando perseguem avestruzes. Da mesma forma, antes que os espanhóis trouxessem cavalos e armas de fogo para as Américas, os índios das planícies norte-americanas disfarçavam-se de búfalos para se aproximar o bastante dos rebanhos e matar algum animal. Sem dispor de armas poderosas, os caçadores primitivos têm de ser Malandros; preferem atacar os grandes animais, como leões-marinhos e ursos, quando estes estão dormindo ou hibernando (algo que um guerreiro-herói desdenha fazer). O caçador recorre à trapaça ou esperteza para sobreviver e, eu diria, esta é a primeira razão para as ilusões do Malandro. Suas artimanhas não se originam em um espírito criminoso, mas na competição do caçador com animais maiores, mais rápidos e mais temíveis do que ele. Os Malandros recorrem à astúcia por necessidade, como discutimos no Capítulo 5. No âmago do espírito do Malandro e no coração da psique masculina há um instinto de sobrevivência bastante criativo.

No entanto, o caçador não está preocupado apenas com a própria sobrevivência ou com seus ganhos. Os caçadores fornecem alimento para seu povo; em quase todas as culturas nômades, os bons caçadores dividem o que obtêm com todos em sua tribo. Ninguém deve passar fome.[2] Para seu povo, os caçadores são as fontes do ali-

---

1. Campbell (1959, 1988), Lewis-Williams e Dowson (1988), Hays (1963), Radin (1957), Walsh (1990).

2. Refiro-me aqui aos caçadores com mobilidade ou nômades, como os aborígenes australianos ou os kungs, da África. Os caçadores com residência fixa, como os índios norte-americanos, são muitíssimo diferentes.

mento, da abundância e da vida. Esse é um tema evidente nos contos de homens, como "Irmão Lustig", em que o ex-soldado dá boa parte de sua comida e seu dinheiro para três mendigos; da mesma forma, o primeiro presente do Vento Norte ao pobre camponês é uma caixa mágica que fornece comida; Shmat Razum está sempre preparando refeições para as pessoas. A ênfase na alimentação em contos de homens me surpreendeu – mas faz sentido, quando lembramos que o Malandro está ligado às culturas caçadoras. O papel masculino, em primeiro lugar e antes de mais nada, é o de provedor; os logros do Malandro servem a um propósito generoso: a alimentação de seu povo.

A caça é incerta e muitas vezes perigosa, por isso os caçadores recorrem à magia. É nesse aspecto que o xamã vem à frente do palco. Embora menos conhecida do que suas práticas de cura, uma importante função dos xamãs nas culturas aborígenes é assegurar a boa caçada.[3] Entre os ojibways da América do Norte, antes que os caçadores saíssem para a expedição, um xamã fazia um desenho mágico da caça procurada com uma flecha atingindo o coração do animal, para orientar a arma a seu alvo. No Ártico, os xamãs inuits chamavam os espíritos guardiães dos animais, pedindo uma caçada abundante; os bosquímanos san, da África do Sul, dançavam em êxtase para obter sucesso na caçada – nessas danças, alguns homens entravam em transe xamânico e diziam transformar-se em leões. Como homens-leões, os xamãs-caçadores ajudariam seus camaradas humanos a encontrar e matar animais para sua alimentação.

O caçador e o xamã-Malandro estão unidos numa antiga maneira de viver. Tão estreitamente relacionados estão os três papéis que podemos falar de um arquétipo combinado, o "caçador-xamã-Malandro" – uma denominação estranha; assim, usarei "Malandro" como termo geral, e também "caçador-Malandro" ou "xamã-Malandro". Os três representam diferentes aspectos de um tipo de vida integrada e masculina, um modelo coerente da masculinidade. O arquétipo também se distingue do herói e do patriarca, o que me leva ao segundo ponto em meu conto do masculino profundo.

---

3. Anati (1983), Davis e Reeves (1990), Hays (1963), Hoffman (1891), Lewis-Williams e Dowson (1988), Maringer (1956), Schrire.(1984).

Caçador versus *guerreiro*

O caçador não é um guerreiro. Tradicionalmente, são ambos considerados da mesma forma, pois os dois matam intencionalmente. Esta é uma visão bastante equivocada e muito nociva tanto para os homens quanto para as mulheres. Em primeiro lugar, caçadores matam animais e não homens. Os caçadores nômades costumam ser pacíficos e evitam o derramamento de sangue humano.[4] Esta afirmação pode surpreender, já que muitas culturas aborígenes dão ênfase à caça e também exaltam as virtudes do guerreiro – como as tribos da África, das Américas e do Pacífico, por exemplo. Entretanto, essas sociedades de guerreiros-caçadores estão em geral sob ataque, como aconteceu com os índios norte-americanos, no século XIX, que recorreram às guerras para se defender dos colonizadores europeus. Em outros casos, especialmente na África, na América do Sul e na Nova Guiné, as culturas dos caçadores-guerreiros dependiam do cultivo de plantas e da criação de animais para a sobrevivência, não exclusivamente da caça. Presos à terra e a seus animais, os lavradores guerreiam para defender suas propriedades de outras tribos. Os caçadores nômades, ao contrário, não têm lavouras, colheitas ou animais domesticados para roubar. Os animais preferidos dos caçadores, como o búfalo e o antílope, têm grande mobilidade e se movimentam por imensos territórios, impossíveis de serem defendidos ou reclamados como propriedade privada. Os caçadores nômades também são pacifistas por razões pragmáticas: a cooperação com outros bandos é a melhor estratégia para a sobrevivência.[5] Compartilhando alimento, água e informações entre si, os caçadores em movimento asseguram que qualquer grupo que esteja passando por um momento de má sorte para encontrar o alimento possa contar com a ajuda dos outros bandos. A cooperação proporciona uma rede de segurança e se opõe à característica da competição entre os heróis.

Os contos de homens refletem a distinção entre o caçador-Malandro e o guerreiro. "Vá não sei pra onde" é especialmente claro sobre esse ponto. No início, a história *diz* que Fedot é um soldado, mas o *apresenta* caçando para sobreviver. Ele também sai à *caça* do cervo

---

4. Hadingham (1979), Glantz e Pearce (1989), Lee e DeVore (1968), Pfeiffer (1982). Cf. as culturas da pesca, que se desenvolveram depois.

5. Dickson (1990), Glantz e Pearce (1989), Ingold *et al.* (1988), Lee e DeVore (1968), Pfeiffer (1982), Price e Brown (1985), Schrire (1984).

de ouro e depois de "não sei o quê". Ele age como um guerreiro apenas no final da história, quando o rei o ataca diretamente. Portanto, embora seja dito que é um guerreiro, Fedot é realmente um caçador.

Outras histórias de Malandros esclarecem ainda mais essa distinção pois, de fato, eles zombam do modo de vida guerreiro e preferem o pacifismo. Wadjunkaga, o Malandro winnebago, por exemplo, uma vez foi chamado para uma festa de guerra. Compareceram todos os guerreiros da tribo, trazendo as melhores comidas, como era costume. Após Wadjukaga comer sua porção, destruiu sua bagagem de guerra, o que era um sacrilégio impensável. A festa de guerra era um ardil para a boca livre e para zombar dos costumes dos guerreiros! Da mesma forma, Odisseu, "o grego esperto", opôs-se à guerra de Tróia e fingiu insanidade para evitar ser recrutado para o exército grego – mas o estratagema foi descoberto e ele teve de entrar na guerra.

O caçador-Malandro é um pacifista e se opõe ao herói-guerreiro. Afinal de contas, a palavra "herói" deriva da palavra do grego antigo para "guerreiro".[6] A função original dos heróis é guerrear e matar gente. O caçador-Malandro oferece uma alternativa aos homens para essa tradição manchada de sangue; ela rompe especialmente a dicotomia heróica tradicional entre os "homens de verdade", que lutam entre si, e os "maricas", que evitam a batalha. Ainda que aparentemente paradoxal para homens criados em uma tradição heróica, o caçador é valente e, mesmo assim, pacífico. Ele persegue bravamente a caça perigosa, mas é delicado com as pessoas. O caçador-Malandro personifica uma forma de bravura masculina há muito desmerecida, mas profundamente importante para a sociedade moderna.

Os caçadores mantêm a paz entre si com uma série de técnicas criativas que proporcionam sugestões interessantes para os homens de hoje. Quando ocorrem discussões entre caçadores, o que é inevitável, os homens mantêm a briga em um nível pessoal, limitada aos envolvidos. Para isso, os caçadores usam muitas vezes batalhas rituais, como a luta livre ou partidas de boxe, mas o combate é impedido antes que algum dos dois seja seriamente ferido. Em compensação, quando surgem desacordos em culturas patriarcais e guerreiras, a briga normalmente chega a duelos mortais em que um homem é morto. A "honra" de família também entra em discussão e os clãs assumem as dores de seus parentes, o que gera uma longa série de *vendettas*. As culturas caçadoras arrefecem as brigas, enquanto as culturas guerrei-

---

6. Evans (1988).

ras as glorificam. O caçador-xamã se baseia na mediação e na negociação; o herói-patriarca recorre ao combate e à conquista.

O caçador-Malandro também usa a "fissão" para resolver os desacordos. Quando, em um bando de caçadores-coletores, duas pessoas não podem suportar uma à outra, uma simplesmente sai do grupo e se junta a outro. Os indivíduos não são obrigados a obedecer a outros ou a aceitar as decisões do grupo das quais discordem. Os lavradores, ao contrário, estão presos à terra e não podem mudar-se facilmente. São obrigados a usar a autoridade e a coerção para manter a harmonia social. "Irmão Lustig" mostra a maneira de ser dos caçadores quando Lustig e São Pedro se separam, pois o soldado continua recolhendo as recompensas: em vez de usar sua autoridade patriarcal e tentar dominar Lustig, os dois se separam amigavelmente.

Os caçadores nômades toleram muitas visões diferentes de mundo e praticam uma forma muito antiga de pluralismo, o que ajuda a explicar por que o Malandro é um pluralista, como vimos em "O rei e o espírito mau". Na sociedade multicultural e multirracial de hoje, são essenciais a tolerância e o pluralismo. A insistência patriarcal em uma única autoridade e em um único ponto de vista não funciona. O caçador-Malandro aborígene oferece um conselho muito melhor.

Os caçadores usam técnicas criativas de transe para resolver conflitos, baseadas na força do xamã-Malandro. Entre os kungs africanos, quando dois homens discutem, faz-se uma celebração xamanística e os briguentos são obrigados a dançar próximos um ao outro, até entrarem em transe extático. Quando voltam à consciência, a hostilidade está esgotada. Da mesma forma, quando chega um estranho no acampamento, os kungs fazem uma dança de transe e desta experiência do êxtase vem a ajuda para diluir o medo e a suspeita provocados por estranhos.[7] Os mbutis, outra cultura caçadora, e muitos aborígenes australianos também usam a dança para amainar as tensões pessoais. As culturas guerreiras, ao contrário, usam a dança para provocar o furor assassino. As danças de guerra, comuns nas culturas guerreiras, incitam os homens jovens a superar seus escrúpulos naturais em relação à morte, para melhor chacinarem os inimigos. O caçador-xamã faz uso pacífico do transe, o que é bastante instrutivo para os homens de hoje. O objetivo dos estados alterados de consciência, insiste o caçador-Malandro, não é o deleite individual ou a concessão pessoal,

---

7. Campbell (1988), Dickson (1990), Ingold *et al.* (1988), Price e Brown (1985), Schrire (1984).

como normalmente se pensa hoje. As drogas psicodélicas, a dança, a percussão, a meditação ou os rituais de transpiração originalmente eram métodos para a *resolução de conflitos comunitários*, visando à harmonia social, não ao prazer individual. Esses precedentes oferecem uma cura para a sociedade de hoje.

O caçador-Malandro difere também de outra maneira do herói-guerreiro. Os caçadores matam a caça com reverência e gratidão.[8] Como os kungs africanos ou o inuits da América do Norte, os caçadores "negociam" com sua caça, pedindo permissão e perdão, antes de matar o animal. Depois disso, também agradecem à criatura, e tratam com respeito os despojos. Para o caçador, os animais são seres sensíveis, iguais ou até mais sábios do que eles próprios. Os soldados desumanizam seus oponentes e tratam o inimigo como criaturas inferiores, subumanas – isso se evidencia na propaganda de tempos de guerra, em que o "inimigo" é apresentado como uma besta assustadora. A desumanização elimina todos os limites para a agressividade; a conseqüência é a brutalidade da guerra. Muitas vezes os guerreiros tripudiam suas vítimas, mutilando-as, tomando escalpos ou guardando as cabeças como troféus. Não respeitam as vítimas, como os caçadores reverenciam sua caça.

Respeitando o sacrifício que o animal faz por eles, os caçadores reconhecem que seu ganho decorre da perda do animal. Ele vive porque o animal morre. É uma visão da soma zero, característica do Malandro, como discutimos em "O pequeno camponês" e "Irmão Lustig". O caçador-Malandro reconhece o custo de seu ganho pessoal para os outros. Por outro lado, para o guerreiro, o triunfo e a glória pessoal são tudo. A derrota, a humilhação e a morte do inimigo são deixadas de lado ou racionalizadas de alguma forma. O guerreiro olha apenas para seu lado na equação, ao contrário do caçador, que vê o quadro inteiro. A visão holística da soma zero do caçador-Malandro é essencial no mundo encolhido de hoje, em que a fumaça de uma comunidade provoca chuva ácida em outra e os privilégios de um grupo étnico se baseiam nas desvantagens de outro. O enfoque do herói em sua vantagem pessoal coloca em risco a sobrevivência humana, ao passo que o realismo da soma zero do caçador promove o desenvolvimento sustentado.

---

8. Baynham (1991), Hays (1963), Nelson (1991), Radin (1957), Van der Post (1991).

O espírito do caçador-Malandro: igualdade e partilha

Outros aspectos do caçador-Malandro o distinguem do herói-patriarca. Uma característica do rei-guerreiro, por exemplo, é denegrir o feminino e dominar as mulheres. O caçador-Malandro, ao contrário, respeita o feminino e trata as mulheres como suas iguais. A atitude igualitária do Malandro reflete o espírito dos caçadores nômades, em que homens e mulheres são ambos essenciais para a sobrevivência.[9] A caça é imprevisível para os homens, de modo que a colheita de frutos e grãos silvestres feita pela mulheres é que realmente provê a alimentação em termos de peso e calorias – mas a caça é essencial, pois a carne supre as proteínas ausentes nos vegetais. Além do mais, a carne é valorizada acima de todos os outros alimentos: homens e mulheres caçadores-coletores consideram-se famintos se comeram apenas vegetais, sem a carne.[10] Os caçadores-coletores traçam suas linhagens pelo pai e pela mãe, e não pela linha paterna, como as culturas patriarcais. O lado materno é igualmente valorizado.[11] Embora as culturas caçadoras nômades em geral sejam consideradas "primitivas", seu espírito igualitário é espantosamente moderno e se adapta muito bem tanto ao feminismo quanto ao movimento dos homens. O caçador-Malandro respeita as mulheres e afirma a bravura dos homens.

Entre os caçadores nômades, a igualdade também existe entre os próprios homens. Normalmente eles não têm um "chefe" único regendo todas as questões da tribo. Este fato se opõe ao herói e patriarca, que habitualmente cria hierarquias governadas por um único chefe. Entre os caçadores, um homem pode liderar as incursões, por sua habilidade em seguir pistas, outro se encarrega do julgamento das brigas por sua diplomacia e um terceiro pode supervisionar a mudança para novos locais, por seu talento de encontrar boas trilhas. Os bosquímanos africanos reforçam a igualdade entre os homens tendo

---

9. Campbell (1959), Dickson (1990), Ingold *et al.* (1988), Lee e DeVore (1968), Lerner (1986), Pfeiffer (1982), Price e Brown (1985), Sanday (1981). Observe que ocorre uma igualdade relativa entre os caçadores-coletores *nômades*. Além do mais, quando se reúnem em grandes grupos para rituais, os caçadores-coletores nômades seguem temporariamente um padrão hierárquico.

10. Dickson (1990), Lee e Devore (1968).

11. Naturalmente, há algumas exceções. Muitos aborígenes australianos e tribos esquimós são menos igualitárias do que os kungs. No entanto, essa desigualdade pode ter começado em tempos recentes (Lamb, 1982).

como referência um traço digno do Malandro: o humor. Quando um caçador mata um antílope, os outros costumam descrever a caça como um velho bicho, ossudo e doente, que nem valeria a pena carregar para o acampamento. Espera-se que o bom caçador concorde e prossiga na brincadeira. Há brincadeiras semelhantes entre os inuits do Alasca, os aborígenes australianos e os pigmeus africanos, para não falarmos nos vestiários masculinos de hoje. O humor contrabalança o *status* desigual entre os homens e é uma forma de sátira do Malandro – que brinca com heróis e autoridades, para nivelar as diferenças de poder e prestígio.

Hoje, o espírito de igualdade e pluralismo do caçador tem especial importância. O *baby boom* está chegando na meia-idade e muitos homens competem por algumas poucas posições da autoridade patriarcal tradicional. A maioria dos homens ficará de fora, sentindo-se frustrada e insatisfeita. O caçador-Malandro oferece uma alternativa, uma visão de muitos líderes em domínios diferentes, usando talentos específicos e não um patriarca dominando a todos. Esse espírito pluralista é igualmente importante para as mulheres. Enquanto as organizações tiverem uma hierarquia de poder, o modo de vida masculino do patriarca e do guerreiro continuará dominante. Para obter sucesso nesse contexto, as mulheres têm de adotar atitudes masculinas. Elimine-se a hierarquia e novos mundos se abrirão. Feministas como Riane Eisler apresentaram modelos alternativos para organizações, baseados em redes horizontais típicas dos relacionamentos das mulheres entre si, em vez de hierarquias masculinas. Inconscientemente, muitos homens se opõem a esses paradigmas femininos, receosos de perder sua masculinidade nesse tipo de sistema. Aqui, o caçador-Malandro oferece ajuda, pois personifica um espírito *masculino* de igualdade, negociação e pluralismo, um paradigma de cooperação e valentia masculina, segundo as tradições femininas.

Embora os Malandros roubem, é característico que dêem a outros seu butim. Não se vangloriam de riqueza, o que reflete outra impressionante diferença entre caçadores e heróis. Movimentando-se constantemente, os caçadores-coletores não podem acumular propriedade; portanto, não ocorrem diferenças marcantes de riqueza. As culturas heróico-patriarcais, ao contrário, concentram-se no acúmulo; um motivo sério para a guerra é a tomada de territórios e bens de outras tribos, para acumular mais riqueza. O capitalismo moderno perpetua o tema; hoje, muitas vezes a masculinidade de um homem é julgada pelas suas posses. Os contos de homens, como "Irmão Lustig", ilustram a aversão do caçador-Malandro ao acúmulo: Lustig rouba dois gansos mas entrega um aos dois jovens famintos. Lustig não utiliza sua mochila mágica para acumular riqueza para si mesmo e também não aceita a oferta de emprego seguro do senhor agradecido pela eliminação dos demônios de seu castelo. Lustig prefere voltar à estrada; está mais perto do caçador nômade do que do herói aquisitivo e territorial.

Os caçadores-coletores nômades não acumulam bens, pois não têm como levar consigo cargas pesadas indo de um lugar a outro. Hoje, também não podemos acumular objetos, mas por outra razão: os recursos da terra estão se esgotando e o desperdício está sujando o planeta. Temos de viajar com menos peso, como os caçadores-coletores nômades. O acúmulo do herói tornou-se fatal, enquanto a generosidade do Malandro preserva a vida.

O caçador-Malandro e a Grande Mãe

De maneira geral, os estudiosos da Pré-história concordam que os seres humanos foram caçadores-coletores no período Paleolítico, a Idade da Pedra Lascada – *paleo* significa "antigo" e *lithos*, "pedra".[12] Esta é a terceira tese em minha saga do masculino profundo: os caçadores-coletores representam a forma original da cultura humana. A era paleolítica se estende desde a aurora da raça humana, talvez há 75 mil anos, até a invenção da agricultura, há uns 10 mil anos. É o primeiro capítulo do drama da humanidade e o mais longo de todos. Os homens foram caçadores-coletores durante cerca de 65 mil anos, agricultores por uns 10 mil apenas. Como o xamã-Malandro é muito importante para os caçadores-coletores nômades que sobrevivem hoje, o arquétipo provavelmente foi igualmente essencial para os caçadores-coletores paleolíticos.

Aqui vamos contra uma teoria popular hoje: a idéia de que, no início, a cultura humana estaria centrada na Deusa Mãe e no feminino, e de que eram as mães e as mulheres quem dirigiam a sociedade e não os homens. É a teoria das origens "matriarcais" da humanidade (de *mater* ou "mãe" e *archein*, "governo"). Os junguianos gostam

---

12. Campbell (1988), Dickson (1990), Ehrenberg (1989), Fagan (1990), Gamble (1986), Glantz e Pearce (1989), Hadingham (1979), Ingold *et al.* (1988), Lee e DeVore (1968), Maringer (1956), Pfeiffer (1982), Price e Brown (1985), Schrire (1984), Wymer (1982).

muito dessa teoria, e eu também, quando comecei a trabalhar com os contos de homens. Entretanto, diante das evidências, percebi claramente que a visão do matriarcado é incorreta.

Esse ponto é importante para compreender a psicologia dos homens, pois elimina um erro persistente e pernicioso. Se a cultura humana fosse matriarcal em sua origem, então a maternidade e o feminino seriam os princípios fundamentais da psique. Portanto, o masculino seria derivado e secundário. Para que os homens mantivessem qualquer sentido de identidade e independência masculina, teriam de rejeitar vivamente o maternal e o feminino. Assim, os homens inevitavelmente temeriam, fugiriam e lutariam contra o feminino, segundo a teoria matriarcal.

Não obstante, a antropologia não conseguiu apresentar nenhum exemplo de uma sociedade verdadeiramente matriarcal, em que as mulheres governassem os homens.[13] Se o matriarcado fosse fundamental para a cultura humana, apareceria em alguma sociedade. Além disso, um exame detalhado de culturas outrora consideradas matriarcais – os iroqueses da América do Norte, os timoreses da Indonésia e algumas tribos aborígenes australianas, por exemplo – revela que essas sociedades são na realidade "matrilineares". Isso significa que elas traçam a herança pela linha materna (daí a expressão "matrilinear") e não pela paterna. Embora as mulheres controlem certos domínios, como a vida doméstica, e tenham grande influência em determinadas questões políticas, os homens tradicionalmente exercem uma autoridade maior. A propriedade, por exemplo, é herdada pela mãe e não pelo pai, mas é o *irmão* da mãe quem controla a riqueza. Mesmo nas culturas em que as figuras femininas dominam a mitologia, como na Indonésia oriental ou entre os arandas australianos, os homens mantêm o controle da vida tribal e olham com superioridade para as mulheres.[14]

Dada essa nova evidência, os que propõem o matriarcado revisaram sua teoria. Segundo as novas idéias, as primeiras culturas humanas estão centradas na maternidade e nas Deusas Mães, mas as mulheres não governam os homens: os dois sexos compartilham o poder. As sociedades humanas eram inicialmente "matrifocais" e não matriarcais; centradas na mãe e não regidas pela mãe. As evidên-

---

13. Gewertz (1988), Lerner (1986), Sanday (1981).

14. Uma analogia moderna é útil: a publicidade hoje está cheia de imagens de mulheres, de modo que um arqueólogo do futuro poderá concluir que as mulheres dominassem as culturas de hoje. Ver Ehrenberg (1989), Lerner (1986).

cias da arqueologia confirmam essa teoria revisada. Marija Gimbutas mostra que cidades como Catal Huyuk, na Turquia, ou Minos, em Creta, aparentemente veneravam uma Deusa Mãe e não um deus patriarcal; o feminino parece ter sido mais reverenciado do que o masculino.[15] É importante fazer a distinção entre o Paleolítico, ou a "Idade da Pedra Lascada", e o neolítico, ou a "Idade da Pedra Polida". O Paleolítico foi o período dos caçadores-coletores e o Neolítico, o dos agricultores. *As evidências a favor de culturas matrifocais vêm do Neolítico, não do Paleolítico.*[16] Catal Huyuk e a civilização minoana eram sociedades agrícolas, neolíticas. A questão central é saber se as Deusas Mães também reinavam sobre os caçadores-coletores.

A antropologia diz que a resposta é não. As tribos de caçadores-coletores que ainda existem não são matrifocais e não veneram as

---

15. Eisler (1987), Ehrenberg (1989), Gewertz (1988), Gimbutas (1982, 1989), Lerner (1986), Maringer (1956).

Muitos estudiosos falam em *uma* Deusa Mãe. No entanto, as Deusas Mães eram divindades locais; não sabemos claramente se as culturas pré-históricas identificavam-nas todas com uma única Deusa Mãe. Na verdade, esta última idéia talvez seja originária da tradição patriarcal, que unificou diferentes culturas e tribos sob uma só lei.

16. Os escritores às vezes esquecem a distinção entre Paleolítico e Neolítico. McCully (1984), por exemplo, cita a pesquisa arqueológica em Catal Huyuk como prova de culto matriarcal – mas Catal Huyuk é *Neolítico*.

Embora Gimbutas (1989) faça a distinção entre Neolítico e Paleolítico, ela apresenta interpretações idiossincráticas deste último. Por exemplo, ela afirma que a famosa cena representada no "santuário" da caverna de Lascaux representa uma vulva e significa a dominância do feminino. Que eu saiba, nenhum estudioso da arte pré-histórica apresentou semelhante interpretação. Além do mais, esse tipo de figuras e sinais femininos são raríssimos em sítios arqueológicos localizados em cavernas, como o santuário de Lascaux; sobretudo, o que Gimbutas enxerga como "vulva" não é a "vulva" típica do Paleolítico.

Eisler (1987) diz que os poderes de profecia ou oraculares eram inicialmente associados a deusas e mulheres e não a deuses e homens, citando o oráculo de Delfos como um bom exemplo. Eisler se esquece da função oracular e profética dos xamãs nas sociedades caçadoras-coletoras, anteriores aos povoamentos agrícolas do Neolítico.

Há uma ironia neste ponto. Historiadores feministas já demonstraram que os primeiros pesquisadores, instruídos na tradição patriarcal, ingenuamente pressupunham que os homens sempre houvessem dominado as mulheres, deixando de lado ou eliminando evidências de antigas culturas da Deusa, em que as mulheres eram poderosas. Na tentativa de resolver o desequilíbrio, as feministas às vezes cometem equívocos semelhantes, deixando de lado as evidências de um período ainda mais antigo: o dos caçadores-coletores do Paleolítico.

Deusas Mães (ou deuses patriarcais).[17] Naturalmente, não podemos pressupor que os caçadores contemporâneos sejam modelos precisos da cultura do Paleolítico, mas são os exemplos vivos mais próximos dos seres humanos pré-históricos.[18] Algumas tribos caçadoras esquimós e siberianas falam de uma "mãe dos animais". Embora amplamente comparadas com as Deusas Mães, esta "mãe dos animais" difere bastante das Grandes Deusas das sociedades agrícolas.[19] A mãe esquimó, dos animais, por exemplo, não gera nem dá vida a criaturas. Em algumas histórias, ela é apenas o espírito de uma mulher morta que desceu ao fundo do mar e de alguma forma adquiriu controle sobre seus animais. Ela também não é a principal personagem mitológica, pois as mesmas culturas descrevem um ser supremo que vive no céu e é do sexo masculino (embora ele pouco faça que afete os seres humanos). A mãe dos bichos é considerada mais um espírito guardião dos animais. O guardião entre os caçadores-coletores é explicitamente do sexo masculino, como os pigmeus africanos, os yukaghires e os chukchis da Sibéria, os yaghans da América do Sul.

Os caçadores-coletores nômades hoje existentes também são igualitários e, como já discutimos, nem homens nem mulheres são considerados mais importantes. Esta é uma segunda razão para acreditar-se que os caçadores-coletores do Paleolítico não fossem nem matrifocais nem patriarcais; presumivelmente estavam no mesmo nível. As evidências diretas apóiam esse aspecto. Sepultamentos de seres plenamente humanos (ou seja, os Cro-Magnon, em oposição aos Neanderthal) apareceram pela primeira vez há de 35 mil anos e mostram bens funerários semelhantes para homens e mulheres. Isto sugere que homens e mulheres tinham o mesmo *status* social.[20] (Nos sepultamentos do homem Neanderthal, os homens tinham mais oferendas do que as mulheres.) Aparentemente, os seres humanos modernos também partilhavam igualmente o alimento desde o início, como os caçadores-coletores nômades recentes.[21] Os indícios de desigualdade social se multiplicaram durante a era neolítica, após a invenção da agricultura. Em algumas culturas neolíticas as mulheres

---

17. Ehrenberg (1989), Hays (1963), James (1957).

18. Dickson (1990), Ingold *et al.* (1988), Schrire (1984).

19. Eliade (1964), Ehrenberg (1989), Hadingham (1979), Hays (1963).

20. Dickson (1990), Ehrenberg (1989), Harrold (1979), Ingold *et al.* (1988), Lee e DeVore (1988), Maringer (1956), Pfeiffer (1982), Price e Brown (1985).

21. A divisão do alimento é sugerida pela localização dos poços de armazenamento da comida. Nos sítios do Paleolítico, os poços são eqüidistantes dos abrigos, implicando igual acesso. Isso mudou com o tempo, especialmente no Neolítico. Ver Glantz e Pearce (1989), Price e Brown (1985).

eram enterradas com mais bens do que os homens, implicando maior *status*. Em culturas patriarcais posteriores, naturalmente, os homens tinham coleções espetaculares de riquezas em relação às das mulheres. O Paleolítico talvez tenha sido o período mais igualitário na história da humanidade.[22]

Diante dessas evidências, os que preferem a teoria matrifocal recuam para uma linha diferente de raciocínio, argumentando que a maternidade é fácil de compreender, mas a paternidade não. Muitas culturas "nativas" de hoje aparentemente não entendem a paternidade; assim, é presumível que os caçadores pré-históricos também não entendessem. As mães seriam mais importantes do que os pais e as mulheres, mais respeitadas do que os homens. Essa teoria da ignorância sexual pré-histórica provavelmente está errada. Os seres humanos do Paleolítico aparentemente compreendiam a importância do homem na procriação animal. Diversas cavernas do Paleolítico, como a de Montespan na França, contêm esculturas de animais que provavelmente faziam parte de rituais da fertilidade usados para promover a abundância da caça.[23] Os animais são claramente emparelhados, macho com fêmea, mesmo que não caminhem assim na vida real. A ligação deliberada sugere que os homens do Paleolítico admitissem a necessidade de machos e fêmeas na reprodução. A afirmação de que muitas tribos aborígenes não conheçam a biologia sexual também se tornou suspeita.[24] Essas alegações nas primeiras narrativas antropológicas muitas vezes refletem mais o preconceito colonial do século XIX do que a observação científica. Além disso, muitos primatas apresentam uma compreensão instintiva da paternidade – os primatas machos, por exemplo, protegem os próprios filhos e não os de outros machos.[25] Presume-se que os seres humanos pré-históricos tivessem semelhante entendimento inconsciente da paternidade.

Finalmente, os proponentes da teoria matrifocal apelam para as observações que inspiraram a teoria matriarcal: as mulheres são muito mais comuns e proeminentes na arte paleolítica do que os homens. Entre os objetos antigos que retratam a mulher estão as famosas Vênus, estatuetas esculpidas em osso e marfim representando mulheres de seios e quadris exagerados, como a "Vênus de Willen-

---

22. Dickson (1990), Eisler (1987), Hadingham (1979), Martin (1985), Maringer (1956), Miller e Tilley (1984), Pfeiffer (1982), Price e Brown (1985), Wymer (1982).

23. Campbell (1988), Hays (1963), Leroi-Gourhan (1974).

24. Frayser (1985), Hays (1963).

25. Glantz e Pearce (1989), Lamb (1982).

dorf".[26] As pequenas figuras parecem grávidas, razão pela qual os antigos estudiosos as consideravam Deusas Mães. Uma análise mais atenta das figuras de "Vênus" contradiz essas conclusões.[27] A maioria delas *não* está grávida. Embora tenham grandes seios e imensas coxas, esta era aparentemente uma convenção artística (o equivalente paleolítico do estilo rígido e plano da arte egípcia de muitos milênios depois). Na verdade, muitas dessas estatuetas de Vênus representam mulheres jovens demais ou muito velhas, antes ou após os anos em que podem gerar filhos: não são mães grávidas. É apenas no período agrícola Neolítico que as figuras femininas são retratadas como mães, segurando bebês ou parindo, como observa Marija Gimbutas. A arte do Paleolítico não contém esses temas maternais. A evolução das imagens neolíticas de mulheres confirma esta afirmação. Os mais antigos retratos neolíticos dão às mulheres enormes quadris e seios e não rostos, como as estatuetas das Vênus do Paleolítico. Mais tarde a arte neolítica acrescenta rostos ou máscaras às mulheres, roupas e, finalmente, tronos e relicários. Esses últimos símbolos de identidade e poder individual estão ausentes nos retratos paleolíticos de mulheres, insinuando que mulheres e mães ganharam prestígio no Neolítico.

Do secreto caçador-Malandro à Deusa Mãe

Se os seres humanos não eram matrifocais no Paleolítico, como explicar a maior freqüência de figuras femininas na arte pré-histórica? Talvez porque a imagem do homem fosse um tabu. A julgar pelos caçadores-coletores recentes, o pressuposto básico por trás da magia da caça é que pintar um animal que está sendo morto assegura que um animal real será morto.[28] Retratar animais controla-os magicamente e

---

26. Embora as figuras de Vênus recebam maior atenção, as figuras de homem são igualmente antigas, como os de Terme-Pialet e Laussel na França, datadas do chamado período aurignáceo, de uns 35 mil anos atrás. Temos exemplos também dos sítios de Hohlenstein-Stadel e Kostienski na Rússia, também do aurignáceo. Dickson (1990), Gamble (1986), Hadingham (1979), Hahn (1972), Leroi-Gourhan (1974), Sieveking (1979).

27. Dickson (1990), Hahn (1972).

28. Anati (1983), Campbell (1988), Dickson (1990), Fagan (1990), Gamble (1986), Hadingham (1979), James (1975), Maringer (1956), Pfeiffer (1982), Sieveking (1979), Wymer (1982). Devo acrescentar que é bem provável que a magia da caçada seja anterior à arte. Aparentemente, na época do homem de Neanderthal, os caçadores praticavam diversos rituais em que entravam caveiras de ursos – provavelmente porque estivessem mais relacionadas à caça.

o mesmo se aplica ao caçador. Assim, os caçadores evitam ser retratados ou mantêm oculta sua aparência, um princípio evidenciado no vudu: o feiticeiro controla a vítima ao fazer sua efígie. Em semelhante espírito, muitos homens e mulheres de culturas "primitivas" se recusam a deixar-se fotografar, pois acreditam que ter sua imagem presa no papel poderia significar o aprisionamento de suas almas. Isto ocorre também nas culturas modernas, pois falamos em "tirar" uma fotografia das pessoas, o que poderia ser o mesmo que "tirar" sua alma. Significa "tirar" uma imagem, o que poderia ser considerado "tirar" suas almas.

O tabu das retratos de homens explica um fato impressionante sobre as representações paleolíticas de homens: quase invariavelmente, as imagens estão disfarçadas, em figuras esquemáticas de riscos ou recebem rostos fantásticos e grotescos, que lembram máscaras. Como os artistas pré-históricos tinham extraordinária habilidade em suas pinturas de animais e mulheres, essas imagens distorcidas de homens devem ter sido deliberadas. Além do mais, as figuras de homem e de mulher do Paleolítico são tipicamente segmentadas e encontradas em diversos tipos de homens.[29] (Isso contrasta com a arte neolítica, que normalmente apresenta homens e mulheres juntos, muitas vezes até evidenciando os homens.) As imagens de mulheres paleolíticas são encontradas nos locais em que viviam, mas as figuras de homens estavam em cavernas de acesso muito difícil ou perigoso. Talvez o maior exemplo paleolítico de figura de homem é o xamã dançante da caverna Trois Frères, nos Pireneus franceses, que só pode ser visto depois de uma dura e árdua caminhada, em que se tem de arrastar por uma longa passagem subterrânea lamacenta. Da mesma forma, a figura masculina no "santuário" da caverna de Lascaux, na França, só tem acesso por um poço vertical, pelo qual se deve subir usando cordas. Mesmo nessas localizações secretas, as figuras de homens só podem ser vistas de um determinado ângulo.

Cheguei à conclusão de que a predominância de figuras de mulher na arte do Paleolítico acontece não porque o feminino fosse mais importante do que o masculino, mas porque a mágica da caçada tornava tabu os retratos de homens. Essa explicação vem das práticas do caçador-xamã, não das da Deusa Mãe. Portanto, a cultura original da humanidade não se concentrava na Deusa Mãe. Os homens reveren-

---

29. Campbell (1988), Dickson (1990), Leroi-Gourhan (1974), Maringer (1956), Sieveking (1979).

ciavam o caçador-Malandro; as mulheres seguiam suas equivalentes, as Irmãs sagradas. Nem o masculino profundo nem o feminino profundo dominavam um ao outro, por causa do espírito igualitário dos caçadores-coletores.

Uma vez inventada a agricultura, ocorreu uma lenta revolução cultural. A lavoura, os grãos e o pão se tornaram produtos básicos; a carne era proporcionada por vacas, bois, porcos, carneiros e bodes domesticados. A caça e seu patrono, o Malandro, tornaram-se menos importantes. A agricultura também depende de um trabalho firme, cíclico, de espírito semelhante à criação de filhos. Assim, os valores femininos e maternais aos poucos eclipsaram os valores masculinos. Por outro lado, as virtudes do caçador tornaram-se falhas: sua disposição para assumir riscos, por exemplo, não tinha outra saída e se degenerou nos jogos masculinos e na aventura eletrizante. A fertilidade das mulheres tornou-se uma prioridade para os agricultores, porque quanto mais filhos tivessem, mais mãos havia para ajudar. Para os caçadores, ao contrário, muitos filhos eram um peso.[30] Afinal, numa caçada, crianças sem a necessária habilidade, provavelmente assustariam a caça.

As Grandes Deusas Mães apareceram na mitologia e logo dominaram o Malandro. Ele se tornou o seu consorte ou filho e já não era igual ao feminino divino. Cerunus, o deus cornudo das florestas, é uma bom exemplo: ele tem cornos, dança e caça, como os caçadores-xamãs do Paleolítico. Mas na tradição celta, Cerunus serve a figura de uma mulher mais poderosa, uma Deusa Mãe. Ele é secundário, ela, primordial. Da mesma forma, o Malandro Legba, no folclore africano, é filho de uma Deusa Mãe dominante.

Os navajos ilustram a mudança de uma tradição de caçadores-coletores para uma sociedade matrifocal agrícola.[31] Originalmente parte da cultura dos caçadores-coletores atabascanos, há muito tempo os navajos migraram do Alasca e do Canadá para sua atual localização no sudoeste dos Estados Unidos. Quando se estabeleceram em sua nova terra, adotaram a agricultura dos índios pueblos, que viviam nas proximidades, e passaram a ser uma sociedade matrilinear, típica das culturas agrícolas. Passaram também a celebrar rituais sazonais, enfatizando a fertilidade da terra. No entanto, a mitologia dos nava-

---

30. Ehrenberg (1989), Hays (1963), James (1957).
31. Hays (1963), Sanday (1981), Toelken (1990).

jos retém vestígios de um período caçador-coletor anterior: o Malandro, sob a forma do Coiote, ronda por todo o seu folclore – mas se tornou mais engraçado e menos apavorante, se comparado a Malandros como o Corvo, do tribo kwakiutl, e outros atabascanos, que permaneceram caçadores-coletores.

Do caçador à deusa e da deusa ao herói

O ponto determinante em minha narrativa sobre o masculino profundo foi muito bem documentado pelos historiadores feministas: a tradição patriarcal surgiu após a agricultura.[32] Iniciadas há uns 6 mil anos, as culturas patriarcais tomaram o lugar das culturas matrifocais agrícolas. Numerosas forças alimentaram essa mudança. Em primeiro lugar, a população aumentou acentuadamente e o clima deteriorou, dificultando a obtenção do alimento. Esqueletos de sepul- tamentos neolíticos revelam indícios de desnutrição, infecções e diversas tensões episódicas, que insinuam fomes periódicas; esqueletos dos caçadores-coletores paleolíticos não apresentam esse tipo de trauma.[33] A competição pela terra fértil acerbara. Ao mesmo tempo, os agricultores acumulavam propriedades e sua riqueza era um alvo tentador para incursões de roubo. A guerra foi inventada – batalhas deliberadas, bem planejadas, que envolviam grupos organizados de homens. É claro que os antigos caçadores-coletores, como quaisquer pessoas, certamente chegavam às vias de fato, mas suas lutas eram espontâneas e provavelmente limitadas aos indivíduos que discordavam entre si, a julgar pelo exemplo das culturas caçadoras existentes. Não existe nenhuma imagem representando a guerra na arte do Paleolítico; cenas de batalha, em que grupos de homens lutam entre si, só aparecem no final deste período.

A invenção da guerra mudou a cultura dos homens de modo impressionante. Os guerreiros tornaram-se necessários para a sobrevivência de uma cultura. Por serem mais fortes e mais altos, maiores de modo geral, os homens eram enviados aos campos de batalha para proteger mães e filhos, que ficavam em casa. Para assegurar que se tornassem bons guerreiros, os meninos eram desde cedo ensinados a negar o medo e a dor. Ritos de puberdade cruéis e mutiladores foram

---

32. Eisler (1987), Lerner (1986).
33. Ingold *et al.* (1988), Lee e DeVore (1968), Price e Brown (1985).

criados para forçar os meninos a entrar no modelo heróico – esses tipos de provações são menos comuns entre os caçadores nômades.[34] Diziam aos meninos que somente as meninas e as mulheres choravam de dor ou de medo, de modo que o pior insulto para um homem numa cultura guerreira era compará-lo a uma mulher. Assim, os homens eram ensinados a rejeitar o feminino e a denegrir as mulheres, para serem guerreiros destemidos – o que é bastante irônico, pois toda a razão para ser um bravo guerreiro era proteger as mulheres e as crianças! A ética heróica nascera como um meio desesperado de sobrevivência. Os guerreiros que sobreviviam à batalha também traziam a brutalidade da guerra para dentro de casa. Embora muitas culturas guerreiras tenham rituais para "descontaminar" um guerreiro em seu retorno, é impossível que os homens se tornem máquinas mortíferas no campo de batalha e continuem sendo meigos e delicados em casa. Matar inimigos abre um fácil precedente para bater na esposa e nos filhos num momento de fúria. Preocupados com a defesa, os guerreiros lançavam as responsabilidades com a família para as mulheres e desprezavam as lides domésticas. Nas culturas guerreiras, maridos e mulheres estão muito mais distantes uns dos outros, diferente do que ocorre em relação aos caçadores-coletores.[35] As crianças, nas culturas heróicas, são também criadas inicialmente pelas mulheres e têm menos contato com seus pais. Assim, os meninos começam tendo uma identidade feminina e, para desenvolver a masculina, os jovens rejeitam tudo o que é feminino – e isso aumenta mais a denigração masculina das mulheres.[36]

Instigado pela invenção da guerra, o patriarcado evoluiu. O que teve início como um meio de sobrevivência logo dominava praticamente todos os aspectos da sociedade e quase todas as culturas. As sociedades que rejeitavam o estilo de vida do guerreiro foram derrotadas por vizinhos mais inclinados à guerra. A arqueologia documenta este processo implacável, como apontaram Gerda Lerner, Riane Eisler e Marija Gimbutas. Embora essas acadêmicas se concentrem nas civilizações da Mesopotâmia e da Europa Central, esse mesmo padrão aparece em todos os lugares do mundo.[37] A Escandinávia nos

---

34. Lee e DeVore (1968), Sanday (1981).
35. Gewertz (1988), Lamb (1982), Sanday (1981).
36. Chodorow (1987), Gewertz (1988), Glantz e Pearce (1989). Entre os caçadores-coletores, uma família extensa toma conta das crianças; a mãe não é a única a criar e educar os filhos, como acontece em famílias modernas.
37. Glob (1969), Hays (1963), Lerner (1986), Sanday (1981).

dá um exemplo singular, pois ali os pântanos de turfa preservaram as oferendas religiosas depositadas em lagos. Os mais antigos sacrifícios tinham ossos de animais e provavelmente eram associados aos rituais xamânicos em uma cultura de caçadores-coletores. Oferendas posteriores eram feitas a figuras de deusas relacionadas à agricultura, embora os sacrifícios mais recentes fossem para os deuses da guerra. O mesmo se repete na Meso-América – os primeiros artefatos são petroglifos relacionados à magia da caça. Após a agricultura suplantar os caçadores-coletores, apareceram cidades e a arte dessas primeiras civilizações ressalta cenas pacíficas com numerosas figuras de mulher. As imagens de guerra aparecem mais tarde, junto com a glorificação dos reis-guerreiros.

Os índios norte-americanos tiveram semelhante evolução. Os comanches, por exemplo, aparentemente eram caçadores-coletores, como os shoshonas – até que os espanhóis introduziram os cavalos e os colonizadores europeus começaram a invadir o território comanche. A tribo dominou o uso de cavalos e de armas de fogo num tempo espantosamente curto e combateu os invasores. No levante cultural, as mulheres comanches perderam muitos de seus direitos tradicionais e logo passaram a ser tratadas como bens móveis, valendo menos do que um bom cavalo. O modo de vida pacífico e igualitário do caçador-coletor foi derrotado pelo do guerreiro-herói, no momento em que ele tentava resistir à destruição de seu povo.

Na mitologia, os deuses-guerreiros tomaram o lugar das deusas anteriores. Na Grécia, Géia e Deméter, duas Grandes Deusas, foram substituídas por Zeus, o patriarca. Na antiga Babilônia, Marduk, o guerreiro-herói matou Tiamat, a primeira deusa-criadora, e assumiu seu lugar. Na Escandinávia, os Aesir, que eram deuses-guerreiros, como Thor, rebaixaram os Vanir, que haviam sido os antigos deuses-agrícolas, como Frey. Junto com a Deusa Mãe, os deuses patriarcais também reprimiram o velho caçador-Malandro. Sendo Zeus o deus maior, o Malandro Hermes tornou-se seu simples mensageiro. Quando Iavé entrou no centro do palco na tradição semítica, o Malandro foi banido para as margens sombrias e transformou-se em Satanás. Da mesma forma, sob o mando de Odin, Loki, o Malandro, passou a ser tratado como um fora da lei. Duas figuras do mito grego ilustram essa repressão patriarcal do Malandro: Prometeu e Sísifo.

Prometeu era um Titã, mais antigo do que os deuses do Olimpo; era um rematado Malandro. Roubou o fogo dos deuses para dar ao homem, como é típico dos Malandros pelo mundo afora. Para castigar Prometeu, Zeus o acorrentou a uma pedra e enviou uma águia para devorar seu fígado todos os dias. Zeus também fez o fígado de Prometeu crescer de novo todas as noites, para que o tormento fosse interminável.

A mesma perseguição patriarcal ao Malandro aparece na história de Sísifo. Os leitores talvez saibam que Sísifo era o homem condenado a, depois da morte, empurrar uma pedra morro acima, apenas para ver a pedra rolar morro abaixo novamente e ter de empurrá-la mais uma vez morro acima, e assim por diante. Menos conhecida é a razão para esse tormento. Sísifo foi o rei de Corinto e um perfeito Malandro, cujo nome significa "o esperto". Sísifo entrou na rota de colisão com Zeus ao testemunhar o estupro, pelo deus, de Égina, a filha de Asopus, um espírito dos rios. Quando Asopus foi procurar sua filha, Sísifo fez um bom negócio com o deus dos rios: e revelou a localização de sua filha, recebeu em troca uma boa fonte de água, de que a cidade de Corinto muito precisava. Zeus retaliou, dando a Sísifo a missão inútil. Como Prometeu, Sísifo era um Malandro que desafiou o patriarca para ajudar seu povo e depois pagou um preço terrível.

A evolução do masculino, das sociedades de caçadores-coletores para as culturas agrícolas e finalmente às tradições patriarcais guerreiras, aparece nos entalhes feito em megalitos pré-históricos em Portugal.[38] Num monumento no vale do Tejo, um homem com um falo ereto carrega um cervo morto; a figura foi interpretada como um xamã, semelhante aos homens das cavernas paleolíticas que dançam. Entretanto, em outro local português, a Cova dos Letreiros, um homem com um falo usa o que parece ser chifres em sua cabeça e segura uma pequena foice em cada mão; acima dele há um círculo, que sugere o sol e a lua. A figura parece refletir a transição de uma cultura de caçadores concentrada exclusivamente nos animais de caça para uma tradição agrícola centrada nos ciclos solares e lunares sazonais, tão importantes na agricultura e nas colheitas. O tema celestial torna-se mais proeminente com os megalitos localizados em Fratel e Ficalbo, que contêm representações de homens com falos segurando no alto desenhos como sóis, emanando raios. Essas figuras parecem um deus sol masculino, tradicionalmente associado às culturas patriarcais

---

38. Gomes (1983).

guerreiras. Os entalhes na pedra sugerem então uma evolução das imagens masculinas, passando do caçador-xamã a um deus sazonal agrícola, e finalmente chegando a um deus sol patriarcal.

Conclusões

A partir de todas as evidências, a era paleolítica dos caçadores-coletores era um período tranqüilo e afluente, com poucas pessoas, recursos abundantes e nenhuma guerra organizada.[39] Desde então não houve nenhum período comparável em paz e abundância. O Paleolítico chega assim mais perto do que qualquer era subseqüente à imagem bíblica do Éden ou à "era de ouro" em muitas mitologias. A guerra chegou mais tarde, resumida pela Bíblia de maneira poética: Caim matou Abel *após* Adão e Eva serem expulsos do Paraíso. Depois do exílio da humanidade do paraíso paleolítico, seguiram-se o assassinato e o caos. Caim era um lavrador, Abel era um pastor; isso se relaciona com as evidências históricas, que mostram que a guerra surgiu depois da agricultura e da domesticação de animais.

Tradicionalmente, considera-se o guerreiro-rei a base da psique masculina. Todavia, acredito que isso seja falso. O ideal heróico e patriarcal é uma invenção nova, que representa uma camada muito superficial da psique masculina. Muitos também acreditam que a Grande Deusa Mãe é o âmago mítico da cultura humana – mas isso também está errado. Precedendo-a por incontáveis milênios, estavam o xamã-Malandro e as Irmãs divinas, o masculino profundo e o feminino profundo, refletindo a sabedoria dos caçadores-coletores igualitários.

Os registros mais antigos do caçador-Malandro e do masculino profundo estão nas imagens paleolíticas de homens, pintadas em cavernas. A arte tem grande significado pois representa uma das mais antigas expressões simbólicas conhecidas da humanidade. As pinturas em cavernas são, na verdade, equivalentes pré-históricos dos contos de homens: ambos contêm símbolos complexos e contam histórias. Naturalmente, não podemos ter certeza sobre o significado da

---

39. Dickson (1990), Gamble (1986), Glantz e Pearce (1989), Hadingham (1979), Ingold *et al.* (1988), Lee e DeVore (1968), Schrire (1984), Sieveking (1979). No entanto, os caçadores-coletores ainda hoje existentes trabalham menos horas pelo alimento e pelo abrigo do que os homens e mulheres das sociedades agrícolas ou modernas.

arte do Paleolítico, pois não temos caçadores pré-históricos para entrevistar. Contudo, muitos dos caçadores-coletores existentes ainda hoje também não sabem explicar o significado de seus rituais e de sua arte sagrada. O significado é inconsciente e deve ser inferido, como acontece com os contos de fadas. As pinturas em cavernas paleolíticas são notavelmente equiparáveis aos contos de homens. A arte antiga representa o primeiro capítulo na longa saga da masculinidade e do masculino profundo.

12

Um conto do masculino profundo: Parte 2 – A evolução do Malandro

UMA HISTÓRIA PALEOLÍTICA

Ao contrário dos gregos que nos deixaram escrita a história de Odisseu, ou dos sumérios, com a epopéia de Gilgamesh, os caçadores do Paleolítico não tinham uma escrita para registrar seus contos. Contudo, os antigos caçadores tinham a arte; seus retratos de homens nos contam uma história da masculinidade, como os contos de homens. Embora existam localizações importantes na África, Índia e nas Américas, os exemplos mais estudados da arte do Paleolítico estão na Europa, principalmente nas espetaculares cavernas muito bem-preservadas da França. É impossível discutir todas as imagens de homens da arte paleolítica; em todo caso, uma série de temas básicos afloram figuras masculinas. Juntos, esses motivos esboçam o capítulo da origem da saga do masculino profundo.

As cavernas do Paleolítico contêm retratos de animais, mulheres e homens, normalmente colocados uns sobre os outros, o que parece uma enorme confusão. Inicialmente, os estudiosos pensaram que a ordem das figuras era acidental ou ao acaso, mas André Leroi-Gourhan, uma autoridade na arte pré-histórica, descobriu que havia uma ordem. Após analisar dados sobre todas as cavernas conhecidas do Paleolítico, ele encontrou uma organização comum na arte das caver-

245

nas.[1] As imagens seguem um padrão, que dá a entender uma história. Certos animais como ursos, leões e cervos estão associados a figuras masculinas. Outros, como bisões e vacas, se agrupam em torno de figuras de mulher. Caracteristicamente, quando se entra numa caverna, primeiro aparecem os animais associados aos homens e, mais raramente, as figuras de homens em si. Uma vez dentro das câmaras interiores, figuras de mulheres e sinais ou animais associados às mulheres estão dispostas com proeminência. A julgar pelos muitos artefatos ali deixados, essas áreas da caverna eram acessíveis e visitadas com freqüência.

Entrando mais fundo nas cavernas, aparecem em áreas remotas pinturas óbvias de homens. Esses locais quase inacessíveis aparentemente eram usados como santuários secretos. Leroi-Gourhan não se baseou em estatísticas, mas a análise estatística confirma em geral suas descobertas.[2] As cavernas paleolíticas demonstram uma seqüên-

---

1. Dickson (1990), Leroi-Gourhan (1974), Schrire (1984), Sieveking (1979).
2. As tabelas de ocorrências fortuitas foram assim calculadas:
   1. Para os animais que eram mais retratados em seis posições diferentes dentro das cavernas: o qui-quadrado é de 65,3 – com 20 graus de liberdade, $p < 0,001$; ou seja, a probabilidade de que diferentes tipos de animais estivessem colocados de modo puramente casual numa caverna é de menos de 0,001.
   2. Para os homens que aparecem em seis diferentes posições nas cavernas, o qui-quadrado é de 15,6; com 5 graus de liberdade, $p = 0,01$.
   3. Para as mulheres retratadas em seis diferentes posições nas cavernas, o qui-quadrado é de 163,2; com 5 graus de liberdade, $p \ll 0,001$.
   4. Para quatro diferentes sinais "masculinos" em seis diferentes posições nas cavernas: o qui-quadrado é de 53,5; 15 graus de liberdade, $p. < 0,001$.
   5. Para seis tipos de sinais "femininos" em seis localizações na cavernas, o qui-quadrado é de 43; com 25 graus de liberdade, $p < 0,02$.

Outra maneira de examinar o padrão homem-mulher-homem é verificar quantas cavernas o demonstram. Em seu exaustivo atlas da arte das cavernas, Leroi-Gourhan (1974) apresenta boas descrições de 24 cavernas do Paleolítico com figuras humanas. Apenas três desses 24 sítios arqueológicos continham pinturas claramente femininas: Le Gabillou, Pech-Merle e Les Combarelles, todas na França. Essas três cavernas tinham símbolos masculinos na entrada, figuras femininas na câmara central e figuras masculinas na parte mais profunda. Em treze outras cavernas não havia figuras femininas, mas as pinturas representando homens também estavam no fundo ou em áreas remotas de seus interiores. Entre essas, Lascaux e Trois Frères, já mencionadas, além de Pergouset, Los Hornos, Niaux, Villars, Cougnac e Le Portel. A caverna de Villars é especialmente notável, pois o homem ao fundo está associado ao bisão, como acontece em Lascaux. Embora essas treze cavernas não contenham figuras explicitamente femininas, apresentam animais e signos em geral associados a figuras de mulher – e esses animais e signos aparecem nas câmaras centrais. Deste modo, mais uma vez é sustentado o padrão masculino-feminino-masculino. As oito demais cavernas com figuras humanas eram ambíguas ou não foram classificadas por causa de danos ou registros incompletos.

cia específica de imagens, passando-se da entrada às áreas mais interiores: primeiro aparecem os animais "masculinos", seguidos por retratos de mulheres e animais "femininos", chegando finalmente a figuras de homens nas câmaras secretas mais profundas.

Este é o padrão básico dos contos de homens. Como já foi discutido no Capítulo 9, as histórias de homens começam com temas masculinos convencionais, passam para as imagens de anima e somente então voltam-se para o masculino profundo. "Vá não sei pra onde" começa com Fedot, soldado-artilheiro, passa para sua mágica esposa-anima e família, antes de chegar a Shmat Razum e ao masculino profundo. O padrão é o mesmo que aparece na *Odisséia*, em que Odisseu começa como guerreiro vitorioso, perde seus navios e agarra-se a poderosas figuras de anima, como Circe e Atena. Por fim, ao voltar para casa, Odisseu faz um sacrifício a Posídon, reverenciando de forma simbólica o masculino profundo. Igualmente, na *Divina Comédia*, Dante começa como um patriarca poderoso, perde tudo na meia-idade e encontra a divina Beatriz, que o guia pelo inferno e purgatório. No final, é São Bernardo quem leva Dante a um encontro com Deus, o masculino sagrado.

As pinturas das cavernas reafirmam o padrão, à medida que vai-se entrando mais fundo. As primeiras imagens que aparecem, localizadas nas entradas, são os animais associados aos homens, como leões e cervos. Estes provavelmente refletem a preocupação dos caçadores com predadores e presas, o desejo de ser como os leões ou de controlar a caça forte, como os cervos. No meio das cavernas, surgem as figuras de mulheres e animais a elas associados. Muito visitadas no Paleolítico, aparentemente essas câmaras intermediárias eram consideradas femininas, como os locais de moradia, associados a entalhes e estatuetas de mulheres. A fartura de animais pintados perto das figuras femininas também insinua uma ligação entre alimento, carinho e o feminino. Em termos psicológicos modernos, o imaginário feminino no meio das cavernas paleolíticas reflete os temas da anima. Finalmente, aparecem as figuras de homens nas partes mais remotas das cavernas paleolíticas – representando presumivelmente imagens secretas e sagradas do masculino. Assim, a arte das cavernas paleolíticas começa com imagens do caçador, o papel masculino convencional, muda para os motivos femininos e chega ao masculino profundo. Este é o enredo central dos contos de homens, indicando que a origem do padrão esteja na aurora da cultura humana. Essas histórias preservam o primeiríssimo arquétipo da masculinidade.

Os contos de homens usam as mudanças masculino-feminino-masculino para mostrar uma iniciação no masculino profundo, como já discutimos no Capítulo 9. A arte das cavernas paleolíticas pode ter sido usada para semelhantes propósitos iniciatórios.[3] Alguns sítios arqueológicos subterrâneos têm impressões dos pés de jovens, preservadas na lama, que sugerem danças ou rituais de iniciação. Certamente a escuridão, o perigo e o isolamento dos santuários das cavernas se prestavam muito bem a buscas visionárias, como as que formam o eixo das iniciações dos homens entre os índios norte-americanos. As tribos soshone e coso realmente anotaram suas visões iniciáticas na arte da pedra, seus entalhes apresentam notável semelhança com as pinturas das cavernas paleolíticas. Em tribos como a dos corvos, um homem em busca da visão iniciatória às vezes corta uma articulação de um dedo como sacrifício para os espíritos. Muitas cavernas paleolíticas têm contornos de mãos em que faltam articulações de dedos. Em outras, há imagens que foram retraçadas repetidamente, indicando alguma espécie de uso ritual da arte. Essas gravações paleolíticas lembram as imagens sagradas usadas em muitas iniciações dos aborígenes australianos, em que os mesmos retratos são ritualmente repintados ano após ano.[4]

O masculino profundo no Paleolítico

As imagens de homens nas câmaras mais profundas das cavernas paleolíticas assumem três formas, segundo André Leroi-Gourhan e Henri Breuil, as mais importantes autoridades nesse assunto.[5] Esses três tipos de figuras de homens revelam a imagem e o conceito original do masculino.

A primeira categoria inclui figuras que são meio homens e meio animais, em geral dançando. A ilustração mais famosa é a do "xamã dançante" das cavernas Trois Frères, mas há outros exemplos magníficos em Gabillou, Fontanet e Labastide. A arte pré-histórica da pedra da Índia também mostra homens dançando com chifres na cabeça e máscaras no rosto.[6] Portanto, a imagem do xamã dançante não se restringe à Europa do Paleolítico.

---

3. Cameron (1983), Dickson (1990), Hadingham (1979), Hays (1963), Kubler (1985), Lewis-Williams e Dowson (1988), Maringer (1956), Pfeiffer (1982).

4. Fagan (1990), Hadingham (1979), James (1957).

5. Breuil (1979), Leroi-Gourhan (1974). Cf. Hadingham (1979).

6. Wakankar (1983).

O segundo tipo de figuras de homem inclui rostos grotescos e "fantasmagóricos" – especialmente proeminentes nas cavernas em Font-de-Gaume, Rouffignac, Les Combarelles e Marsoulas. O último grupo diz respeito a homens feridos; o exemplo existente no "santuário" de Lascaux tem especial significado, pois bem próximo foram encontradas lanças compridas e lâmpadas belamente esculpidas, sugerindo alguma espécie de ritual representado diante do retrato. Exemplos mais antigos do homem ferido podem ser vistos em Pech-Merle e Cougnac, ambos datados de cerca de 20 mil anos atrás.[7]

Esses três tipos de figuras masculinas refletem os traços básicos do arquétipo do xamã-Malandro. O primeiro grupo dessas imagens paleolíticas, os dançarinos meio homens meio animais são hoje interpretados como xamãs.[8] O homem com cabeça de cervo na caverna Trois Frères em geral é chamado "o xamã dançarino". O apoio a esta interpretação vem de caçadores-coletores contemporâneos que retratam dançarinos meio homens meio animais em sua arte, identificando-os como xamãs. Os sans da África, como já mencionado, acreditam que um homem pode assumir a forma de leão durante as danças xamânicas de caçada; um antigo sítio arqueológico de arte da pedra na região dos sans mostra uma figura meio homem meio leão, entalhada há cerca de 26 mil anos – o que pode indicar que a crença dos sans tenha-se originado no Paleolítico.[9] (Os xamãs dançantes europeus muitas vezes têm também traços de leões, como pernas ou falos leoninos, enfatizando a natureza arquetípica do tema meio homem meio animal.) O aspecto bestial das figuras masculinas do Paleolítico antecipa o hábito do Malandro de assumir a forma de animais, como o Coiote da América do Norte ou o Ananse-aranha, da África. Os Malandros também dão continuidade ao tema da dança desde as imagens do Paleolítico. Legba, o Malandro africano, tornou-se chefe dos deuses porque só ele conseguia tocar flauta e tambores enquanto dançava. (Devo acrescentar que o xamã dançante da caverna Trois Frères parece estar

---

7. Sieveking (1979), Leroi-Gourhan (1974). As cavernas de Lascaux e Pech-Merle são bastante parecidas, embora tenham cerca de 3 mil anos de distância entre si. Homens feridos aparecem também em pequenos entalhes. A galhada de uma rena de Laugerie Basse mostra um homem machucado atrás de um bisão ferido; uma lasca de pedra esculpida de Le Pechialet apresenta outro homem ferido, com os braços estendidos na direção de um urso.

8. Campbell (1959), Dickson (1990), Lewis-Williams e Dowson (1988), Sieveking (1979).

9. Schrire (1984). Indivíduos contemporâneos encontram imagens semelhantes em experiências xamânicas. Ver Matthews (1990), Walsh (1990).

tocando uma flauta – foram encontradas flautas em muitos sítios arqueológicos do Paleolítico.) Exu também foi retratado dançando. Além do mais, os dançarinos do Paleolítico quase invariavelmente têm pênis eretos. (Alguns sítios em cavernas, como o de Bedeilhac nos Pirineus, usam estalagmites como pênis para as figuras dançantes!) Igualmente, Malandros como Hermes, Legba, Exu e Shiva são, em geral, simbolizados por falos sagrados e levam adiante o tema fálico.

O segundo tipo de figuras masculinas do Paleolítico, as imagens grotescas ou fantasmagóricas, talvez represente espíritos de animais, pessoas mortas, criaturas do mundo dos espíritos ou xamãs em transe.[10] Mais uma vez, essas interpretações vêm de comparações entre imagens do Paleolítico e a arte de caçadores-coletores existentes. Os bosquímanos da África desenham estranhas figuras masculinas pelas rochas, que os companheiros de tribo interpretam como espíritos dos mortos ou xamãs viajando no mundo dos espíritos. O mesmo ocorre em relação à arte secreta e sagrada dos índios norte-americanos. Os aborígenes australianos também pintam grotescas figuras que representam os espíritos do clã original de seus ancestrais.[11] Como retratos dos espíritos ou dos mortos, as figuras masculinas espectrais da arte paleolítica refletem o papel de mensageiro espiritual do xamã-Malandro, que faz a comunicação entre vivos e mortos, espíritos e humanidade. O ideal da masculinidade do Paleolítico é parte animal, parte humano, parte espiritual – como o Malandro. A imagem do homem original combina o instinto animal e a compreensão sublime, o sexo desenfreado e uma espiritualidade profunda. Desde o início, o xamã-Malandro integrou opostos.

A última categoria de figuras masculinas das cavernas paleolíticas, o homem ferido, talvez seja a mais interessante. Há um significado simples e prático para a imagem: provavelmente os homens do Paleolítico se feriam com bastante freqüência quando caçavam animais grandes, como os mamutes. No entanto, o xamanismo oferece um nível mais profundo de interpretação. Um ferimento ou uma doença é a iniciação do indivíduo para se tornar xamã. Assim, muitos estudiosos supõem que as imagens paleolíticas de homens feridos aludam a iniciações xamânicas.

A mágica da caça proporciona um terceiro nível de simbolismo. Como já mencionado anteriormente, o caçador aborígene sente que

---

10. Anati (1983), Campbell (1988, 1983).
11. Campbell (1988), Hoffman (1891).

sua presa faz um sacrifício permitindo-se matar. Entre muitas tribos existentes hoje, caçadores acreditam que devem retribuir o sacrifício ferindo-se – petroglifos pré-históricos nas Guianas parecem ilustrar esse tipo de troca.[12] Muitos caçadores se identificam com sua presa – o que significa que o caçador se vê como caçador e caçado, o que fere e o que é ferido. O homem ferido na caverna de Lascaux mostra esses significados múltiplos. A figura, localizada no santuário da caverna, é um homem caído no chão diante de um bisão ferido e um rinoceronte por perto. Cenas semelhantes com um bisão e um homem ferido ocorrem em outros locais, como Le Roc de Sers e Villars – portanto, o tema é arquetípico, não acidental. Há duas interpretações normalmente aceitas da cena de Lascaux.[13] A primeira é a de que o homem é um caçador, que foi ferido pelo bisão ou pelo rinoceronte. A segunda é a de que o homem é um xamã em transe. Esta última interpretação baseia-se no fato de haver um bastão encimado por um pássaro caído ao lado do homem. Esse tipo de bastão ou báculo é usado normalmente pelos xamãs nas culturas caçadoras até hoje, indicando que a figura paleolítica é um xamã. O homem também tem um falo ereto, mostrando que está em estado de excitação, êxtase, como num transe xamânico. Essas duas interpretações tradicionais não se contradizem: o homem pode ter sido ferido num acidente de caça, e o ferimento levou-o a um transe que o iniciou como xamã.

O tema do ferimento é claro nos Malandros clássicos. Como já discutimos, os Malandros são mortos e ressuscitam repetidas vezes. Além de ferimentos físicos, também sofrem golpes em seu orgulho e entram em entaladas muito engraçadas. Ao contrário do herói e do patriarca, que nega sua vulnerabilidade, o Malandro aceita a sua. O xamã-Malandro admite sua fragilidade e sua dor, mas também conhece a própria fúria e a própria força.

Jamais saberemos com certeza se as imagens paleolíticas de homens eram usadas em iniciações masculinas. As evidências são interessantes; os pontos em que a arte das cavernas correspondem aos contos de homens de hoje sublinham a continuidade dos arquétipos masculinos, desde os tempos pré-históricos até o presente. No centro da psique do homem, hoje e há 20 mil anos, há um espírito secreto e indefinível: o caçador-xamã-Malandro. Ele é literalmente o masculino profundo: no fundo das cavernas e no fundo da alma dos homens.

---

12. Anati (1983).
13. Campbell (1988), Dickson (1990), Maringer (1956).

Vestígios do Malandro

Originado no Paleolítico, o xamã-Malandro mais tarde foi enterrado sob as tradições da deusa das sociedades agrícolas e, depois, sob as convenções patriarcais das culturas guerreiras. Todavia, o Malandro é poderoso demais para ser permanentemente eliminado, e volta à superfície de variadas maneiras sutis, simbólicas e às vezes desconcertantes. Por exemplo, há reminiscências do xamã-Malandro em três deuses gregos: Hermes, Hefesto e Dioniso. Naturalmente, Hermes é bem conhecido como Malandro, mas um pequeno detalhe também o liga à caça: no momento em que nasceu, Hermes queria comer carne. Não queria leite, como um bebê normal, mas carne, como um caçador. Por seu lado, Hefesto é associado ao fogo e à metalurgia e trouxe invenções importantíssimas para a humanidade. Esses são traços de Malandros como o Corvo da América do Norte, Maui da Polinésia e Legba, da África. Além do mais, Hefesto muitas vezes era representado por um falo, assim como Hermes, Exu, Legba e Shiva. Hefesto era o único aleijado de todo o Olimpo, e também tinha o aspecto ferido do xamã-Malandro. É significativo que tenha sido ferido pelo próprio Zeus, que o atirou do Olimpo num ataque de raiva. Como Prometeu e Sísifo, Hefesto é um Malandro ferido por um poderoso patriarca.

Normalmente, Dioniso não é considerado um Malandro, mas possui muitas características de um.[14] Ele costumava andar disfarçado, como Hermes e outros Malandros. Como deus do vinho, Dioniso era associado a impulsos desinibidos, semelhantes à lascívia, fome e cobiça do Malandro. Nos rituais em sua honra, um falo sagrado tinha um papel central, da mesma forma que ocorre com Malandros como Exu, na África, ou Wadjunkaga, na América do Norte. Contudo, Dioniso não deprecia nem maltrata as mulheres, como Zeus e outros deuses patriarcais. Como seu companheiro Hermes, Dioniso teve de lutar pelo reconhecimento, o que também ocorria com Maui, o Malandro polinésio, e com o africano Legba – os Panteões patriarcais normalmente rejeitam as figuras de Malandro. Morto e despedaçado pelos Titãs, Dioniso volta à vida, como o Coiote dos índios norte-americanos ou o Cerunos celta. Por fim, Dioniso foi associado aos sátiros, figuras meio humanas meio animais – formas que os Malan-

---

14. Collins (1991), Combs e Holland (1990), Doore (1988), Evans (1988), Gimbutas (1982).

dros caracteristicamente assumem. Dioniso muitas vezes era retratado como uma figura meio humana meio animal, que lembra o xamã dançante do Paleolítico.

Encontram-se vestígios do Malandro em outros deuses gregos. Em certas regiões da Grécia, Eros era venerado na forma de um falo sagrado, como Hermes. Em uma tradição posterior, Eros era identificado com a força criadora que gerou o mundo; Platão chegou a descrevê-lo exatamente como um Malandro: Eros não tinha casa, era criativo, agitado e valente – feiticeiro, filósofo, perseguidor da sabedoria e um grande caçador.[15] A ligação entre Eros e o caçador é surpreendente, mas faz sentido quando percebemos a associação do Malandro à caçada. Sendo a personificação do relacionamento, Eros também reflete o papel do Malandro, de mediador e comunicador. Proteu, um antigo deus marinho dos gregos, apresenta outros vestígios do Malandro. Proteu tinha o poder de mudar à vontade sua forma e era associado à profecia. Essa ligação de disfarce e adivinhação é estranha, mas típica do xamã-Malandro. Legba e Exu, ambos da África, são patronos de oráculos divinos e estão sempre inventando disfarces, travessuras e fazendo intrigas.

Ares é mais um exemplo instrutivo dos vestígios do Malandro. Embora fosse um deus-guerreiro, Ares aprendeu a *dançar* antes de aprender a lutar – o que parece surpreendente, mas é a mesma seqüência de muitos ritos de iniciação em numerosas culturas guerreiras, como os gisus da África.[16] Ali, as cerimônias de puberdade exigem que os meninos dancem quase continuamente, noite e dia, na semana que precede as provações e a circuncisão. A dança precede a guerra. Creio ser um padrão arquetípico, refletindo a origem da psique masculina no xamã-Malandro: provavelmente as iniciações dos homens centravam-se inicialmente na caça e na dança xamânica; o tema heróico só foi acrescentado bem mais tarde. Temos algumas comprovações disso. Berrantes são implementos feitos de chifres ou madeira esculpidos que produzem um som lúgubre quando do soprados. Nos tempos históricos eles têm sido usados quase exclusivamente em ritos da puberdade masculina entre os caçadores-coletores, como aborígenes australianos ou índios norte-americanos. Foram encontrados berrantes desse tipo em sítios arqueológicos do Paleolítico na Ucrânia datados de 17 mil anos e de

---

15. Hopcke (1990).
16. La Fontaine (1985).

13 mil anos na França,[17] indicando que eram usados nas iniciações antigas.

Ares era conhecido por sua ferocidade na batalha, o que nos traz mais um vestígio do Malandro original. A loucura da guerra é amplamente romantizada entre as culturas guerreiras. Guerreiros germânicos e escandinavos ficavam frenéticos na luta – tornavam-se ursos ferozes no auge da batalha. Outros povos, como os celtas, os gregos antigos e muitas das tribos dos índios norte-americanos associam claramente a energia frenética ao guerreiro. Eu diria que esse estado deriva do antigo transe na dança dos xamãs e dos caçadores. Aqui, os sans da África nos dão um precedente – como já mencionei, seus homens dançam antes da caçada e alguns entram num transe em que acreditam ser leões. O leão é o animal mais feroz no ambiente em que vivem os sans, assim como o urso é o mais feroz nas florestas germânicas. Assim, o transe em que os sans se tornam leões assemelha-se à fúria de urso dos germânicos, a não ser por uma diferença essencial: a fúria de urso leva a matar gente, e não animais. O frenesi do xamã é em nome da caça, da cura de doenças, e para resolver diferenças entre as pessoas. A palavra "xamã" vem dos tungus da Sibéria e deriva da palavra para "excitado".[18] A energia xamânica é preservadora da vida, ao contrário da fúria do guerreiro.

Vestígios do Malandro aparecem também nos deuses patriarcais, como Iavé e Zeus. Ambos, originalmente, foram deuses do vento, como já mencionei no Capítulo 5. Os deuses do vento, como o vento real, são notoriamente imprevisíveis, indefiníveis e invencíveis. São Malandros. A natureza trapaceira de Iavé está muito evidente no Livro de Jó, em que Deus e Satanás pregam peças cruéis em Jó para testar a fé do pobre homem. Odin, o patrono dos guerreiros e heróis nórdicos, também era um mágico, um deus dos poetas, e estava estreitamente associado às runas e à profecia. Esses últimos traços são mais característicos do Malandro do que do guerreiro. O elo insuspeito entre os Malandros e os deuses patriarcais nos deixa com a intrigante idéia de que os últimos sejam derivados dos primeiros, da mesma forma como os seres humanos descendem de seus ancestrais primatas. O xamã-Malandro é a forma primordial do masculino, não o guerreiro ou o patriarca.[19]

---

17. Gregor (1985), Hadingham (1979).
18. Peters (1990).
19. Radin (1957) sugeriu esta idéia antes; para ele, o rei divino seria uma fusão dos dois papéis anteriores, o xamã e o chefe tribal.

Pode-se inferir a remota existência do Malandro a partir da linguagem. O papa é oficialmente chamado "Sumo Pontífice" na Igreja Católica, mas "pontífice" deriva do latim *pontifex* – o "fazedor" ou "construtor de pontes". A função original do papa é fazer a ponte entre Deus e a humanidade – e este é o primeiro papel do Malandro pelo mundo afora: transmitir as mensagens à humanidade e os deuses, como Hermes, que ligava o Olimpo e a Terra, ou Legba, que levava recados para o Supremo Deus. O papel inicial de Malandro do papa como mensageiro e mediador foi oculto sob camadas e camadas de pompa e poder patriarcal. O mesmo destino coube à grafia chinesa para "imperador", que se traduz literalmente como "o filho do Sol". O título reflete o papel do imperador como aquele que faz a mediação entre o céu e a terra, uma função xamânica que normalmente está nas mãos de Malandros. No entanto, a mediação foi obscurecida pela dominação patriarcal.

Outras palavras nos permitem a mesma percepção, como "autoridade". Embora os patriarcas enfatizem a autoridade como *poder*, a palavra vem do latim para "originador" ou "progenitor". Assim, o primeiro sentido de *autoridade* é generatividade e criatividade; o Malandro, lascivamente fálico e tempestuosamente criativo, personifica essa energia masculina mais fundamental. Por fim, a palavra "jovial" significa hoje engraçado ou divertido, apontando para o Malandro. No entanto, ela deriva de *Jove*, ou *Júpiter* – o nome romano de Zeus. Atrás do patriarca há um palhaço!

Esses vestígios do Malandro na mitologia e na linguagem reiteram dois pontos pertinentes aos homens de hoje. Em primeiro lugar, os temas do Malandro emergem de maneiras complexas e indefiníveis, facilmente despercebidas. Em termos práticos, isso significa que muitas vezes os homens deixam escapar os motivos do Malandro em seus sonhos e fantasias e perdem a compreensão e sabedoria que este tem a oferecer. Em segundo lugar, embora reprimido pela tradição patriarcal, o Malandro está sempre aparecendo tanto no folclore como nos sonhos dos homens. Essas ressurreições recorrentes mostram a força e a importância do arquétipo. Verdadeiramente, ele é o masculino profundo, a imagem primeva da masculinidade.

Os contos sobre o Malandro sublinham sua natureza primordial. As histórias dos índios norte-americanos chamam o Malandro de "primogênito". Lembremos também que o Malandro Prometeu era um Titã, mais antigo do que os deuses do Olimpo; Loki, o Malandro nórdico, era um gigante muito antigo, precedente de Odin e os deuses do Valhala. Da mesma forma, os hopis consideravam seus palhaços-Malandros os primeiros seres humanos; Kaggen, o Malandro dos bosquímanos africanos, é descrito como o primeiro homem sobre a terra. Da mesma forma, o Corvo, o Malandro do noroeste dos Estados Unidos, criou a terra a partir do oceano primordial, antes que aparecessem outros seres vivos. A natureza primordial do Malandro explica suas muitas qualidades contraditórias: ele é ao mesmo tempo bom e cruel, esperto e burro, altruísta e egoísta, precisamente por ser anterior às distinções convencionais entre bem e mal, vida e morte, escuro e claro. Ele desafia a tradição, principalmente a tradição patriarcal, pois é mais antigo e mais importante. De forma bastante explícita, os Malandros são muitas vezes colocados acima dos guerreiros e dos patriarcas. Os chamamcocas da América do Sul descrevem cinco mundos; o do meio pertence à humanidade – abaixo há um mundo vazio e, mais ao fundo, o reino do Sol, para onde este desce todas as noites. Acima do reino humano está o reino do jaguar, normalmente associado a reis e guerreiros – mas acima de todos, está o mundo da raposa, o Malandro!

Vestígios do Malandro e as lendas do Graal

Os contos de homens refletem a longa trajetória do masculino profundo. Histórias são como sítios arqueológicos, camadas de significados mais antigos estão escondidas sob camadas mais recentes. Esta é a principal razão por que o tema do Malandro é tão sutil e complexo nos contos de homens: o arquétipo é encoberto pela deusa e pelas tradições patriarcais, mais recentes. As lendas do Graal, que discutimos no Capítulo 10, ilustram os múltiplos níveis de simbolismo. Na superfície, o drama do Graal fala das aventuras de nobres guerreiros, como Parsifal, Gawain e Galahad. São contos heróicos, cheios de lutas e vitórias galantes, que refletem valores patriarcais. Sob esse drama os estudiosos do Graal desenterraram um estrato de simbolismo claramente distinto, enfatizando o feminino e o maternal.

Em uma das versões, quando Parsifal chega pela segunda vez ao castelo do Graal, fica sabendo que o rei do Graal é irmão de sua mãe. Segundo o conto, esse parentesco torna-o herdeiro direto do rei do Graal. Esta versão evoca a herança pela linha *da mãe*, refletindo as tradições matrilineares e matrifocais dos antigos celtas.[20] As lendas também associam o Graal a uma espada e lança mágicas, supostamente partes do sagrado tesouro dos tuathas de Danaan. Estes seriam os ancestrais míticos dos celtas, governados por uma rainha, não um rei. O próprio Graal é carregado por uma donzela, não por um rapaz, enfatizando a importância do feminino.

Abaixo dos temas matrifocais do Graal há uma camada ainda mais profunda de significado. Como discutimos no capítulo anterior, depois de seus exaustivos estudos das lendas do Graal, Emma Jung e Marie-Louise von Franz concluíram que o Graal está associado ao Espírito Santo, que é uma espécie de Malandro. As tradições celtas associam vasos, taças e, em geral, receptáculos mágicos, como o Graal, especificamente a Malandros. Por exemplo, Bran era um mago e Malandro celta que possuía um caldeirão que podia ressuscitar os mortos. Cerunos, o deus cornudo celta, figura de Malandro, foi trazido de volta à vida numa bacia miraculosa depois de ter sido morto; Manana MacLir, um deus Malandro do mar, também era dono de um caldeirão que continha a ambrosia da imortalidade. Por sua vez, o tema do Malandro vem de culturas caçadoras muito antigas e do xamã-Malandro, anteriores à tradição da deusa. Quase todas as versões da lenda do Graal também apresentam uma lança ou arpão mágico, associados ao Graal, embora algumas descrevam apenas uma espada mágica. A lança era a arma usada pelos caçadores do Paleolítico. As espadas só foram inventadas depois da descoberta da metalurgia, pois a pedra não é forte o suficiente para fazer lâminas compridas. Assim, no âmago das lendas do Graal esconde-se o caçador-Malandro, oculto sob as imagens da Deusa Mãe e sob a tradição heróica, bem mais recente.

Se os vestígios do Malandro são sutis nas lendas do Graal, são explícitos em uma outra figura, muito conhecida na época em que teriam ocorrido os fatos apresentados nessas lendas; é o Bobo, que usava peles de animais ou um chapéu com orelhas de animal. Ele se parece com o arcaico xamã dançarino, meio homem meio animal. Os bobos eram muitas vezes indivíduos deformados, lembrando também a imagem do xamã ferido. A ligação do Bobo com orelhas de animal e com a deformidade física nos oferece uma interpretação mais profunda das orelhas de bode em "As orelhas do rei". O embaraçoso animal aponta para o Bobo e de volta ao xamã-Malandro, escondido atrás do patriarca. A ligação do Bobo com a caçada reaparece no ar-

---

20. Emma Jung e Von Franz (1986), Matthews (1990).

lequim, outra forma do bobo da corte. "Arlequim" vem do francês arcaico, *hellequin*, nome de um demônio – o "demônio caçador".[21]

Vestígios do Malandro em contos e sonhos de homens

O tema da caçada vem à tona com sutileza nos contos de homens. Como já mencionado, "Vá não sei pra onde" afirma especificamente que Fedot caçava para ganhar a vida; a caçada é uma metáfora fundamental na história. Esse tema reaparece em "Irmão Lustig" e traz significados mais profundos a detalhes singulares da história. Por exemplo, São Pedro ressuscita as princesas manipulando seus ossos, um procedimento comparável aos ritos xamânicos, como dissemos no Capítulo 9. No entanto, o ritual também se parece com cerimônias de *caça*. Entre as tribos siberianas e norte-americanas, os caçadores extraem, limpam e enterram cerimonialmente os ossos de suas caças, acreditando que novos animais surgirão do esqueleto.[22] A mochila mágica de Lustig é uma alusão mais sutil à caçada. Primeiro, ele usa a mochila mágica para obter dois gansos, e não algo mais prático, como ouro: pode-se dizer que ele utiliza a mochila como uma armadilha de caça, em vez de uma carteira ou saco de dinheiro.

Da mesma forma, motivos de caça se materializam em "Iron John", um dos contos de fadas sobre homens preferidos de Robert Bly. Na história, um homem selvagem peludo encarna o masculino profundo. Ele é descoberto por um *caçador*. Igualmente, a *Epopéia de Gilgamesh*, Enkidu, que no começo é um selvagem peludo, também é descoberto por um caçador. Muitos outros contos de homens se iniciam com referências a caçadores ou caçadas. Na história de "Gromer Somer Joure", o rei Artur se perde durante uma caçada e ocorre então seu fatídico encontro com Gromer Somer Joure. "O rei que queria ser mais forte do que o destino", da Índia, tem enredo semelhante. A caçada é o cenário dos dramas dos homens, mesmo que o tema seja em geral obscurecido pelo heroísmo.

---

21. Collins (1991).

22. Hays (1963), Maringer (1956). Como observam Eliade (1958) e Campbell (1959), os caçadores associam a renovação aos ossos, ao passo que os agricultures associam o rejuvenescimento às sementes.

Como seria de esperar, o tema do caçador-Malandro pode ser encontrado nos sonhos de homens modernos, mas de forma bastante disfarçada. Um dos "grandes" sonhos de Jung, já discutido, serve para ilustrar esse aspecto. Lembre-se de que, em sua crise da meia-idade, Jung sonhou que matava Siegfried, o herói arquetípico da tradição germânica. No sonho, ele estava acompanhado por um "selvagem de pele escura", que o ajudou a matar Siegfried. Eles o fizeram com uma emboscada traiçoeira, em que se escondem atrás de uma pedra e atiram em Siegfried de um lugar seguro – algo que nenhum guerreiro digno faria. O "selvagem de pele escura" representa um caçador arquetípico e a emboscada é a trapaça do caçador.

Semelhante referência à caçada apareceu no sonho de um psicólogo que veio para terapia pouco antes de completar seus quarenta anos. Albert estava em plena crise da meia-idade e sentia-se deprimido, apesar de sua carreira bem-sucedida. À medida que trabalhávamos, separando as questões envolvidas no "incêndio", Albert teve uma série de "grandes" sonhos que lhe trouxeram imenso alívio. Um deles merece ser contado. No sonho, Albert segura a alça do caixão de um soldado que havia sido condecorado por bravura. O cortejo carrega o herói por uma floresta, e um grupo de caçadores espera com impaciência que o funeral termine de passar, pois os enlutados estavam bloqueando o caminho para entrar na mata. Do outro lado, uma raposa está sentada debaixo das árvores, olhando tudo com ar divertido. O sonho foi breve, mas muito simbólico: o soldado simboliza a masculinidade heróica – mas está morto, o que reflete o desmoronamento do paradigma heróico. Como já discutimos, esta calamidade em geral precipita a crise da meia-idade num homem. No sonho de Albert, os caçadores e a raposa esperam que o soldado morto passe. Os caçadores reiteram a importância da caçada para a psique masculina, a raposa é a figura arquetípica do Malandro. Assim, o sonho de Albert resume o drama dos contos de homens: depois que os homens saem da trilha do herói ou o herói morre, o caçador-Malandro entra em cena.

Ao encontrar a antiga imagem do caçador-Malandro, os homens deparam com a forma do masculino nos primórdios da cultura humana. Bem antes do herói e patriarca da Grande Deusa e por um período bem mais longo e distante, o Malandro encarnava a masculinidade e a energia masculina. Indo além do guerreiro e do rei, os homens não têm de inventar nada de novo, nem de entrar às apalpadelas em maneiras de viver desconhecidas. Precisam apenas recuperar a essência da psique masculina, abandonada há tanto tempo e transmitida por intermédio das gerações em histórias e imagens.

O masculino profundo e o início do desenvolvimento psicológico dos homens

Se o xamã-Malandro reflete o masculino que emergiu na aurora da raça humana, também representa a primeira forma de energia masculina em cada homem. O Malandro personifica traços característicos da psique masculina imatura. Meninos e rapazes adolescentes, por exemplo, são impulsivos, desajeitados, rebeldes e gabolas, exatamente como o Malandro. Normalmente, os homens reprimem esses impulsos juvenis quando crescem e assumem seu lugar na sociedade, mas os traços do Malandro reaparecem na maturidade e exigem ser integrados à vida consciente. Em certo sentido, o Malandro preside a vida pessoal de cada homem, assim como impulsionou a sociedade humana primitiva. Além do mais, os temas do Malandro aparecem e desaparecem por todo ciclo da vida masculina de maneiras previsíveis.

O Malandro está evidente nos meninos. Desde o nascimento, os meninos são mais ativos, mais impulsivos, mais difíceis de controlar e mais lentos para adquirir a "civilidade" do que as meninas. Naturalmente, os Malandros também são impulsivos. Sua glutonia, seu apetite sexual e sua cobiça os enfiam em apuros muito engraçados. Os meninos também demoram mais do que as meninas para dominar seus próprios corpos e desde cedo não são lá muito coordenados – isso nos lembra o desajeitamento e a falta de uma noção coerente do corpo, outras características do Malandro. Em algumas histórias, a mão esquerda do Malandro briga com a direita; muitas vezes é comum não acertar o lugar das partes do corpo! É mais comum que os meninos quebrem as regras do que as meninas, outra rebeldia característica do Malandro. Os psicanalistas também observaram uma fase no desenvolvimento masculino em que os meninos ficam fascinados com seu pênis e se deleitam em mostrá-lo a quem estiver interessado. Do Coiote a Ananse, os Malandros fazem o mesmo. Finalmente, os meninos são mais suscetíveis do que as meninas a acidentes, dificuldades no aprendizado e à hiperatividade. Por sua vez, os Malandros caem nas entaladas cômicas mais ridículas e com freqüência são feridos e mortos: são penosamente vulneráveis, como os meninos. O Malandro reflete desde início cada traço da configuração da psique masculina.

Depois dos quatro ou cinco anos de idade, as características do Malandro normalmente são enterradas nos meninos. As regras patriarcais obrigam os jovens a controlar sua impulsividade. Os meninos se tornam "civilizados". Essa disciplina é especialmente importante na sociedade moderna, pois as civilizações agrícolas e industriais deixam pouco espaço para aventuras desregradas – as culturas caçadoras-coletoras são bem mais indulgentes com suas crianças. Depois de anos de relativa paz, a adolescência abala a disciplina dos meninos. Com as ondas de energias sexuais, os meninos se tornam temperamentais e impulsivos, como o Malandro. À medida que vão passando por arrancos em seu crescimento normal, os adolescentes sentem-se desajeitados, já não estão mais à vontade em seus corpos – mais uma vez, como o Malandro. Os meninos adolescentes também alternam fanfarrice e prostração, gabam-se de suas realizações e superestimam suas capacidades, apenas para serem arrasados e caírem em depressão por pequenos insultos de amigos ou namoradas. A fanfarronada e o desmoronamento são típicos do Malandro, que agora ilustra a instável confusão dos meninos na adolescência.

Quando os jovens homens amadurecem, o Malandro volta a ser enterrado. Segundo o paradigma heróico e patriarcal, os homens aprendem a reprimir impulsos instáveis e a canalizar suas energias para a carreira e a família. O resultado é a consciência atenta, a vontade disciplinada e a auto-reflexão, virtudes resplandecentes da tradição heróico-patriarcal. De repente, na meia-idade, os sonhos da juventude desmoronam. A disciplina heróica é rompida ou simplesmente os homens abandonam o esforço. Impulsos há muito reprimidos voltam à tona, fazendo o Malandro novamente importante para os homens. Neste momento, os homens agem mais como adolescentes, mergulhando em casos amorosos ou em negócios arriscados. Felizmente, o Malandro oferece um modelo de como equilibrar os impulsos que retornam, integrando conscientemente os instintos, em vez de reprimi-los. Com a alegria brincalhona, a criatividade, a generosidade e o pluralismo do Malandro, os homens assimilam conscientemente a impetuosidade juvenil.

O pai como Malandro

O Malandro simboliza ainda uma outra experiência inicial do masculino: representa o primeiro encontro do menino com o pai. Esta é uma reivindicação surpreendente e merece explicação. Na maioria das culturas, os pais têm um papel bastante distinto do papel da mãe que, normalmente, está sempre à disposição da criança, é relativamente confiável e carinhosa. O pai, ao contrário, vai e vem episodicamente. Nas diferentes sociedades, os pais tendem também a brincar com os filhos de maneiras espontâneas e imprevisíveis, excitantes e estimulantes para a criança.[23] Assim, para o filho, o pai representa uma fonte sempre nova de divertimento, emoções e situações desafiadoras. São essas as qualidades principais dos Malandros, que são brincalhões, mercuriais, indefiníveis. Para o bebê, *o pai é um Malandro*. Ou seja, a primeira experiência de arquétipo masculino do bebê contém o Malandro.[24] Somente muito mais tarde o pai desempenha o papel de patriarca e disciplinador. Na experiência do menino, o Malandro é anterior ao patriarca e estaria localizado mais profundamente no inconsciente.

A maneira como as crianças pequenas aprendem a linguagem corrobora o papel do pai como Malandro. Para a maioria dos bebês nas diferentes culturas, a primeira palavra usada é a que expressa o pai: *dada* ou *papá* (por exemplo, *daddy* em inglês, *papa* ou *papai* nas línguas latinas, como o francês e o português). A palavra para a mãe vem depois.[25] Além do mais, quando se apresenta aos bebês fotos de suas mães e pais, eles são capazes de reconhecer o pai meses antes de identificar a mãe. Essas observações são surpreendentes, pois o bebê passa a maior parte do tempo com a mãe e seria de esperar que aprendesse a chamá-la primeiro ou reconhecer sua fotografia antes da do pai. Entretanto, as freqüentes ausências do pai fazem o bebê criar alguma espécie de memória ou símbolo para ele. Como a mãe está presente a maior parte do tempo, o bebê tem menor necessidade de lembrar-se dela ou de internalizá-la. Assim, o bebê simboliza primeiro o pai, usando a memória e a memória visual. É o pai que introduz o bebê no mundo simbólico, é ele que o bebê primeiro simboliza. Metaforicamente falando, o pai traz a linguagem e o simbolismo ao bebê. É precisamente isso que fazem os Malandros na mitologia: trazem a linguagem e a fala para a humanidade, a capacidade de simbolizar o mundo. Robert Pelton, depois de estudá-los, afirma que "os Malandros encarnam o próprio processo da criação

---

23. Cath *et al.* (1989), Lamb (1982).

24. Naturalmente, nem todos os pais são Malandros, pois há muitas variações individuais. Falo de um padrão, arquetípico. Além disso, as mães têm aspectos do Malandro, já que elas também vão e vêm. No entanto, as mães têm também muitos outros papéis, como o de educadora, enquanto o pai é percebido predominantemente como um Malandro.

25. Lamb (1982).

simbólica".[26] Como os símbolos e a linguagem são essenciais na consciência e na cultura, o Malandro é o fundador da civilização humana, tanto no sentido mitológico como no psicológico.

Dado o papel básico do pai, ele deveria ser tão importante no desenvolvimento da criança quanto a mãe. No entanto, o efeito do pai é sutil; só agora os psicólogos podem avaliá-lo. Em todas as culturas, os bebês em geral agarram-se a *ambos*, pai e mãe, por volta dos seis aos oito meses, e protestam em relação à separação do pai tanto quanto em relação à da mãe.[27] Essa descoberta intrigou os pesquisadores; já que a mãe passa muito mais tempo com o bebê, seria de supor que estivesse mais apegado a ela. Mas a quantidade de tempo em que o pai interage com o bebê não parece importar tanto quanto a qualidade dessa interação – em muitas culturas, por exemplo, boa parte do tempo das mães com os filhos é despendida em trabalhos domésticos, mais do que numa verdadeira interação. A evidência da importância do pai para os bebês e crianças pequenas surge nos momentos em que a ausência do pai é sentida. Quanto mais cedo ocorre a ausência, maior a influência e mais tempo perdura seu efeito. Quando os meninos são testados na adolescência, aqueles que não tiveram pais nos dois primeiros anos de vida têm menor competência intelectual, menos autoconfiança, menos interesses tradicionalmente masculinos e apresentam um padrão mais feminino em testes de habilidade cognitiva. Os homens em geral se dão melhor em testes matemáticos e não em testes verbais; os que tiveram ausência dos pais mostram muito cedo o padrão inverso. Meninos sem pai também tendem a ser mais dependentes, mais hostis e delinqüentes, além de menos esforçados e menos firmes ou confiáveis. Esse efeito não se deve a problemas sociais ou econômicos resultantes da ausência do pai – os pesquisadores levaram esses fatores em conta. O dano é especificamente psicológico. Está bem claro que os pais exercem uma influência importante e profunda, desde muito cedo – uma importância igual à das mães, embora a dos pais seja muito sutil. Isso leva a uma curiosa analogia com a arte do Paleolítico. Embora os caçadores tivessem importância vital na cultura paleolítica, as imagens dos homens eram secretas e ocultas, como as influências dos pais sobre os filhos.

---

26. Pelton (1980: 254).
27. Lamb (1982), Cath *et al.* (1989).

A observação de que o pai-Malandro exerce bem cedo uma profunda influência na vida dos meninos é libertadora para homens e mulheres. É uma saída para o impasse cruel que assola as visões tradicionais da psicologia dos homens. Segundo essas teorias – anteriormente mencionadas e nas quais eu acreditava até este trabalho com os contos de homens –, os homens começam a vida sob o domínio da mãe. Envolvidos num mundo feminino, os meninos desenvolvem uma identidade masculina rejeitando o maternal e o feminino. Assim, tornam-se inevitáveis a hostilidade, o medo e a ambivalência para com as mulheres – de acordo com essas teorias. O pai-Malandro muda radicalmente a situação. Os homens não precisam repudiar o maternal e o feminino para se proteger, recolhendo-se ao machismo e ao chauvinismo masculino. Em vez disso, podem voltar-se para uma energia masculina tão poderosa e primordial quanto a da mãe, ainda que bem mais indefinível. Em lugar de recorrer à violência do herói para provar sua masculinidade, os homens podem adotar o humor e a esperteza do Malandro.

O Malandro do passado ao futuro

Como arquétipo do masculino profundo, o xamã-Malandro provavelmente tira sua força de fatores hereditários. Da mesma forma que certos traços masculinos como barba e calvície são determinados por genes, imagino que o comportamento masculino personificado pelo xamã-Malandro também reflete fatores genéticos. Influências hereditárias normalmente são deixadas de lado pelas teorias psicológicas do desenvolvimento que, em geral, presumem que as crianças sejam modeladas pelo ambiente em que vivem. Fazer-se referência a influências genéticas é hoje uma questão polêmica – pois no passado os argumentos relativos à hereditariedade baseavam-se em pesquisa equivocada e estatísticas questionáveis. Mesmo quando os erros científicos foram corrigidos, permaneceram os piores problemas, já que os argumentos genéticos foram muitas vezes utilizados para defender tradições patriarcais e racistas. Dizia-se que os homens (ou *os brancos*) eram agressivos e dominadores por natureza e que as mulheres (ou *as minorias*) eram infantilizadas e dependentes, de modo que se pode presumir que os homens (brancos) governassem a sociedade. Essa visão pressupõe que homens fossem guerreiros e patriarcas por natureza. Como discutimos no capítulo anterior, o pressuposto provavelmente está incorreto. As culturas patriarcais e guerreiras são relativamente recentes, tendo surgido há menos de 6 mil anos. Durante a maior parte dos últimos 25 mil anos, homens e mulheres viveram como caçadores-coletores, provavelmente igualitários e cooperativos. A seleção natural também era mais intensa no período dos caçadores-coletores, se comparada às épocas posteriores, agrícolas e patriarcais – e isso porque nos pequenos grupos típicos dos caçadores nômades, a incompetência de um caçador podia levar à fome e à morte de todo o bando. Em comunidades agrícolas maiores, a inaptidão de um lavrador ou de um guerreiro poderia ser compensada por muitos outros na aldeia.[28] Assim, é bem mais provável que os genes humanos tenham sido moldados pelo modo de vida do caçador-coletor.

A confirmação indireta favorável ao primado biológico xamã-caçador vem das iniciações masculinas da puberdade nas culturas guerreiras. David Gilmore analisou esses ritos de passagem masculinos em seu livro *The Making of Manhood* (A formação da masculinidade). Ele argumenta que as iniciações são necessárias para forçar os meninos a entrar no caminho árduo e perigoso do guerreiro, apesar da tendência natural a evitar a dor e o risco. Em outras palavras, a personalidade guerreira não é natural; a natureza mutiladora dos ritos da puberdade reflete o esforço necessário para inculcar e sustentar a maneira de viver do guerreiro. Eu diria que o mais natural, instintivo, genético e primordial é o espírito do caçador-coletor, simbolizado pelo xamã-Malandro.

Numa surpreendente distorção, a antiga imagem do caçador-Malandro oferece ajuda e cura para a sociedade moderna. O mundo hoje está ameaçado pelo desequilíbrio ecológico, por lutas sectárias, a lacuna entre ricos e pobres se amplia. Um grande número de pessoas, feministas ou não, já demonstrou que atrás desses problemas está o espírito do herói e do patriarca, com seu impulso para combater inimigos, "conquistar" a natureza, conquistar o poder e acumular a riqueza, esquecendo o custo de tais ambições sobre as outras pessoas. O caçador-Malandro é uma opção para a energia masculina. Por exemplo, a perspectiva da soma zero do Malandro e seu respeito pelos animais são profundamente ecológicos. Ele admite que só pode tirar da natureza dando algo em troca, e também não acumula posses – mas não é um asceta altruísta, pois rouba o que lhe dá na veneta. O

---

28. Glantz e Pearce (1989), Lee e DeVore (1968).

que o faz diferente do ladrão ou do herói é que o Malandro dá aos outros o que rouba. Ele não preza o saque ou troféus, mas gosta de inventar ardis e fazer brincadeiras; deleita-se na experiência da barganha e da troca, não no acúmulo da riqueza. Na verdade, o Malandro é um patrono tradicional do comércio e dos mercados; seria bem melhor se ele administrasse as economias modernas, em vez do patriarca e do herói. Esses dois consideram o mercado mais uma arena para a conquista e a dominação, mais um veículo para o acúmulo da riqueza, do poder e da fama. O caçador-Malandro, ao contrário, prefere o intercâmbio à exploração, a comunicação em vez do capital, a negociação mais do que os bens negociados.

Como inventor, o caçador-Malandro é o verdadeiro patrono da tecnologia. Além do mais, não usa as invenções para dominar a natureza, como o herói, mas para celebrar a criatividade e a esperteza do ser humano. Como deus da oportunidade, o xamã-Malandro também é o patrono da estatística, a base da ciência moderna. Enquanto os cientistas exploram a física quântica e a teoria do caos, o xamã-Malandro primitivo, mestre da sorte e do acaso, dá uma risada irônica. Sendo um mediador, o xamã-Malandro também promove a troca de idéias e de experiências. É o benfeitor natural dos congressos e retiros, versões modernas do antigo fórum grego, em que as pessoas se reuniam para trocar opiniões. Sendo um mensageiro, o Malandro é também o patrono das redes de informática, dos telefones celulares e da televisão por satélite, que unem os diversos povos do mundo. Com seu espírito de curiosidade e exploração, o xamã-Malandro não vê os estranhos como inimigos e competidores ou rivais, como o herói e o patriarca o fazem, mas como amigos e camaradas em potencial. O caçador-Malandro afirma especialmente a igualdade entre homens e mulheres; sua atitude é a mais conservadora de todas, lembrando a cultura primeva da humanidade. Por ironia, é voltando ao passado e adotando o caçador-Malandro arcaico que os homens encontram esperança no futuro.

Antes de concluir este conto de masculino profundo, é preciso uma ressalva. Serei o primeiro a admitir que o meu épico do masculino profundo é na verdade outro mito, e que estou inventando uma história – pois é bastante provável que jamais saberemos como eram realmente os caçadores-coletores do Paleolítico. Embora acredite que com as evidências disponíves meus comentários tenham bons fundamentos, há muitas interpretações possíveis para a arte e os artefatos do Paleolítico. Sem dúvida, esse pluralismo agrada ao Malandro! Acredito ser importante expor uma história do masculino profundo para integrar os diferentes temas nos contos de homens e neutralizar diversos mitos equivocados sobre a masculinidade: o mito de que o herói e o patriarca são essenciais para a psique masculina ou de que o matriarcado é fundamental para a natureza humana. Os mitos não são simples fantasias ou superstições. Eles influenciam a crença e o comportamento, instilando significado às nossas vidas. Com o declínio do mito heróico e patriarcal, precisamos de novas imagens alternativas do masculino – é isso que o arquétipo do caçador-xamã-Malandro oferece. O masculino profundo emerge no início do drama humano e constitui a imagem primordial da masculinidade. Muito antes do guerreiro-rei ou da Grande Deusa Mãe, os homens eram caçadores, xamãs e Malandros. Para cada homem, o Malandro representa a primeira imagem do masculino, no contato do bebê com o pai-Malandro, a figura indefinível e instigante que lhe abre o mundo da linguagem e dos símbolos.

Os contos de homens, desde "O rei feiticeiro" até "Vá não sei pra onde", mostram uma busca pela masculinidade além do herói. As histórias também revelam a trilha que os homens devem seguir: ao amadurecer, devem buscar no passado distante o arquétipo do caçador-Malandro. Recuperando arquétipos pré-históricos e impulsos há muito reprimidos, surgirá, então, uma visão inovadora da masculinidade e uma nova esperança no futuro da humanidade.

Epílogo

Nossa estada pelos contos de homens chega ao final e com isso nossa viagem para além do herói.[1] O drama começa quando os homens chegam a posições de responsabilidade em algum ponto dos anos intermediários de sua vida, tornando-se pais, mentores ou líderes comunitários. No momento em que os homens assumem o papel do patriarca, deparam com os mais jovens e a reação deste encontro, como bem ilustra "O rei feiticeiro", é muitas vezes de inveja e competição. É o remoto drama edipiano, a rivalidade masculina entre pai e filho, patrão e empregado, professor e estudante, mentor e discípulo. Em última análise, é a batalha entre o herói e o patriarca, em que a força irresistível do jovem encontra a autoridade inflexível de um homem mais velho. É a fragilidade secreta oculta na glória do herói e do patriarca: só há espaço para um deles. Haverá tragédia, a não ser que os homens maduros consigam superar os papéis heróicos e patriarcais. Para isso, terão de passar por três iniciações.

O primeiro rito de passagem introduz os homens maduros na força curadora do feminino. Algumas culturas têm um ritual formal

---

1. Após terminar o primeiro rascunho deste trabalho, encontrei o de Northrop Frye (1957) e me apercebi de que, de forma independente, ele corrobora os temas dos contos de homens. Frye observou que existem quatro tipos básicos de literatura de autores do sexo masculino, que são comparáveis aos contos de homens da tradição folclórica oral. As duas primeiras categorias de Frye dizem respeito aos homens jovens que empreendem aventuras e combatem patriarcas malvados. Esses enredos refletem o paradigma do herói-patriarca e correspondem aos contos de fadas de jovens. O terceiro gênero literário de Frye é a tragédia, em que um homem no auge da fortuna e da felicidade é derrubado, humilhado e arruinado. Esses homens são obrigados a enfrentar o lado sombrio da existência humana: o desamparo, o sofrimento e o mal no coração humano. A quarta e última categoria é a ironia. Da sátira à farsa, a ironia zomba das convenções sociais estabelecidas e reflete o espírito do Malandro.

para isso, como a tribo iorubá da África e seu culto ogoni, ou os bimin-kuskusmins da Nova Guiné e seu conto secreto da deusa Afek. Para os homens ocidentais, em geral a iniciação no feminino requer a psicoterapia e normalmente começa com o aparecimento de mulheres misteriosas em sonhos e fantasias; são figuras de anima, as quais personificam o lado feminino – a sensibilidade, a vulnerabilidade e a intuição – que os homens em sua juventude aprendem a negar e deixar de lado. Quando encontram a anima, os homens devem honrá-la e honrar o reino do feminino, afirmando a importância de relacionamentos, sentimentos e intuições. No início, isso lhes parece humilhante ou ridículo, como a exigência de Zakia para que o sultão aprendesse um trabalho manual, em "O lenço do sultão". Todavia, um dia os homens terão de renunciar à arrogância do patriarca e à glória do herói para servir à deusa. Esta é uma experiência que termina sendo renovadora e salvadora, pois a sabedoria feminina resgata os homens na meia-idade, exatamente como Zakia o faz, salvando o sultão do cozinheiro canibal e como Beatriz que orienta Dante na *Divina Comédia*. O fato também é libertador para as mulheres, pois assim que desenvolvem seu lado feminino interior, os homens aprendem a lidar com seus próprios sentimentos e dependem menos delas para isso. O que permite que as esposas, amantes, mães e filhas sigam sua própria vida.

A viagem dos homens para além do herói exige um segundo rito de passagem – a iniciação na sombra, em que deparam com seus medos, suas vulnerabilidades e suas mágoas. Quando olham para o futuro, encontram o olhar de sua própria mortalidade e da inevitabilidade da morte. Ao revisar o passado, tropeçam em traumas esquecidos, sonhos partidos e amores abandonados. Como o monarca de "As orelhas do rei", enfrentam suas deformidades, suas falhas e suas vergonhas secretas – suas orelhas de bode. Nesse momento, tomam o "caminho das cinzas", viajando para a terra da morte, da tragédia, do mal, do sofrimento e do desamparo – como o monarca de "O rei e o espírito mau," que transitava pelo cemitério. O inimigo de um homem já não é mais uma bruxa ou um monstro, como os que o jovem herói encontra nos contos de fada. Agora é a morte, o negrume em seu próprio coração ou os azares da sorte. É a tragédia, não o romance. Inevitáveis e invencíveis, a morte e as limitações da condição humana abalam os remanescentes da glória do herói e da força do patriarca.

Com o paradigma patriarcal em ruínas, os homens perambulam em meio à confusão, fazendo coisas que pouco antes lhes pareceriam abomináveis. Contos como "O pequeno camponês" mostram homens que mentem, trapaceiam, roubam e, o mais chocante, são recompensados por isso. Homens gentis e acomodados subitamente se tornam turbulentos, imprevisíveis, como o lavrador em "O presente do Vento Norte". A mudança é assustadora, mas esses homens não degeneram em sociopatas, criminosos ou selvagens. Uma verdade mais profunda aparece na forma do Malandro.

Embora inicialmente aparente ser o próprio mal, como o espírito mau em "O rei e o espírito mau", o Malandro torna-se um companheiro, terapeuta, mestre e amigo para os homens que perderam o rumo na meia-idade. O Irmão Malandro ajuda os homens a se libertar do logos masculino e do pensamento patriarcal, ensinando-lhes as virtudes do pluralismo e do paradoxo. Como o espírito mau para o rei ou São Pedro para Lustig, o Companheiro Malandro derruba a convenção e conduz os homens a novos mundos. Na vida real, o Irmão Espírito aparece em sonhos e na imaginação, como Filêmon guiou Jung e Virgílio inspirou Dante. Muitos homens hoje encontram o Irmão Malandro na terapia. O contato com o Companheiro Espírito ajuda os homens a tornar-se mais tolerantes em relação às diferenças de opinião, às idéias inovadoras da geração mais jovem e à própria complexidade interior. Livres das convenções patriarcais, os homens experienciam novas maneiras de viver.

O Malandro também orienta os homens a passar por níveis cada vez mais profundos do inconsciente. Ele substitui a anima e ajuda-os a entender suas profundezas interiores. Em última análise, o Malandro apresenta-os a uma energia masculina espontânea, altiva, carinhosa, providencial e divina. Oculta nos papéis masculinos convencionais, essa vitalidade masculina primordial é o masculino profundo, em cujos mistérios o Malandro inicia os homens. Este é o terceiro rito de passagem para os homens na meia-idade.

"Irmão Lustig" e "O rei e o espírito mau" revelam que o masculino profundo assume a forma do xamã e do Malandro. São dois aspectos do mesmo arquétipo, assim como o herói e o patriarca são dois lados de uma imagem mítica. Além do mais, o xamã-Malandro oferece uma alternativa ao herói-patriarca, uma visão nova da energia masculina. O xamã-Malandro promove a comunhão em vez da conquista, a fraternidade acima da hierarquia e a cura, em vez do heroísmo. Ele afirma a mulher e não denigre o feminino; identifica sua humanidade ferida e ao mesmo tempo afirma sua selvageria e sua liberdade.

Os graus mais elevados de muitas sociedades secretas de homens celebram a energia masculina do Malandro. Sociedades secretas como os Newekwe dos zunis, a Ordem Maçônica européia e o Bohemian Club da América do Norte são compostas por homens que provaram ser heróis e patriarcas. Eles se reúnem sob a tutela do Malandro, fazem brincadeiras entre si, desafiam as convenções patriarcais, e buscam a irmandade espiritual. A imersão dos homens no masculino profundo pode fazer com que as mulheres se sintam ameaçadas, temerosas de perder a lealdade de seus maridos, pais e filhos. No entanto, o resultado final do encontro de um homem com o Irmão Malandro é uma capacidade mais profunda de relacionar-se com os outros, sejam homens ou mulheres. Os homens iniciados voltam para casa, como Fedot retorna em "Vá não sei pra onde e traga não sei o quê" –; eles agora sabem como equilibrar o masculino e o feminino, a luz e a escuridão, o instinto e o espírito.

Os homens iniciados também descobrem sua vocação divina, apelos silenciosos pairando sobre eles para irem "não sei pra onde, trazer não sei o quê". Para responder a esses chamados, os homens precisam de toda a sua disciplina, perseverança e coragem, que aprenderam em suas lutas heróicas da juventude, e toda a esperteza e cálculo adquiridos do mestre Malandro. No entanto, o objetivo da trapaça não é a recompensa pessoal ou a indulgência particular, mas a generatividade, a criatividade, o bem comum – em última análise, o enriquecimento da humanidade.

As raízes do masculino profundo vêm dos tempos remotos da aurora da história. Mais antigo do que o herói ou o patriarca, o xamã-Malandro dança pelas paredes dos santuários de cavernas paleolíticas. Ele é o espírito do caçador – mascarado, ferido, fantasmagórico: mascarado, pois gosta dos disfarces e das invenções, e celebra a engenhosidade humana; ferido, pois persegue uma caça mais feroz do que ele próprio e paga o sacrifício do animal com o próprio sofrimento; fantasmagórico, porque se comunica com o invisível e imaterial, unindo instinto e alma, este mundo e o próximo. Caçador, xamã e o Malandro, ele reflete a primeira expressão da masculinidade, bem antes de surgir guerreiros ou reis. É verdadeiramente o masculino profundo – profundo nas cavernas, profundo no tempo, profundo na psique masculina.

Depois da iniciação no masculino profundo, resta ainda uma tarefa: o retorno ao mundo comum, às pessoas reais em comunidades reais. O xamã-Malandro exige que os homens atuem no mundo, tornando prático seu chamado divino. Na verdade, o xamã-Malandro oferece uma visão concreta e específica de uma sociedade pós-industrial e pós-moderna. Com sua perspectiva de soma zero, o caçador-xamã reverencia o equilíbrio da natureza e defende um espírito ecológico masculino. Como patrono do mercado, prefere a troca em vez da exploração, e a comunicação em vez da competição. Evita o acúmulo e o amealhamento, prefere a investigação e o experimento. Como mensageiro e mediador, patrocina congressos, seminários e retiros. Como pluralista, festeja a diversidade de opiniões e pontos de vista. Insiste na igualdade de homens e mulheres, entre os próprios homens, em oposição à hierarquização do herói e ao desprezo patriarcal pelo feminino.

Esta visão inovadora da masculinidade, personificada pelo caçador, pelo xamã e pelo Malandro já foi insinuada por muitos autores. Em seu livro *Knights Without Armor*, Aaron Kipnis proclama a masculinidade "irresponsável, imprevisível, tola, inconsistente, temerosa, indecisa, experimental, insegura, visionária, sensual, preguiçosa, gorda, careca, velha, brincalhona, feroz, irreverente, mágica, turbulenta, nada prática, nada convencional" – é o xamã-Malandro. Edward Whitmont em *Return of the Goddess* e Sam Keen em *Fire in the Belly*, da mesma forma, descrevem uma nova visão da masculinidade baseada na imagem do investigador, do perseguidor e do peregrino – é o caçador-xamã, aberto para o novo e o inesperado. É também o "bárbaro" que Bly descreve de modo tão eloqüente: feroz e delicado, apaixonado e carinhoso.

Os contos de homens enfocam o homem de meia-idade, mas é comum que o masculino apareça antes, especialmente hoje. Impelidos pelo feminismo, muitos homens abandonam cedo em sua vida o chauvinismo do herói-patriarca – e debatem-se, sem a certeza de qualquer alternativa. Os homens são apanhados no meio, entre paradigmas; é exatamente esse o tema dos contos de homens: a situação intermediária, penosa, dolorosa, o limbo depois de encerrados os reinos do guerreiro e do rei, mas antes do aparecimento do xamã-Malandro. Contudo, o rei-guerreiro tem seu papel a desempenhar na vida dos homens. Do herói-patriarca, os homens aprendem a disciplina, a perseverança e a coragem. No período heróico da vida, desenvolvem um ego forte, uma vigorosa identidade e uma consciência livre de instintos. Depois de obtidas essas habilidades psicológicas, estão finalmente prontos para lidar com as energias primordiais do inconsciente e do masculino profundo. Os contos de homens são muito claros neste aspecto: somente os indivíduos que já dominaram o modo de ser do herói e do patriarca embarcam na busca por algo além. Lustig, Fedot, Parsifal e Odisseu são pós-heróicos.

O caminho do masculino profundo nos fez percorrer muitas voltas inesperadas. Realmente não esperava ter de mergulhar tão fundo na arqueologia e na antropologia, mas os contos de homens se mostraram tão assemelhados e tão intrigantes, que exigiram uma pesquisa maior. Apropriadamente, a aventura tornou-se uma caçada, em que o ilusório e manhoso animal perseguido deixava apenas rastros muito dispersos. A meta é o próprio caçador, o xamã-Malandro. Enraizado no remoto passado pré-histórico, o caçador-Malandro é a pista para uma masculinidade mais profunda, mais vital e mais vibrante. Mediador mas monarca, errante mas não guerreiro, curador mas não herói, seu ideal é mais a exploração investigadora do que a exploração dos outros, o diálogo e não o domínio, a integração e não o imperialismo. Além do herói, do patriarca ou da deusa, antes de todos estes, é o *self* masculino mais profundo e mais verdadeiro, tão importante hoje quanto o era na aurora da raça humana. O caçador-Malandro lembra aos homens sua primeira vocação, mais antiga do que a do guerreiro ou a do patriarca, a missão de Wadjunkaga, de Exu ou do Corvo. Dos caçadores paleolíticos aos cientistas e empresários modernos, é hoje o que era no início: os homens são chamados para seguir em frente, "não sei pra onde", abrindo caminho para a humanidade.

Bibliografia

AARNE, A. e THOMPSON S. *The Types of Folktale: A Classification and Bibliography*. Helsinki, Academia Scientarium Finnica, 1961.

ABRAHAMS, ROGER. *African Folktales*. Nova York, Pantheon, 1983.

AFANAS'EV, ALEKSANDR. *Russian Fairy Tales*. Tradução para o inglês de Norbert Guterman. Nova York, Pantheon, 1973.

ANATI, E. (ed.) *International Symposium on the Intellectual Expressions of Prehistoric Man: Art and Religion*. Brescia, Itália, Edizione del Centro, 1983.

BAIN, R. NISBET. *Cossak Fairy Tales*. Nova York, Frederick Stockes, 1895.

BATTISTA, JOHN. "Images of Individuation: A Junguian Approach to the Psychology of Imagery." In: SHORR, J. E., SOBEL, G. E., ROBIN, P. e CONNELLA, J. A., (eds.). *Imagery: Its Many Dimensions and Applications*. Nova York, Plenum, 1980, pp. 122-32.

BAYNHAM, BENJAMIN. "Mukushan." In: *Parabola*, 16: 44-6, 1991.

BETTELHEIM, BRUNO. *The Uses of Enchantment: The Meaning and Importance of Fairy Tales*. Nova York, Knopf, 1976.

BHAVAN. *Stories of Vikramaditya*. Bombaim, Bavan's Book University, 1960.

BLY, ROBERT. *Iron John: A Book about Men*. Massachusetts, Addison-Wesley: Reading, 1990.

BOAS, FRANZ. "The Social Organization and the Secret Societies of the Kwakiutl Indians." *Annual Report of the Smithsoninan Institution, 1894-1895*. Washington, D.C., Smithsonian Institution, 1897.

BREUIL, HENRI. *Four Hundred Centuries of Cave Art*. Tradução para o inglês de M. E. Boyle. Nova York, Hacker Art Books, 1979.

BROD, HARRY *et al. The Making of Masculinities: The New Men's Studies*. Boston, Allen & Unwin, 1987.

BROWN, JOSEPH EPES. "The Wisdom of the Contrary." In: *Parabola*, 4: 62, 1979.

BUSHNAQ, I. *Arab Folktales*. Nova York, Pantheon, 1986.

CALVINO, ITALO. *Italian Folktales*. Nova York, Pantheon, 1980.

CAMERON, THOMAS. "The Rock Art of Writing-on-Stone, in the Milk River Valley, Southern Alberta, Canada." In: *Anati*, pp. 457-66, 1983.

CARLSON, ROY. "Expressions of Belief in the Prehistoric Art of the Northwest Coast Indians." In: *Anati*, pp. 87-200, 1983.

CAMPBELL, JOSEPH. *The Masks of God: Primitive Mythology*. Nova York, Penguin, 1959.

_____. *The Hero With a Thousand Faces*. Princeton University Press, 1968.

_____. *Historical Atlas of World Mythology. Vol. 1: The Way of the Animal Powers. Part 1: Mythologies of the Primitive Hunters and Gatherers*. Nova York, Harper and Row, 1988.

CATH, STANLEY H., GURWITT, ALLAN e GUNSBERG, LINDA. *Fathers and their Families*. Hillsdale, Nova Jersey, Analytic Press, 1989.

CHINEN, ALLAN B. *In the Ever After: Fairy Tales and the Second Half of Life*. Wilmette, Illinois, Chiron, 1989.

_____. *Once Upon a Midlife: Classic Stories and Mythic Tales to Illuminate the Middle Years*. Los Angeles, Tarcher, 1992.

CHINEN, ALLAN B., SPIELVOGEL, ANNA e FARRELL, DENNIS. "The Experience of Intuition." In: *Psychological Perspectives*, 16: 186-97, 1985.

CHODOROW, NANCY. "Feminism and Difference: Gender, Relation and Difference in Psychoanalytic Perspective." In: WALSH, Mary, (ed.) *The Psychology of Women: Ongoing Debates*. New Haven, Yale University Press, pp. 249-64, 1987 [1979].

CLATERBAUGH, KENNETH. *Contemporary Perspectives on Masculinity: Men, Women and Politics in Modern Society*. Boulder, Westview Press, 1990.

COCHRAN, LARRY. *The Sense of Vocation: A Study of Career and Life Development*. Albany. State University Press of New York, 1990.

COLLINS, D. JEAN. "The Trickster and Creative Illness." In: *Gnosis*, 19: 27-31, 1991.

COMBS, ALLAN e HOLLAND, MARK. *Synchronicity: Science, Myth and the Trickster*. Nova York, Paragon, 1991.

COURLANDER, HAROLD e HERZOG, GEORGE. *The Cow-Tail Switch and Other West African Stories*. Nova York, Henry Holt and Co., 1978.

CROSSLEY-HOLLAND, KEVIN. *The Norse Myths*. Nova York, Pantheon, 1980.

CRUCIJA-PRODANOVIC, N. *Yoguslav Folk Tales*. Nova York, Oxford University Press, 1957.

DAVIS, ERIK. "Trickster at the Crossroads: West Africa's God of Messages, Sex and Deceit." In: *Gnosis*, 91: 37-43, 1991.

DAVIS, L. B. e REEVES, B. O. K., (eds.) *Hunters of the Recent Past*. Londres, Unwin, 1990.

DE TROYES, CHRÉTIEN. *Arthurian Romances*. Tradução para o inglês de W. Kibler. Nova York, Penguin, 1991.

DICKSON, D. BRUCE. *The Dawn of Belief: Religion in the Upper Paleolithic of Southwestern Europe*. Tucson, University of Arizona, 1990.

DOORE, GARY. (ed.) *Shaman's Path: Healing, Personal Growth and Empowerment*. Boston, Shambala, 1988.

DORSON, R. *Folk Legends of Japan*. Tóquio, Charles Tuttle, 1982.

DOTY, W. G. "Hermes Guide of Souls." In: *Journal of Analytical Psychology*, 23: 358-65, 1978.

DOWNING, CHARLES. *Russian Tales and Legends*. Oxford, Oxford University Press, 1989.

DOWTON, J. V. "Individuation and Shamanism." In: *Journal of Analytical Psychology*, 34: 73-88, 1989.

EDINGER, EDWARD. *The Living Psyche: A Junguian Analysis in Pictures*. Wilmette, Illinois, Chiron, 1990.

EHRENBERG, MARGARET. *Women in Prehistory*. Oklahoma City, University of Oklahoma Press, 1989.

EISLER, RIANE. *The Chalice and the Blade: Our History, Our Future*. San Francisco, Harper and Row, 1987.

ELIADE, MIRCEA. *Rites and Symbols of Iniciation: The Mysteries of Birth and Rebirth*. San Francisco, Harper, 1958/1975.

_____. *Shamanism: Archaic Techniques of Ecstasy*. Tradução para o inglês de Willard Trask. Princeton University Press, 1964.

EMENEAU, M. B. *Jambhaladatta's Version of the Vetalapancavinsati: A Critical Sanskrit Text in Transliteration with and Introduction and an English Translation*. New Haven, American Oriental Society, 1934.

EVANS, ARTHUR. *The God of Ecstasy: Sex Roles and the Madness of Dyonisos*. Nova York, St. Martin's Press, 1988.

FAGAN, BRIAN. *The Journey from Eden: The Peopling of Our World*. Londres, Thames and Hudson, 1990.

FAUTH, WOLFGANG. "Hermes." In: Spring: *A Journal of Archetype and Culture*, pp. 108-111, 1988.

FOGEL, GERALD, LANE, FREDERICK e LIEBERT, ROBERT (eds.) *The Psychology of Men: New Psychoanalytic Perspectives*. Nova York, Basic Books, 1986.

FOWLER, JAMES. *Stages of Faith: The Psychology of Human Development and the Quest fro Meaning*. San Francisco, Harper and Row, 1981.

FRAYSER, SUZANNE. *Varieties of Sexual Experiences: An Anthropological Perspective on Human Sexuality*. New Haven, HRAF Press, 1985.

FRAZER, JAMES. *The Illustrated Golden Bough*. Nova York, Doubleday, 1978.

FREUD, SIGMUND. "Humour". Tradução para o inglês de J. Strachey. *Standard Edition*. Vol. 21. Londres, Hogarth, 1928/1961.

FRIEDMAN, ROBERT e LERNER, LEILA. *Toward a New Psychology of Men: Psychoanalytic and Social Perspectives*. Nova York, Guilford Press, 1986.

FRYE, NORTHROP. *Anatomy of Criticism: Four Essays*. Princeton University Press, 1957.

FULLER, FRED. "The Fool, the Clown, the Jester." In: *Gnosis*, 19: 16-21, 1991.

GAMBLE, CLIVE. *The Palaeolithic Settlement of Europe*. Cambridge, Cambridge University Press, 1986.

GARFINCKEL, PERRY. *In a Man's World: Father, Son, Brother, Friend and Other Roles, Men Play*. Nova York, New American Library, 1985.

GERZON, MARK. *A Choice of Heroes: The Changing Faces of American Manhood*. Boston, Houghton Mifflin, 1982.

GEWERTZ, DEBORAH. (ed.) *Myths of Matriachy Reconsidered*. Austrália, University of Sydney, 1988.

GILLIGAN, CAROL. *In a Different Voice: Psychological Theory and Women's Development*. Cambridge, Harvard University Press, 1982.

GILMORE, DAVID. *Manhood in the Making: Cultural Concepts of Masculinity*. New Haven, Yale University Press, 1990.

GILSTRAP, R. e ESTABROOK, I. *The Sultan's Fool and Other North African Tales.* Nova York, Henry Holt and Co., 1958.

GIMBUTAS, MARIJA. *The Goddessess and Gods off Old Europe: Myths and Cult Images.* Londres, Thames and Hudson, 1982.

_____. *The Language of the Goddess.* Nova York, Harper and Row, 1989.

GLANTZ, KALMAN e PEARCE, JOHN. *Exiles from Eden: Psychotherapy from an Evolutionary Perspective.* Nova York, Norton, 1989.

GLOB, P. V. *The Bog People: Iron-Age Man Preserved.* Tradução para o inglês de Rupert Bruce-Mitford. Ithaca, Cornell University Press, 1969.

GOMES, VARELA. "Aspects of Megalithic Religion According to the Portuguese Menhirs." In: *Anati*, pp. 385-401, 1983.

GOVE, WALTER. "The Effect of Age and Gender on Deviant Behavior: A Biopsychological Perspective." In: ROSSI, Alice, (ed.) *Gender and the Life Course*: pp. 115-44. Nova York, Aldine, 1985.

GREGOR, THOMAS. *Anxious Pleasures: The Sexual Lives of an Amazonian People.* University of Chicago Press, 1985.

GRIMM, JACOB e GRIMM, WILHELM. *The Complete Grimm's Fairy Tales.* Nova York, Pantheon, 1972.

GROTTANELLI, CHRISTIANO. "Tricksters, Scapegoats, Champions, Saviors." In: *History of Religions*, 23: 117-39, 1983.

GURIAN, MICHAEL. *The Prince and the King.* Los Angeles, Tarcher, 1992.

HADINGHAM, EVAN. *Secrets of Ice Age: The World of the Cave Artists.* Nova York, Walker, 1979.

HAHN, JOACHIM. "Aurignacian Signs, Pendants and Art Objects in Central and Eastern Europe." In: *World Archaeology*, 3: 252-66, 1972.

HALIFAX, JOAN. *Shaman: The Wounded Healer.* Londres, Thames and Hudson, 1982.

HAMMOND, DOROTHY e JABLOW, ALTA. "Gilgamesh and the Sundance Kid: The Myth of Male Friendship." In: *Brod*, pp. 241-258, 1987.

HANNA, BARBARA. *Jung: His Life and Work: A Biographical Memoir.* Londres, Michael Joseph, 1977.

HARROLD, FRANCIS. "A Comparative Analysis of Eurasian Paleolithic Burials." In: *World Archaeology*, 12: 195-211, 1980.

HAYS, H. R. *In the Beginnings: Early Man and His Gods.* Nova York, Putnam, 1963.

HECKETHORN, CHARLES. *The Secret Stories of All Ages and Countries.* Vol. 1. New Hyde Park, Nova York, University Books, 1965/1975.

HENDERSON, JOSEPH L. *Thresholds of Iniciation.* Middletown, Connecticut, Wesleyan University Press, 1967.

HOFFMAN, W. J. "The Mide'wiwin or 'Grand Medicine Society' of the Ojibwa." In: *Seventh Annual Report of the Bureau of Ethnology 1885-1886.* Washington, D.C., Government Printing Office, 1981.

HOGENSON, GEORGE B. "The Great Goddess Reconsidered: Recent Thinking About the 'Old European Goddess Culture' of Marija Gimbutas." In: *The San Francisco Jung Institute Library Journal*, 10: 5-24, 1991.

HOPCKE, ROBERT. *Men's Dreams, Men's Healing*. Nova York, Shambala, 1990.

INGOLD, T., RICHES, D. e WOODBURN, J. *Hunters and Gatherers 1: History, Evolution and Social Change*. Oxford, Berg, 1988.

JACOBS, J. *Indian Fairy Tales*. Nova York, Putnam, 1890.

JAMES, E.O. *Prehistoric Religion*. Londres, Thames and Hudson, 1957.

JANUS, SAMUEL S. "The Great Comedians: Personality and Other Factors." In: *American Journal of Psychoanalysis*, 35: 169-74, 1975.

JOHNSON, R. *He: Understanding Masculine Psychology*. Nova York, Perennial Library, 1976.

JONES, MERVYN. "Freemasonry." In: *MacKenzie*, 152-77, 1967.

JONES, TREVOR (ed.) *Oxford-Harrad Standard German-English Dictionary*. Vol. III. Oxford, Clarendon Press, 1977.

JUNG, CARL GUSTAV. "Two Essays on Analythical Psychology." *Collected Works*. Vol. 12. Princeton University Press, 1953a.

_____. "Psychology and Alchemy." *Collected Works*. Vol. 7. Princeton University Press, 1953b.

_____. "Stages of Life." *Collected Works*. Vol. 8. Princeton University Press, 1960.

_____. *Memory, Dreams and Reflections*. Nova York, Vintage Books, 1965.

_____. "The Spirit Mercurius." *Collected Works*. Vol. 13. Princeton University Press, 1967.

JUNG, EMMA e von FRANZ, MARIE-LOUISE. *The Grail Legend*. Boston, Sigo Press, 1986.

KAST, VERENA. *Sisyphus: A Jungian Approach to Midlife Crisis*. Suíça, Daimon Verlag, 1991.

KERENYI, KARL. *Hermes: Guide of Souls. The Mythologem of the Masculine Source of Life*. Tradução para o inglês de Murray Stein. Dallas, Spring Publications, 1986.

KIPNIS, AARON. *Knights Without Armor: A Pratical Guide for Men in Quest of Masculine Soul*. Los Angeles, Tarcher, 1991.

KLUGER, RIVKAH. *The Archetypal Significance of Gilgamesh, a Modern Hero*. Suíça, Daimon Verlag, 1991.

KOLBENSCHLAG, MADONNA. *Kiss Sleeping Beauty Goodbye: Breaking the Spell of Feminine Myths and Models*. San Francisco, Harper and Row, 1988.

KRAMER, D. "Development of an Awareness of Contradiction Across the Lifespan and the Question of Post-Formal Operations." In: COMMONS, M. L., SINNOTT, J. D., RICHARDS, F. A. e ARMON, C. (eds.) *Beyond Formal Operations II: Comparison and Applications of Adolescent and Adult Developmental Models*. Nova York, Praeger, 1989.

KUBLER, GEORGE. "Eidetic Imagery and Paleolithic Art." In: *Journal of Psychology*, 119: 557-65, 1985.

LA FONTAINE, JEAN. *Initiation: Ritual Drama and Secret Knowledge Across the World*. Nova York, Penguin, 1985.

LAMB, MICHAEL E. (ed.) *The Role of the Father in Child Development*. Nova York, Wiley, 1982.

LANG, ANDREW. *The Yellow Fairy Book*. Nova York, Dover, 1966a.

_____. *The Violet Fairy Book*. Nova York, Dover, 1966b.

LAWLOR, ROBERT. *Earth Honoring: The New Male Sexuality*. Rochester, Vermont, Park Street Press, 1989.

LAYARD, JOHN. "Note on the Autonomous Psyche and the Ambivalence of the Trickster Concept." In: *Journal of Analythical Psychology*, 3: 21-8, 1958.

LEDERER, WOLFGANG e BOTWIN, ALEXANDRA. "Where Have All Heroes Gone? Another View of Changing Masculine Roles." In: KENNETH SOLOMON e NORMAN LEVY, (eds.) *Men in Transition: Theory and Therapy*. Nova York, Plenum, pp. 241-6, 1982.

LEE, RICHARD e DEVORE, IRVIN, (eds.) *Man the Hunter*. Chicago, Aldine, 1968.

LERNER, GERDA. *The Criation of Patriarchy*. Nova York, Oxford University Press, 1986.

LEROI-GOURHAN, A. *Treasures of Prehistoric Art*. Tradução para o inglês de N. Guterman. Nova York, Abrams, 1974.

LEVINSON, DANIEL; DARROW, CHARLOTTE; KLEIN, EDWARD; LEVINSON, MARIA e McKEE, BRAXTON. *The Seasons of a Man's Life*. Nova York, Ballantine, 1979.

LEWIS, ROBERT A. (ed) *Men in Difficult Times: Masculinity Today and Tomorrow*. Englewood Cliffs, Nova Jersey, Prentice-Hall, 1981.

LEWIS-WILLIAMS, J. D. e DOWSON, T. A.. "The Signs of All Times: Entopic Phenomena in Upper Paleolithic Art." In: *Current Anthropology*, 29: 201-45, 1988.

LORENZ, CAROL e VECSEY, CHRISTOPHER. "Hopi Ritual Clowns and Values in the Hopi Life Span." In: LUCILLE NAHEMOV, KATHLEEN McCLUSKEY-FAWCETT e PAUL McGHEE, (eds.) *Humor and Aging*. Nova York, Academic Press, 1986.

LOWIE, ROBERT A. *Primitive Religion*. Nova York, Liveright, 1970/1924.

LUKE, HELEN M. *Dark Wood to White Rose: Journey and Transformation in Dante's Divine Comedy*. Nova York, Parabola Books, 1989.

MACKENZIE, NORMAN (ed.) *Secret Societies*. Nova York, Crescent Books, 1967.

MACQUADE, WALTER. "The Male Manager's Last Refuge." In: *Fortune*, 112: 38, 1985.

MAHDI, LOUISE CARUS, FOSTER, STEVEN e LITTLE, MEREDITH (eds.) *Betwixt and Between: Patterns of Masculine and Feminine Initiation*. LaSalle, Illinois, Open Court, 1987.

MALINOWSKI, BRONISLAW. *The Sexual Life of Savages in North-Western Melanesia*. Nova York, Harcourt, Brace and World, 1929.

MARINGER, JOHANNES. *The Gods of Prehistoric Man*. Londres, Weidenfield and Nicolson, 1956.

MARTIN, E. "Mémoire collective et préhistoire de l'homme." In: R*évue Française de Psychanalyse*, 49: 111-26, 1985.

MATTHEWS, JOHN, ed. *The Household of the Grail*. Northamptonshire, The Aquarian Press, 1990.

MACADAMS, DAN P. *Power, Intimacy and the Life Story: Personological Inquiries into Identity*. Homewood, Illinois; Dorsey, 1985.

McCULLY, ROBERT S. "Sorcerers as Masculine Protest Symbols in Upper Paleolithic Times." In: *Journal of Psychoanalythic Anthropology*, 7: 365-78, 1984.

McLEISH, JOHN. *The Ulyssean Adult: Creativity in the Middle and Later Years.* Nova York, McGraw-Hill Ryerson, 1976.

MESSER, RON. "A Jungian Interpretation of the Relationship of Culture Hero and Trickster Figure Within Chipewa Mythology." In: *Studies in Religion,* 11: 309-20, 1982.

MESSNER, MICHAEL. "The Meaning of Success: The Athletic Experience and the Development of Male Identity." In: *Brod,* pp. 193-209, 1987.

MESSNER, PHILIP. "The Tricster Figure in Schizophrenia." In: *Journal of Analytical Psychology,* 3: 5-20, 1958.

MILLER, DANIEL e TYLLEY, CHRISTOPHER. *Ideology, Power and Prehistory.* Cambridge, Cambridge University Press, 1984.

MILLER, DANIEL e SWANSON, GUY. *Inner Conflict and Defense.* Nova York, Schocken Books, 1966.

MONICK, EUGENE. *Phallos: Sacred Image of the Masculine.* Toronto, Inner City Books, 1987.

MONROE, ROBERT. *Journeys Out of the Body.* Nova York, Doubleday, 1971.

MOORE, ROBERT e GILLETTE, DOUGLAS. *King, Warrior, Magician, Lover: Rediscovering the Archetypes of the Mature Masculine.* San Francisco, Harper San Francisco, 1990.

MORTON-WILLIAMS, PETER. "The Yoruba Ogboni Cult in Oyo." In: *Africa,* 30: 62-74, 1960.

MUSSEN, P. e HAAN, N. "A Longitudinal Study of Patterns of Personality and Political Ideologies." In: D. EICHORN, J. CLAUSEN, N. HAAN, M. HONZIK e P. MUSSEN (eds.) *Present and Past in Middle Life.* Nova York, Academic Press; pp. 363-74, 1981.

NELSON, RICHARD. "Exploring the Near at Hand." In: *Parabola,* 16: 35-43, 1991.

NEWSWEEK. "The Elite Meet in Retreat." Nº 100, 2 de agosto: 21, 1982.

NICHOLSON, SHIRLEY (ed.) *Shamanism: An Expanded View of Reality.* Wheaton, Illinoiss, Quest Books, 1987.

NICOLOFF, A. *Bulgarian Folk Tales.* Cleveland, Ohios, Nicoloff, 1979.

NISKER, WES. *Crazy Wisdom.* Berkeley, Ten Speed Press, 1990.

O'COLLINS, G. *The Second Journey.* Nova York, Paulist Press, 1978.

OLDHAM, JOHN e LIEBERT, ROBERT (eds.) *The Middle Years: New Psychoanalytic Perspectives.* New Haven, Yale University Press, 1989.

OSHERMAN, SAMUEL. *Finding Our Fathers: How a Man's Life Is Shaped by His Relationship with His Father.* Nova York, Ballantine, 1986.

OXFORD UNIVERSITY PRESS. *The Compact Edition of the Oxford English Dictionary.* Vols. 1 e 2. Oxford University Press, 1971.

PEARSON, CAROL. *The Hero Within: Six Archetypes We Live By.* San Francisco, Harper and Row, 1986.

PELTON, ROBERT D. *The Trickster in West Africa: A Study of Mythic Irony and Sacred Delight.* Berkeley, University of California Press, 1980.

PEMBERTON, JOHN. "Eshu-Legba: The Yoruba Trickster God." In: *African Arts,* 9: 21-27, 66-70, 90-1, 1975.

PETERS, LARRY. "Mystical Experience in Tamang Shamanism." In: *Re-Vision,* 13: 71-85, 1990.

PFEIFFER, JOHN E. *The Creative Explosion: An Inquiry into the Origins of Art and Religion*. San Francisco, Harper and Row, 1983.

PRICE, T. DOUGLAS e BROWN, JAMES A. *Prehistoric Hunters-Gatherers: the Emergence of Cultural Complexity*. Nova York, Academic Press, 1985.

QANDIL, BARBARA. "A Comparative Study of a Near Eastern Trickster Cycle." In: *Southern Folklore Quarterly*, 34: 18-33, 1970.

RADIN, PAUL. *The Trickster: A Study in American Indian Mythology*. Nova York, Schocken Books, 1972.

_____. *African Folktales*. Nova York, Schocken Books, 1952.

_____. *Primitive Religion*. Nova York, Dover, 1957.

RADUGA PUBLISHERS. *The Three Kingdoms: Russian Folktales from Alexander's Afanasiev's Collection*. Moscou, 1985.

RANKE, K. *Folktales of Germany*. Tradução para o inglês de Lotte Baumann. University of Chicago Press, 1966.

RICCARDI, T. JR. *A Nepali Version of the Vetalapancavimsati: Nepali Text and English Translation with an Introduction, Grammar and Notes*. New Haven, American Oriental Society, 1971.

RIEGEL, K. F. "Dialectical Operations: The Final Period of Cognitive Development." In: *Human Development*, 16: 346-70, 1973.

ROBERTS, MOSS. *Chinese Fairy Tales and Fantasies*. Nova York, Pantheon, 1979.

ROWAN, JOHN. *The Horned God: Feminism and Men as Wounding and Healing*. Nova York, Routledge & Kegan Paul, 1987.

SABO, DON. "Pigskin, Patriarchy and Pain." In: ABBOTT, FRANKLIN (ed.) *New Men, New Minds: Breaking Male Tradition*. California, Crossing Press, pp. 47-50, 1987.

SALMAN, SHERRY. "The Horned God: Masculine Dynamics of Power and Soul." In: *Quadrant*, 19: 6-26, 1986.

SAMUELS, ANDREW. *The Plural Psyche: Personality, Morality and the Father*. Nova York, Routledge & Kegan Paul, 1989.

SANDAY, PEGGY REEVES. *Female Power and Male Dominance: On the Origins of Sexual Inequality*. Cambridge, Cambridge University Press, 1981.

SANFORD, JOHN e GEORGE LOUGH. *What Men Are Like*. Nova York, Paulist Press, 1988.

SANFORD, NEVITT. *Self and Society: Social Change and Individual Development*. Nova York, Atherton, 1966.

SCHRIRE, CARMEL, ed. *Past and Present in Hunter Gatherer Studies*. Nova York, Academic Press, 1984.

SCHWARTZ, HOWARD. *Elijah's Violin and Other Jewish Fairy Tales*. Nova York, Harper Colophon, 1985.

SEQUAPTEWA, EMORY. "One More Smile for a Hopip Clown." In: *Parabola*, 4: 6-9, 1979.

SHARP, DARYL. *The Survival Papers: Anatomy of a Midlife Crisis*. Toronto, Inner City Books, 1988.

SIEVEKING, ANN. *The Cave Artists*. Londres, Thames and Hudson, 1979.

SIGSTEDT, CYRIEL. *The Swedenborg Epic: The Life and Works of Emmanuel Swedenborg*. Nova York, Bookman Associates, 1952.

STEIN, MURRAY. *In Midlife: A Jungian Perspective*. Dallas, Spring Publications, 1983.

SWEDENBORD, EMANUEL. *Swedenborg's Journal of Dreams*. KLEMMING, G. E. e WOOFENDEN, W. ROSS (eds.) Tradução para o inglês de J. J. G. Wilkinson. Nova York, Swedenborg Foundation, 1977.

_____. *Heaven and Hell*. Tradução para o inglês de G. F. Dole. Nova York, Swedenborg Foundation, 1977.

TAMIR, LOIS M. *Men in Their Forties: The Transition to Middle Age*. Nova York, Springer, 1982.

TAWNEY, C. H. *Vetalapancavimsati*. Bombaim, Jaico, 1956.

TEDLOCK, BARBARA. "Boundaries of Belief." In: *Parabola*, 4: 70-7, 1979.

THOMPSON, KEITH, ed. *To Be a Man*. Los Angeles, Tarcher, 1991.

TOELKEN, BARRE. "Ma'ii Joldlooshi la'Eeya: The Several Lives of a Navajo Coyote." In: *The World and I*, abril, pp. 651-60, 1990.

VAILLANT, G. *Adaptation to Life: How the Best and the Brightest Came of Age*. Nova York, Little, Brown, 1977.

VAILLANT, G. e MILOFSKY, E. "Natural History of Male Psychological Health: IX. Empirical Evidence for Erikson's Model of the Life Cycle." In: *American Journal of Psychiatry*, 137: 1348-59, 1980.

VAN DER POST, LAURENS. "The Song of the Hunter." In: *Parabola*, 16: 14-19, 1991.

Von FRANZ, MARIE-LOUISE. *A Psychological Interpretation of the Golden Ass of Apuleius*. Dallas, Spring Publications, 1980.

WAKANKAR, V. S. "The Dawn of Indian Art." In: *Anati*, pp. 497-502, 1983.

WALKER, MITCHELL. "The Double: An Archetypal Configuration." In: *Spring: A Journal of Archetype and Culture*. Nova York, Spring Publications, pp. 165-75, 1976.

WALSH, MARY, ed. *The Psychology of Women: Ongoing Debates*. New Haven, Yale University Press, 1987.

WALSH, ROGER. *The Spirit of Shamanism*. Los Angeles, Tarcher, 1990.

WASSON, WILL. "How Salmon Got Greasy Eyes." In: *Parabola*, 4: 66-9, 1979.

WEBSTER, HUTTON. *Primitive Secret Societies: A Study in Early Politics and Religion*. Nova York, Octagon Books, 1968 [1932].

WEHR, GERHARD. *Jung: A Biography*. Tradução para o inglês de David Weeks. Boston, Shambala, 1987.

WELBOURN, ALICE. "Endo Ceramics and Power Strategies." In: *Miller e Tilley*, 17-24, 1984.

WHAN, MICHAEL W. "'Don Juan,' Trickster, and Hermeneutic Understanding." In: *Spring: A Journal of Archetype and Culture*, 17-27, 1978.

WHEELER, MAURICE. *Oxford Russian-English Dictionary*. Oxford, Clarendon Press, 1984.

WHITMONT, EDWARD C. *Return of the Goddess*. Nova York, Crossroad, 1987.

WILLIAMS, PAUL (ed.) *The Fool and the Trickster: Studies in Honour of Enid Welsford*. Norfolk, Inglaterra, Brewer, Rowman & Littlefield, 1979.

WILSON, PETER. "The Green Man: The Trickster Figure in Sufism." In: *Gnosis*, 19: 22-6, 1991.

WOLKSTEIN, DIANE. *Oom Razum or Go I Know Not Where, Bring Back I Know Not What: A Russian Tale*. Nova York, Morrow Junior Books, 1991.

WYLY, JAMES. *The Phallic Quest: Priapus and Masculine Inflation*. Toronto, Inner City Books, 1989.

WYMER, JOHN. *The Paleolithic Age*. Nova York, St. Martin's Press, 1982.

ZIMMER, HEINRICH. *The King and the Corpse: Tales of the Soul's Conquest of Evil*. CAMPBELL, JOSEPH (ed.) Princeton University Press, 1956.

ZWEIG, CONNIE e ABRAMS, JEREMIAH (eds.) *Meeting the Shadow*. Los Angeles, Tarcher, 1991.

Sobre o autor

Allan B. Chinen, M.D., é psiquiatra, trabalha em sua clínica particular e é professor de clínica na Universidade da Califórnia, em San Francisco. É também autor de *In the Ever After: Fairy Tales and the Second Half of Life, Once Upon a Midlife: Classic Stories and Mythic Tales to Illuminate the Middle Years* e *Waking the World.*

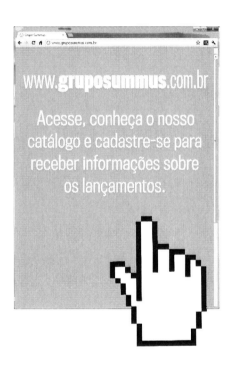

www.gruposummus.com.br